標點懸吐譯注

素問玄機原病式

저자 소개

유완소劉完素(약 1120년~1200년)는 금원사대가金元四大家 중의 한 사람으로서 자字는 수진守眞이다. 스스로 호號를 통현처사通玄處士라고 하였으며 하간河間 사람이므로 유하간劉河間이라고도 부른다. 일찍이 이인異人인 진陳 선생을 만났는데, 유완소에게 술을 마시게 하여 크게 취하게 하더니, 깨어났을 때에 의술醫術을 통달하여 마치 전수받은 것이 있는 것 같았다. 이에 《내경운기요지론內經運氣要旨論》과 《의방정요선명론醫方精要宣明論》을 짓고, 용의庸醫들이 혹 망령된 설說을 내는 것을 염려하여 또 《소문현기원병식素問玄機原病式》을 지어서 《소문素問》의 글 중에서 다만 277자만을 들어서 2만여 자의 주注를 내었다.

역자 소개

소재진蘇在振은 경희대학교 한의과대학을 졸업하고 동 대학원에서 한의학 박사학위를 받았다. 지난 20여 년간 후배들에게 한의학 고전과 유가 경서를 강독하였고, 《현토역해동의보감懸吐譯解東醫寶鑑》을 민족의학신문에 연재하였으며, 강남구 한의사회 초청으로 《침구대성鍼灸大成》과 《동의보감東醫寶鑑》을 강독하였다. 현재도 후배들에게 《춘추좌씨전春秋左氏傳》·《경의술문經義述聞》 및 《의문봉갈醫門棒喝》·《병기기의보명집病機氣宜保命集》·《소문현기원병식素問玄機原病式》을 강독하고 있다. 《소문현기원병식》의 표점·현토·역주는 이 강의의 결과물이다. 역저로 《현토역해침구대성1懸吐譯解鍼灸大成》과 《현토역주의령懸吐譯注醫零》(한의학연구원) 등이 있으며, 서울 노원구에서 소재진한의원을 운영 중이다.

https://www.facebook.com/sojaejin

標點懸吐譯注
素問玄機原病式

지은이 劉完素
표점·현토·역주 蘇在振
교열 金成珉 朴正俊 朴熙元

1판 1쇄 인쇄 2019. 02. 10
1판 1쇄 발행 2019. 02. 15

발행처_물고기숲 • 발행인_임민수 • 등록번호_제406-2012-000004호 • 등록일자_2012. 01. 03.
• 주소_(우10906) 경기도 파주시 와석순환로 61, 708-601 • 전화_031)943-2090 • 팩시밀리 _031)943-2091 •

값은 뒤표지에 있습니다. • ISBN 978-89-98038-38-0 93510 • 카카오톡 ID_fishwood • 카카오스토리_http://story.kakao.com/fishwood • 이메일_ fishwoodbook@naver.com • 블로그_http://blog.naver.com/fishwoodbook • 물고기숲은 독자 여러분의 의견에 귀 기울여 좋은 책을 만들겠습니다.

標點懸吐譯注

素問玄機原病式

劉完素 지음

蘇在振 표점·현토·역주

물고기숲

前言

宋나라 때에 新儒學이 일어나고 나서 신유학적 합리성을 갖춘 학자들이 의학에 투신하면서 한의학이 一新되었다는 것은 한의사라면 누구나 들어봤을 만한 사실이다. 그 시작을 열어젖힌 분들이 朱子와 동시대 인물인 劉完素와 張元素이다.

《內經》과 같은 古代의 書籍은 해석하기에 따라 다른 면모를 보이기 마련이다. 劉完素는 합리적 정신을 적극적으로 발휘하여 한의학의 고전을 해석하여 자신만의 이론을 세운 아마도 최초의 의사일 것이다.

劉完素 이후의《內經》은 그러므로 劉完素 이전과 같은 모습일 수는 없었고, 후대에 劉完素를 비판하는 醫家들조차도 사실은 劉完素가 제시한《內經》을 보는 눈에서 완전히 자유로울 수는 없었다. 이러한 劉完素의 면모가 가장 잘 드러나는 책이 바로 이《素問玄機原病式》이다.

15년 전부터 金元 시대 大家들의 책을 사 모으고 읽기를 벼르다가 漢文의 벽을 넘지 못하여 울분이 나던 중, 4년 전에 謙山 선생을 뵙고 나서 희망과 절망을 함께 얻었다.

희망을 가진 것은 선생의 도움을 받으면 10여 년 벼르던 일을 할 수 있겠다는 것 때문이었고, 절망을 느낀 것은 漢文을 정말로 제대로 읽는 것은 十三經을 보고나서야 가능함을 알았기 때문이다.

선생을 처음 뵐 때부터 金元 시대 서적을 강독해 달라고 청할 마음이 굴뚝같았지만, 이미 선생 문하에는 10여 년을 모신 제자들이 있어서 입도 벙긋하지 못하고 있다가, 드디어 1년 전에 용기를 내어《素問玄機原病式》부터 강독을 청하였다. 이 책은 그 결과물이다.

이러한 책이 개인의 노력에 의해서라도 출판되는 것은 참으로 한의계의 다행이지만 또한 불행이기도 하다. 한의학의 분기점이 된 이러한 서적이 국가와 학계의 지원 없이 번역된 것에서 한의학계의 척박함이 고스란히 드러나기 때문이다. 앞으로 계속하여 張元素와 李東垣과 朱丹溪의 書籍이 謙山 선생에 의해 강독되고 출간될 수 있다면, 한의계의 큰 다행이 될 것임은 자명한 일이다.

한의학 고전을 읽을 때, 한문을 제대로 읽을 수만 있다면 고전 정복의 팔부능선에 올라서게 된다. 그러나 일부능선에서부터 씨름하는 것과는 비교할 수 없겠지만, 팔부능선에 올랐다 하더라도 정상을 정복하는 것은 각자의 몫이다.

선생께서도 항상 말씀하신다. "나는 이 글이 漢文의 文理로는 이런 뜻이라는 것만 전해드릴 수 있으니, 자세한 분석과 활용은 여러분의 명석한 두뇌로 해 보시기 바랍니다."

2018년 11월 1일

勿助長 李鎔準 謹書

次例

凡例

1. 이 책의 底本은 文淵閣 四庫全書의 素問玄機原病式이다.
2. 漢文에 능숙한 독자들은 이 책의 原文만 읽어도 大義를 파악할 수 있도록 하기 위하여, 底本의 글자에 標點과 脚注를 붙이고 懸吐를 한 뒤에, 또 초학자들을 위하여 飜譯을 덧붙였다.
3. 主要標點은 대략 다음과 같은 원칙에 의거하여 붙였다.
   3.1. 《 》: 書名
   3.2. 〈 〉: 篇名
   3.3. 밑줄: 姓, 名, 字, 號, 地名 등의 고유명사
   3.4. “ ”: 引用文
   3.5. ‘ ’: 引用文 속의 引用文
   3.6. ( ): 行間의 뜻, 또는 어려운 漢字의 讀音
   3.7. ( ): 앞뒤의 글자보다 작은 크기의 ( ) 안의 글자들은 原註이다.
4. 이 책의 글자에는 위의 標點 외에도 다음과 같이 글자의 모양을 달리하여 쉽게 눈에 띄게 한 것들이 있다.
   修正: 底本의 잘못된 글자를 수정한 글자이다.
   補入: 底本에서 빠진 글자를 보충하여 넣은 글자이다.
   ~~衍文~~: 底本에서 삭제되어야 할 글자를 표시한 것이다.
5. 이 책은 원래 後學들이 醫學의 理致와 함께 漢文의 文理를 터득할 수 있게 할 목적으로 만들어졌으므로, 飜譯은 逐字飜譯하는 것을 원칙으로 하고, 逐字飜譯하는 것이 우리말로 너무 어색할 경우에만 潤文을 하였다.

素問玄[001]機原病式

提要

臣等謹案컨대 《素問元機原病式》一卷은 金 劉完素撰이니이다. 完素는 字守眞이요 河間人이니 事蹟이 具《金史》〈方技傳〉하니이다.

臣들이 삼가 살피건대 《素問玄機原病式》 一卷은 金나라의 劉完素가 編纂한 것입니다. 完素는 字가 守眞이고 河間 사람이니 事蹟이 《金史》의 〈方技傳〉에 갖추어져 있습니다.

是書는 因《素問》〈至眞要論〉이 詳言五運六氣盛衰勝復之理하고 而以病機一十九條로 附於篇末하야 乃於十九條中에 采一百七十六字하야 演為二百七十六字[002]하야 以為綱領하고 而反復辨論하야 以申之니이다.

이 책은 《素問》〈至眞要大論篇〉이 五運과 六氣의 盛衰와 勝復의 理致를 자세히 말하고 病機 19條를 篇의 末尾에 붙인 것에 의거하여 마침내 19條 중에서 176字를 取하여 276字로 敷演하여 綱領으로 삼고 辨論하기를 反復하여 (그 뜻을) 밝힌 것입니다.

凡二萬餘言이니 大旨는 多主於火라 故張介賓作《景岳全書》에 攻之最力하니이다.

모두 二萬餘字이니 大旨는 火를 위주로 한 것이 많기 때문에 張介賓이 《景岳全書》를 지을 때에 최고로 力點을 두어 攻擊하였습니다.

然이나 完素는 生於北地하니 其人이 稟賦多強하고 兼以飮食醇醲하야 久而蘊熱하야 與南方風土로 原殊하며; 又完素는 生於金朝하니 人情淳朴하고 習於勤苦하야 大抵充實剛勁하야 亦異乎南方之脆弱하니이다.

---

001 "玄"은 底本인 文淵閣 《四庫全書》版에 "元"으로 되어 있으나, 淸나라 康熙帝의 이름인 玄燁을 避諱하여 글자를 바꿔 쓴 것이므로 "玄"으로 復元하였다.

002 "二百七十六字"는 劉河間의 〈原序〉에 "二百七十七字"라고 되어 있고 실제 글자의 숫자도 277字이므로 提要의 "六"은 "七"의 잘못이다.

그러나 完素는 북쪽 지방에서 태어났는데, 그곳 사람들은 타고난 것이 強한 경우가 많고 兼하여 먹고 마시는 것이 濃厚하여 오래되면 熱을 蓄積하여 南方의 風土와는 원래 달랐으며; 또 完素는 金나라 때에 태어났는데, 人情이 淳朴하고 힘들게 일하는 것에 익숙하여서 대체로 몸이 튼튼하고 힘이 세어서 또한 南方사람들의 脆弱함과는 달랐습니다.

故其持論이 多以寒凉之劑로 攻其有餘로대 皆能應手奏功하니 其作是書는 亦因地因時하야 各明一義하야 補前人所未及耳니이다.

그러므로 그의 持論은 寒凉한 藥劑로 그 有餘함을 攻擊하는 것이 많았지만 모두 손을 대자마자 奏效하였으니, 그가 이 책을 지은 것은 또한 地域과 時代에 따라서 따로 한 가지 뜻을 밝혀서 前人들이 미치지 못한 바를 補充한 것일 뿐입니다.

醫者拘泥成法하야 不察虛實하고 槩以攻伐로 戕生氣라하니, 譬諸檢譜角牴[003]하면 宜其致敗나 其過實不在譜也니이다.

醫師들이 旣成의 法則에 拘碍되어 虛實을 살피지 못하고 대개 攻伐하는 것을 生氣를 해치는 것이라고 여기니, 비유컨대 兵書만 살펴보고 힘을 겨룬다면 마땅히 그것이 敗北를 불러들이겠지만 그 잘못이 실제로는 兵書에 있지 않는 것과 같습니다.

介賓憤疾力排하야 盡歸其罪於完素하나 然則參桂도 悞用하면 亦可殺人이니 又將以是而廢介賓[004]之書哉있가?

介賓은 憤怒하고 미워하며 힘껏 排斥하여 그 罪를 모두 完素에게 돌

003 宋나라 사람 潘自牧이 지은 《記纂淵海》라는 책에 "傳記에 江陵 顔雲이 偶收諸葛亮兵書하야 自言호대 可用十萬軍이라하고 每至論兵에 必攘袂叱咤하야 若對大敵하니 時人이 謂之檢譜角觝也라하다." 즉 "傳하는 記錄에 江陵의 顔雲이 우연히 諸葛亮의 兵書를 獲得하여 스스로 말하기를 '十萬의 軍隊에 쓸 수 있겠다.' 하고 매번 兵法을 論할 때에 반드시 소매를 걷어 올리고 꾸짖어서 마치 强大한 敵을 相對하는 것과 같이 하니 당시 사람들이 그것을 일러 '兵書만 살펴보고서 角逐하는 것이다.'라고 하였다."라는 글이 《北夢瑣言》에 보인다고 하였다.

004 底本의 "介賓"은 提要들을 모아 둔 《欽定四庫全書總目》에는 "東垣"으로 되어 있으니, "介賓"은 "東垣"의 잘못이라고 봤기 때문에 나중에 《總目》을 만들면서 修正한 것일 수도 있을 것으로 보인다.

렸지만, 만약 人參과 肉桂도 잘못 使用하면 또한 사람을 죽일 수 있으니, 또 장차 이 때문에 介賓의 책을 廢棄해버리겠습니까?

張機《傷寒論》有曰: "桂枝下咽에 陽盛乃斃하고 承氣入胃에 陰盛以亡이라."하니, 明藥務審証不執一也니이다.

張機의 《傷寒論》에 이르기를: "桂枝湯이 목구멍을 넘어갈 때에 陽이 盛하면 마침내 죽고, 承氣湯이 胃에 들어갈 때에 陰이 盛하면 이 때문에 죽는다."라고 하였으니, 藥을 쓸 때에는 病證을 살피는 데 힘써야 하고 한 가지만 固執해서는 안 된다는 것을 밝힌 것입니다.

故今仍錄完素之書하고 並著偏主之弊하야 以持其平焉하노이다.

그러므로 이제 完素의 책을 그대로 記錄하고, 한쪽 약만 위주로 하는 弊端도 나란히 드러내어서, 그 公平함을 維持하게 하노이다.

乾隆四十六年[005]十月에 恭校上하노이다.

乾隆四十六年(1781년) (음력) 10월에 삼가 校正하여 進上하노이다.

總纂官 臣紀昀 臣陸錫熊 臣孫士毅

總校官 臣陸費墀

005 "乾隆四十六年"은 清나라 高宗四十六年인 서기 1781년이다.

素問玄[006]機原病式原序

夫醫教者는 **源自伏羲**하야 **流于神農**하고 **注[007]于黃帝**하야 **行于萬世**하고 **合于無窮**이니 **本乎大道**하고 **法乎自然之理**라.

무릇 醫學의 가르침은 伏羲로부터 起源하여 神農에게 流布되고 黃帝에게 注入되어서 오랜 세월 동안 행하여지고 無窮한 세월에 符合되는 것이니 大道에 根本을 두고 自然의 理致를 본받은 것이다.[008]

孔安國序《書》曰: "伏羲神農黃帝之書를 **謂之三墳**이라하니 **言大道也**요; **少昊顓頊高辛唐虞之書**를 **謂之五典**이라하니 **言常道也**라."하니, **蓋五典者**는 **三墳之末也**니 **非無大道**나 **但專明治世之道**요; **三墳者**는 **五典之本也**니 **非無常道**나 **但以大道為體**하고 **常道為用**이니, **天下之能事畢矣[009]**라.

孔安國이 《書經》에 序文을 지어 이르기를: "伏羲와 神農과 黃帝의 책을 일러 三墳이라 하니 (墳이란) 大道임을 말한 것이고; 少昊와 顓頊과 高辛과 唐과 虞의 책을 일러 五典이라 하니 (典이란) 常道임을 말한 것이다." 라고 하였으니, 五典은 三墳의 末葉이니 大道가 들어 있지 않는 것은 아니지만 다만 오로지 세상을 다스리는 方道를 밝힌 것이고; 三墳은 五典의 根本이니 常道가 들어 있지 않는 것은 아니지만 다만 大道를 體로 삼고 常道를 用으로 삼은 것이니, (三墳과 五典은) 天下의 능히 할 수 있는 일을 다 갖추었다.

---

006 "玄"은 底本에 "玄"으로 되어 있으나 清나라 康熙帝의 이름인 玄燁을 避諱하여 마지막 한 획을 생략한 것이므로 "玄"으로 復元하였다. 아래의 모든 "玄" 자도 모두 마찬가지다.

007 "注"는 "源"과 "流"에 이어 나와서 "注入"이라고 새겼지만 "記"의 뜻도 들어 있다.

008 《素問要旨論》의 自序에 따르면 劉河間은 "伏犧가 하늘을 占치고 氣를 바라보며 龍馬와 靈龜를 보고서 그 形象을 살펴서 玄妙한 理致를 깊이 理解하여 처음으로 文字를 만들고 卦를 긋고 六甲의 曆紀를 만들어서 《太始天元冊文》이라고 命名하여 後人들에게 드리워 보여주니, 神農에 이르러 그 道를 밝혀서 마침내 비로소 사람으로 하여금 穀食을 먹게 하고 수많은 藥을 맛보아서 《本草》를 만들었고, 그런 뒤에 黃帝가 岐伯과 鬼臾區에게 命令하여 太古의 神靈스러운 글들을 發明하여 造化의 理致를 베풀어 펼치게 하고 그 疾病의 苦痛을 論하여 《內經》을 著述하였다."고 말하였다. 이는 文字가 黃帝 때의 史官인 蒼頡에 의하여 만들어졌다는 通說과는 다른 見解다.

009 "天下之能事畢矣"는 《周易》〈繫辭上〉에 보이는 글이다.

然而玄機奧妙하고 **聖意幽微**하야 **浩浩[010]乎不可測**하야 **使[011]之習者**가 **雖賢智明哲之士**라도 **亦非輕易可得而悟矣**라.

그러나 玄機[012]는 奧妙하고 聖人의 뜻은 隱微하여 아득하여 헤아릴 수가 없어서 가령 그것을 익히는 者가 비록 賢明하고 智慧로운 선비라 할지라도 또한 쉽게 깨우칠 수 있는 것이 아니었다.

洎乎周代하야 **老氏**는 **以[013]精大道**하야 **専[014]為道教**하고; **孔子**는 **以精常道**하야 **専為儒教**하니, **由是**로 **儒道二門之教著矣**나, **歸其祖**하면 **則三墳之教一焉**이라.

周나라 時代에 이르러 老氏는 大道를 精通하였기 때문에 홀로 道學의 가르침을 만들었고; 孔子는 常道를 精通하였기 때문에 홀로 儒學의 가르침을 만들었으니, 이로부터 儒와 道 두 門의 가르침이 드러났으나, 그 祖述한 곳으로 돌아가 보면 三墳의 가르침인 것은 한 가지이다.

儒道二教之書를 **比之三墳之經**하면 **則言象義理**가 **昭然**하야 **可據而各得其一意也**라 **故諸子百家**가 **多為著述**하야 **所宗之者**가 **庶[015]博知焉**이라.

儒와 道 두 책의 가르침을 三墳의 經典에서 比較해보면 (三墳의) 말과 象과 뜻과 理致가 分明해져서 (儒와 道 두 책의 가르침에) 의거하여 각각 그 (三墳 중의) 하나의 뜻을 깨우칠 수 있었기 때문에 諸子百家가 著述을 많이 하여 그들을 推尊하는 者들은 요행히 知識을 넓힐 수 있었다.

嗚呼라! **余之醫教**는 **自黃帝之後**로 **二千五百有餘年**의 **漢末之魏**에아 **有南陽太守張機·仲景**하야 **恤於生民多被傷寒之疾損害横夭**하야 **因而輒[016]考古經**하야 **以述《傷寒卒病方論》一十六卷**하야 **使後之學者**로 **有可依據**라.

---

010 "浩浩"는 盛大하고 드넓은 모양이다.

011 "使"는 "假使"의 뜻이다.

012 "玄機"는 自然의 玄妙한 理致를 가리킨다.

013 "以"는 "因"과 같은 뜻이다.

014 "専" 즉 "専"은 "單獨"의 뜻이다.

015 "庶"는 "幸"의 뜻이다.

016 "輒"도 위의 "専"과 같은 뜻 즉 "單獨"의 뜻이니 "홀로"라고 새겨 둔다.

오호라! 우리 醫學의 가르침은 黃帝 이후로 2,500여 년만의 漢나라 末葉에서 魏나라로 넘어갈 때에야 南陽의 太守이던 張機·仲景이 있어서 백성들이 傷寒의 疾病에 걸려 損傷받고 일찍 죽는 것을 矜恤히 여겨서 이에 홀로 옛 經典을 살펴서《傷寒卒病方論》十六卷을 著述하여 後代의 배우는 者들로 하여금 依據할 수 있게 하였다.

然雖[017]**所論未備諸病**이나 **仍為道要**[018]일새 **若能以意推之**면 **則思過半矣**요 **且所述者衆**하고 **所習者多**라 **故自仲景至今**히 **甫僅千歲**나 **凡著述醫書**가 **過往古者八九倍矣**라.

그러나 비록 論한 것이 미처 여러 가지 病들을 (모두) 갖추지는 못했지만 그래도 要諦를 말하고 있는 것이기 때문에[019] 만약 능히 마음으로 그것들을 推理해본다면 생각했던 것의 的中率이 半을 넘을 것이고, 또 祖述한 者들도 많고 익힌 者들도 많기 때문에 仲景으로부터 지금까지 겨우 千年이지만 著述한 醫書가 옛날 것들보다 8~9배가 넘는다.

夫三墳之書者는 **大聖人之教也**요 **法象天地**하야 **理合自然**하니 **本乎大道**어니와, **仲景者**는 **亞聖也**요 **雖仲景之書未備聖人之教**나, **亦幾於聖人**하고 **文亦玄奧**하야 **以致今之學者**로 **尚為難焉**이라. **故今人所習**은 **皆近代方論而已**니 **但究其末**하고 **而不求其本**이라.

저 三墳이라는 책은 偉大한 聖人들의 가르침이고 天地를 본받아서 理致가 自然과 符合하니 大道에 根本한 것이거니와, 仲景은 亞聖이고 비록 仲景의 책이 聖人의 가르침보다는 未備하지만, 또한 聖人에 가깝고 글도 玄妙하고 深奧하여, 오늘날의 배우는 者들로 하여금 아직도 어렵다고 여기

---

017 "然雖" 두 글자는 "雖"와 같은 뜻으로도 새길 수 있는 것이지만, 위에서 "嗚呼"라고 歎息하였고 이는 依據할 만한 醫學의 가르침이 道學과 儒學의 가르침에 비하면 한참 뒤인 漢나라의 末葉에야 생겨났다는 것을 恨歎하는 歎息임을 考慮할 때 "그러나 비록 ……이기는 하지만"이라고 새기는 것이 옳을 것으로 판단된다. 저 아래의 "然雖存者"의 "然雖"는 "雖"의 뜻으로 보인다.

018 底本의 "道要"는 1983년에 人民卫生出版社에서 간행된《素问玄机原病式(注释本)》과 1997년에 人民衛生出版社에서 간행된《河間醫集》에 "要道"라고 되어 있다.

019 "要諦를 말하고 있기 때문에"는 底本의 "道要"를 따라 새긴 것이지만,《河間醫集》과《素问玄机原病式(注释本)》처럼 "要道"라고 쓰면 "重要한 道이기 때문에"라고 새겨야 할 것이다.

게 한다. 그러므로 지금 사람들이 익히는 것은 모두가 近代의 方論일 뿐이니, 다만 그 末葉만을 硏究하고 그 根本을 探究하지 않는 것이다.

況仲景之書는 **復經大醫王叔和撰次遺方**을 **宋[020]開寶中節度使高繼沖編集進上**이니, **雖二公**이 **操心用智**하야 **自出心意**하야 **廣其法術**하야 **雜於舊說**하야 **亦有可取**나 **其間或失仲景本意**하야 **未符古聖之經**은 **愈令後人學之難也**라.

하물며 仲景의 책은 다시 太醫인 王叔和의 撰次[021]를 거친 遺方[022]을 宋나라의 開寶年間[023]에 節度使인 高繼沖이 編集하여 進上한 것이니, 비록 두 분이 마음을 다잡고 智慧를 써서 스스로 意見을 내어 그 法術을 넓혀서 舊說에 섞어서 또한 取할 만한 것이 있지만, 그 사이에 간혹 仲景의 本意를 잃어서 옛 聖人의 經典과 符合하지 않는 것은 後人들이 더욱 배우기 어렵게 한 것이다.

況仲景之世四升은 **乃唐宋之一升**이요 **四兩**은 **為之一兩**이라 **向[024]者**에 **人能勝毒**하고 **及多㕮咀**하야 **湯劑有異今時之法**이라. **故今人**이 **未知其然**하야 **而妄謂時世之異**하고 **以為無用**하야 **而多不習焉**이라.

하물며 仲景의 時代의 四升은 바로 唐나라와 宋나라 때의 一升이고[025] 四兩은 一兩이라서[026] 이전에 사람들이 능히 毒을 이겨낼 수 있었고, 입으로 씹어서 잘게 만든 경우가 많아서 藥劑를 煎湯하는 것도 지금의 方法과 다름이 있었다. 그러므로 지금의 사람들이 그것이 그랬다는 것을 미처 알지 못하여 망령되이 時代가 달라졌음을 말하며 쓸모없다고 여겨서 익히지 않는 경우가 많다.

---

020 "宋"은 底本에 "唐"으로 되어 있으나 잘못이므로 수정하였다.

021 "撰次(찬차)"는 次例 등을 재구성한 編集을 뜻한다.

022 "遺方"은 原本에서 散佚되고 남은 處方이라는 뜻이다.

023 開寶는 北宋 太祖의 두 번째 年號이니 開寶年間은 서기 968년에서 975년까지를 가리킨다.

024 "向"은 "嚮"의 뜻이다.

025 東漢 때의 一升은 약 200ml이고, 唐나라 때의 一升은 약 600ml이고, 宋나라 때의 一升은 약 670ml이므로, 실제로는 仲景의 時代의 三升이 바로 唐나라와 宋나라 때의 一升이다.

026 東漢 때의 一兩은 약 13.8g이고, 唐나라 때의 一兩은 약 41.3g이고, 宋나라 때의 一兩은 약 40g이므로, 실제로는 仲景의 時代의 三兩이 唐나라와 宋나라 때의 一兩이다.

唯近世朱奉議多得其意하야 **遂以本仲景之論**하고 **而兼諸書之說**하야 **編集作《活人書》二十卷**하니, **其門多**하고 **其方衆**하며 **其言直**하고 **其類辯**[027]하야 **使後學者**로 **易為尋檢施行**이라. **故今之用多矣**나, **然而其間**에도 **亦有未合聖人之意者**하야 **往往但相肖而已**하니 **由未知陰陽變化之道**[028]일새니 **所謂木極似金**과 **金極似火**와 **火極似水**와 **水極似土**와 **土極似木者也**라.

오직 近世의 朱奉議[029]는 그 뜻을 많이 깨우쳐서 마침내 仲景이 論한 것에 바탕을 두고 여러 책들의 說을 兼하여 編集하여《活人書》二十卷을 만드니, 그 門이 많고 그 處方이 많으며 그 말이 直說的이고 그 部類가 辨別되어 後代의 배우는 者로 하여금 쉽게 檢索하여 施行하게 하였다. 그러므로 지금 이용하는 자가 많지만, 그 사이에도 聖人의 뜻과 符合하지 않아서 이따금 다만 서로 닮은 것일 뿐인 것도 있으니, 陰陽이 變化하는 道를 알지 못했기 때문이니, 이른바 木極似金과 金極似火와 火極似水와 水極似土와 土極似木이라는 것이다.

故經曰: "**亢則害**하고 **承乃制**라."하니, **謂己亢過極則反似勝己之化也**라. **俗未之知**하고 **認似作是**하야 **以陽為陰**하니 **失其意也**라.

본래 經典에 이르기를: "亢極하면 해치고, 繼承한 것이 이에 制御한다." 하였으니, 自己의 亢盛함이 極點을 지나치면 도리어 自己를 이기는 變化와 비슷해짐을 말한 것이다. 世俗사람들은 그것을 미처 알지 못하고 비슷한 것을 옳은 것이라고 看做하여 陽을 陰이라고 여기니 그 뜻을 잃은 것이다.

嗟夫라! **醫之妙用**은 **尚在三墳**이로다. **觀夫後所著述者**컨대 **必欲利於後人**이요 **非但矜衒而已**니 **皆仁人之心也**요 **非不肖者所敢當**이라. **其間**에 **互有得失者**는 **由乎言本求其象**이요 **象本求其意**며 **意必合其道**라 **故非聖人而道未全者**

027 "辯"은 "辨"의 뜻이니, 둘은 서로 通用하는 글자이다.

028 "道"는 底本에 없는 글자이나《素问玄机原病式(注释本)》과《河間醫集》에 의거하여 補入하였다.

029 朱肱(1050~1125)이 宋나라 때에 奉議郞의 벼슬을 지냈기 때문에 朱奉議라고 일컬은 것이다.

는 **或盡其善也鮮矣**라. **豈欲自涉[030]非道而亂聖經**하야 **以惑人志哉**아?

아! 醫學의 神妙한 運用法은 아직도 三墳[031]에 있도다. 後世 사람들이 著述한 것을 살펴보건대, 기필코 後世 사람들을 이롭게 하려는 것이었고 다만 자랑하려는 것일 뿐만은 아니었으니, 모두가 어진 사람의 마음이었고 못난 者들이 감히 맡을 수 있는 것은 아니었다. 그 사이에 서로 잘잘못이 있는 것은 (聖人의) 말은 본래 그 象에서 찾은 것이고 象은 본래 그 마음에서 찾은 것이며 마음은 반드시 그 道와 符合되는 것이므로 聖人이 아니라서 道가 穩全하지 못한 者는 혹 그 훌륭함을 다하는 것이 적었기 때문이다. 어찌 스스로 道가 아닌 것을 말하여 聖經을 어지럽혀서 다른 사람의 마음을 迷惑시키려고 하였겠는가?

自古如祖聖伏羲畫卦는 **非聖人**이면 **孰能明其意二萬餘言**가? **至周文王**하야 **方始立象演卦**하고 **而周公述爻**하며 **後五百餘年**에 **孔子以作十翼**하야 **而《易》書方完**이라.

自古로 祖聖[032]이신 伏羲가 卦를 그은 것과 같은 것은 聖人이 아니면 뉘라서 능히 그 뜻을 2만여 字로 밝힐 수 있었겠는가? 周나라의 文王에 이르러 비로소 처음으로 象을 내세워 卦를 敷衍說明하였고[033] 周公이 爻辭를 말하였으며 500여 년 뒤에 孔子가 이로써 十翼[034]을 만들어서 《易》이라는 책이 비로소 完全해졌다.

然後에 **易為推究**하야 **所習者衆**하고 **而注說者多**하니, **其間**에 **或所見不同**하고 **而互有得失者**하야 **未及於聖**은 **竊窺道教故也**라.

그런 뒤에 推究하기가 쉬워져서 익힌 者도 많고 注解하여 말한 자도 많으

---

030 "涉"은 言及한다는 뜻이다.

031 劉河間은 《素問要旨論》의 自序에서 《太始天元冊文》과 《本草》와 《內經》을 각각 伏羲와 神農과 黃帝가 지은 것으로 보고 三墳이라고 하였다.

032 "祖聖"은 "할아버지 聖人"이라는 뜻이니 伏羲가 聖人 중에서도 가장 오래된 聖人이기 때문에 이렇게 부른 것이다.

033 象을 내세워 卦를 敷衍說明하였다는 것은 六十四卦의 卦象에 根據하여 卦辭를 지었다는 말이다.

034 "十翼"은 《彖上》《彖下》《象上》《象下》《文言》《繫辭上》《繫辭下》《序卦》《說卦》《雜卦》를 말하니 傳說에 따르면 孔子가 이들 열 가지 책을 지어서 《易》을 도왔기 때문에 "十翼"이라고 한 것이다.

니, 그 사이에 혹 所見이 같지 않고 서로 잘잘못이 있어서 聖人에게 미치지 못하는 것은 道의 가르침을 엿보았기 때문이다.

《易》教는 **體乎五行八卦**하고 **儒教**는 **存乎三綱五常**하고 **醫教**는 **要乎五運六氣**하니 **其門三**이나 **其道一**이라. **故相須以用**이라야 **而無相失**이니 **蓋本教**는 **一而已矣**일새라.

《易》의 가르침은 五行과 八卦에 體現되어 있고, 儒學의 가르침은 三綱과 五常에 保存되어 있고, 醫學의 가르침은 五運과 六氣에 要約되어 있으니 그 門은 셋이지만 그 道는 하나다. 그러므로 서로 依支하여 사용하여야만 서로 잘못됨이 없으니 본래의 가르침은 하나일 뿐이기 때문이다.

若忘其根本而求其華實之茂者는 **未之有也**라. **故經曰**: "**夫五運**[035]**陰陽者**는 **天地之道也**요 **萬物之綱紀**요 **變化之父母**요 **生殺之本始**요 **神明之府也**니 **可不通乎**아?" 하고; **仙經曰**: "**大道**는 **不可以籌算**이니 **道不在數故也**라. **可以籌算者**는 **天地之數也**니, **若得天地之數**면 **則大道在其中矣**리라."하고; **經曰**: "**天地之至數**는 **始於一而終於九**라.[036] **數之可十**이요 **推之可百**이며 **數之可千**이요 **推之可萬**이며 **萬之大**[037]는 **不可勝數**나 **然其要一也**라."하고; **又云**: "**知其要者**는 **一言而終**이어니와 **不知其要**하면 **流散無窮**이라."하고; **又云**: "**至數之機**는 **迫迮而微**[038]하야 **其來可見**하고 **其往可追**하니 **敬之者昌**하고 **慢之者亡**하며 **無道行私**하면 **必得天殃**하리라."하고; **又云**: "**治不法天之紀、地之理**하면 **則災害至矣**라."하고; **又云**: "**不知年之所加**[039]、**氣之興衰**[040]、**虛實之所起**면 **不可以為工矣**라."하니, **由是觀之**하면 **則不知運氣而求醫無失者**는 **鮮矣**리라.

그 根本을 잊고도 그 꽃과 열매가 茂盛하기를 바랄 수 있는 것은 없다. 그

---

035 "運"은 底本에 "經"으로 되어 있으나 《素問》〈天元紀大論〉과 《素问玄机原病式(注释本)》과 《河間醫集》에 의거하여 修正하였다.

036 《素問》〈三部九候論〉에 "天地之至數 始於一終於九焉"이라는 글이 보인다.

037 "大"는 底本에 없는 글자이지만 《素問》〈陰陽離合論〉에 의거하여 補入하였다.

038 《類經》에 따르면 "迫迮以微" 즉 "迫迮而微"의 "迮"은 音이 "窄"이고 "近"의 뜻이니, 天地의 氣數는 그 精微하고 切近함을 가리킨다.

039 "年之所加"는 當年의 客氣가 主氣에 더하여져 臨하는 것을 말한다.

040 "氣之興衰"는 運氣의 太過와 不及을 가리킨다.

러므로 經典에 이르기를: "무릇 五運과 陰陽은 天地의 道이고 萬物의 綱紀이고 變化의 父母이고 生殺의 本始이고 神明의 府이니 通達하지 않아도 되겠는가?" 하였고; 仙經에 이르기를: "大道는 籌策[041]으로 헤아릴 수 없으니 道는 數에 달려 있지 않기 때문이다. 籌策으로 헤아릴 수 있는 것은 天地의 數이니, 만약 天地의 數를 깨우칠 수 있다면 大道는 그 속에 들어 있을 것이다." 하였고; 經典에 이르기를: "天地의 至極한 數는 一에서 시작하여 九에서 끝난다. 헤아리면 十이 될 수도 있고, 推理하면 百이 될 수도 있으며, 헤아리면 千이 될 수도 있고, 推理하면 萬이 될 수도 있으며, 萬보다 큰 것은 이루 헤아릴 수가 없지만, 그 要諦는 하나이다." 하였고; 또 이르기를: "그 要諦를 아는 者는 한 마디 말에 끝나겠지만, 그 要諦를 알지 못하면 (말이) 끝없이 흘러가 흩어진다." 하였고; 또 이르기를: "至極한 數의 理致는 매우 가깝고 精微하여, 그것이 오는 것을 알 수 있고 그것이 가는 것을 좇을 수 있으니, 그것을 恭敬히 하는 者는 昌盛하고 그것을 怠慢히 하는 者는 亡하며, 道를 無視하고 사사로이 行한다면 반드시 하늘의 災殃을 얻을 것이다." 하였고; 또 이르기를: "다스리는 것이 하늘의 綱紀와 땅의 理致를 본받지 않으면 災害가 이른다." 하였고; 또 이르기를: "當年에 더해지는 것[042]과 氣의 盛衰와 虛實이 起源하는 바를 알지 못하면 工巧하다고 할 수 없다." 하였으니, 이에 말미암아 살펴본다면 運氣를 알지 못하고도 醫術에 잘못이 없기를 바랄 수 있는 者는 드물 것이다.

今詳《**內經·素問**》컨대 **雖已校正**하야 **改誤音釋**이나 **往往尚有失古聖之意者**라. **愚俗聞之**면 **未必不曰**: "**爾何人也**라 **敢言古昔聖賢之非**아?"하리라.

지금《內經·素問》을 자세히 살펴보건대, 비록 이미 校正하여 잘못을 고치고 音을 解釋하였지만, 이따금 아직도 옛 聖人의 뜻을 잃은 것이 있다. 愚昧하고 卑俗한 사람이 이 말을 들으면 "네가 누구이기에 감히 옛 聖賢들

041 "籌策"은 "대나무로 만든 산가지"를 가리키니 古代에 數를 헤아릴 때 사용하던 도구다.

042 "當年에 더해지는 것"이란 運氣에서 客主加臨하는 것을 말한다.

의 잘못을 말하는가?" 하고 묻는 사람도 있을 것이다.[043]

嗟夫라! **聖人之所為**는 **自然合於規矩**하야 **無不中其理者也**어니와, **雖有賢哲**이라도 **而不得自然之理**면 **亦豈能盡善而無失乎**아? **況經秦火之殘文**이며 **世本稀少**아?

아! 聖人께서 하신 것은 자연히 規矩에 符合되어서 그 理致에 맞지 않는 것이 없겠지만, 비록 賢明한 사람이라 하더라도 自然의 理致를 깨우치지 못하면 또한 어찌 모두 잘하여 잘못이 없을 수 있겠는가? 하물며 秦나라의 불사름을 겪은 殘缺된 글이며 세상에 전하는 板本이 稀少한 것임에 있어서이겠는가?

故自仲景之後有缺하야 **第七一卷**은 **天下至今無復得其本**이라. **然雖存者**라도 **布行于世**에 **後之傳寫鏤板**이 **重重差誤**를 **不可勝舉**나 **以其玄奧**하야 **而俗莫能明**이라. **故雖舛訛**나 **而孰知之**리오?

그러므로 仲景 이후로 缺損된 것이 있어서 第七卷 한 卷은 天下에서 오늘날에는 다시 그 책을 얻을 수 없다. 비록 保存된 것이라 할지라도 세상에 刊行되어 流布될 때에 後世 사람들이 옮겨 적거나 板木을 새긴 것이 거듭하여 잘못된 것을 이루 다 擧論할 수 없지만, 그 글이 玄妙하고 深奧하여 俗人들이 분명하게 알 수가 없다. 그러므로 비록 잘못되었더라도 뉘라서 그것을 알겠는가?

故近代에 **勑勒孫奇高保衡林億等校正**케하고 **孫兆重**[044]**改誤**케하니, **其序**[045]에 **有言曰: "正謬**[046]**誤者**가 **六千餘字**요 **增註**[047]**義者**가 **二千餘條**라." 하니, **若專執舊本**하며 **以謂往古聖賢之書而不可改易者**라하면 **信則信矣**어니와 **終未免泥於一隅**리라.

그래서 近代에 孫奇와 高保衡과 林億 등에게 勅命을 내려 校正하게 하고

043 "未必不曰"은 逐字飜譯하면 "반드시 ……라고 묻지 않지는 않을 것이다."라는 뜻이다.

044 "重"은 底本에 없는 글자이지만 《河間醫集》에 의거하여 補入하였다.

045 "序"는 "校正黃帝内經素問原序"를 가리킨다.

046 "謬"는 "校正黃帝内經素問原序"에는 "繆"라고 되어 있다.

047 "註"는 "校正黃帝内經素問原序"에는 "注"라고 되어 있다.

孫兆에게 거듭 잘못을 고치게 하였으니, 그 序文에 말하기를: "誤謬를 바로잡은 것이 6,000여 字이고, 注解를 더한 것이 2,000여 條이다." 하였으니, 만약 오로지 옛 板本만을 固執하며 옛 聖賢의 책이어서 고칠 수 없는 것이라고 말한다면, 미더운 것은 미더운 것이지만 끝내 한 모퉁이에 얽매이는 것을 免하지 못할 것이다.

及夫唐王氷次註하야는 〈**序**〉**云**: "**世本紕繆**하고 **篇目重疊**하야 **前後不倫**[048]하고 **文義懸隔**하야 **施行不易**하고 **披會亦難**이라. **歲月既淹**에 **襲**[049]**以成弊**하야 **或一篇重出而別立二名**하고 **或兩論併合**[050]**而都為一目**하고 **或問答未已而**[051]**別樹篇題**하고 **或脱簡不書而云世闕**[052]이라. **重**〈**合經**〉**而冠**〈**鍼服**〉하고 **併**〈**方宜**〉**而**[053]**為**〈**欬篇**〉하고 **隔**[054]〈**虛實**〉**而為**〈**逆從**〉하고 **合**〈**經絡**〉**而為**〈**論要**[055]〉하고 **節**〈**皮部**〉**而為**〈**經絡**〉하고 **退**〈**至教**[056]〉**以先**〈**針**〉하니 **如此之流**를 **不可勝數**라."하다.

저 唐나라의 王氷이 編次하고 註解함에 이르러서는 〈序〉에 이르기를: "世俗에 전해지는 版本은 錯誤가 있고 篇目이 重疊되어서, 앞뒤의 차례가 맞지 않고 글의 뜻이 (연결되지 않고) 懸隔하여, 施行하기가 쉽지 않고 책장을 열어 이해하기도 또한 어려웠다. (책이 전해지는) 歲月이 오래됨에 (이전의 잘못을) 因襲하여 弊端을 이루어서 혹은 한 篇이 重複하여 나왔는데도 따로 두 가지 篇名을 내세웠고, 혹은 두 가지 論이 併合되었는데도 모두 하나의 篇目으로 만들었고, 혹은 묻고 答하는 것이 아직 끝나지 않았는데도 따로 篇題를 樹立하였고, 혹은 脫簡이 記錄되지 않았는데도 대대로

---

048 "倫"은 底本에 "備"로 되어 있으나 잘못이므로 〈重廣補注黃帝內經素問原序〉에 의거하여 修正하였다.

049 "襲"은 底本에 "習"으로 되어 있으나 〈重廣補注黃帝內經素問原序〉에 의거하여 修正하였다.

050 底本의 "合"은 〈重廣補注黃帝內經素問原序〉에 "呑"으로 되어 있다.

051 "而"는 〈重廣補注黃帝內經素問原序〉에 없는 글자이다.

052 "闕"은 底本과 《素问玄机原病式(注释本)》에 모두 "缺"로 되어 있고, 《河間醫集》에는 "厥"로 되어 있지만 〈重廣補注黃帝內經素問原序〉에 의거하여 修正하였다.

053 "而"는 〈重廣補注黃帝內經素問原序〉에 없는 글자이다.

054 "隔"은 "融"과 通用하는 글자이다. 《史記》에 "昭隔內外"라고 하였는데, 注에 "隔은 一作融이라." 하였다.

055 "論要"는 底本에 "要論"으로 되어 있으나 〈重廣補注黃帝內經素問原序〉에 의거하여 修正하였다.

056 "教"는 底本에 "道"로 되어 있으나 〈重廣補注黃帝內經素問原序〉에 의거하여 修正하였다.

빠진 글이라고만 하였다. 〈合經〉을 重複하여 (내어서 그 중 한 篇의) 앞에 〈鍼服〉이라고 標題하였고, 〈方宜〉를 併合하여 〈欬篇〉을 만들고, 〈虛實〉을 融合하여 〈逆從〉을 만들고, 〈經絡〉을 合하여 〈論要〉를 만들고, 〈皮部〉를 나누어 〈經絡〉을 만들고, 〈至教〉를 뒤로 물려서 〈針〉을 앞세웠으니, 이와 같은 것들을 이루 다 헤아릴 수가 없다." 하였다.

又曰: "**其中**에 **簡脫文斷**하야 **義不相接者**는 **搜求經論所有**[057]하야 **遷移以補其處**하고 **篇目墜缺**하야 **指事不明者**는 **詳其意趣**하야 **加字以昭其義**하고 **篇論吞并**[058]하야 **義不相涉**하고 **闕**[059]**漏名目者**는 **區分事類**하야 **別目以冠篇首**하고 **君臣請問禮儀**[060]**乖失**[061]**者**는 **考較**[062]**尊卑**하야 **增益以光其意**하고 **錯簡碎文**이 **前後重疊者**는 **詳其指**[063]**趣**하야 **削去繁雜**하야 **以存其要**하고 **辭理祕密**하야 **難粗論述者**는 **別撰《玄珠》**하야 **以陳其道**하며 **凡所加字**는 **皆朱書其文**하야 **使今古必分**하야 **字不雜糅**[064]라."하니, **然則豈但僕之言哉**리오? **設若後人**이 **或怒王氷林億之輩言舊有訛謬者**하야 **弗**[065]**去其註**하고 **而惟攻其經**하면 **則未必易知而過其意也**리라.

또 이르기를: "그 가운데에 竹簡이 脫落되어 글이 끊어져서 뜻이 서로 이어지지 않는 것은 經論에 있는 것을 찾아 구하여 옮겨서 그곳을 補充하고, 篇의 題目이 떨어져 缺損되어 가리키는 일이 분명하지 않은 것은 그 뜻을 자세히 헤아려서 글자를 더하여 그 뜻을 밝히고, 篇論이 并呑되어 있어서 뜻이 서로 關係가 없고 題目도 빠져 있는 것은 일의 種類를 區分

---

057 "所有"는 底本에 "有所"로 되어 있으나 〈重廣補注黃帝內經素問原序〉에 의거하여 修正하였다.

058 "并"은 底本과 《河間醫集》과 《素问玄机原病式(注释本)》에 모두 "併"으로 되어 있으나 〈重廣補注黃帝內經素問原序〉에 의거하여 修正하였다.

059 "闕"은 底本과 《素问玄机原病式(注释本)》에 모두 "缺"로 되어 있고, 《河間醫集》에는 "厥"로 되어 있지만 〈重廣補注黃帝內經素問原序〉에 의거하여 修正하였다.

060 "禮儀"는 底本에 "義理"로 되어 있으나 〈重廣補注黃帝內經素問原序〉에 의거하여 修正하였다.

061 "失"은 底本에 "戾"로 되어 있으나 〈重廣補注黃帝內經素問原序〉에 의거하여 修正하였다.

062 底本의 "較"는 〈重廣補注黃帝內經素問原序〉에 "校"로 되어 있다.

063 "指"는 底本에 "旨"로 되어 있으나 〈重廣補注黃帝內經素問原序〉에 의거하여 修正하였다.

064 "糅"는 底本에 "揉"로 되어 있으나 〈重廣補注黃帝內經素問原序〉에 의거하여 修正하였다.

065 "弗"은 "矯" 즉 "바로잡다."의 뜻이다. 또 "弗"은 "拂"의 뜻으로 볼 수도 있다.

하여 따로 題目을 지어서 篇의 첫머리에 덧씌우고, 君臣間에 請하여 묻는 禮儀가 어그러지고 잘못된 것은 높고 낮음을 살펴서 검토하여 (말을) 더하여서 그 뜻을 빛나게 하고, 뒤섞인 竹簡의 부스러기 글들이 앞뒤로 重疊된 것은 그 가리키는 뜻을 자세히 살펴서 繁雜한 것을 깎아내어 除去하여 그 要點을 保存하고, 말의 理致가 祕密스러워서 거칠게 論述하기도 어려운 것은 따로 《玄珠》를 지어서 그 道를 말하였으며, 무릇 더한 글자는 모두 그 글을 朱砂로 써서 지금의 것과 옛것이 반드시 區分되어 글자가 섞이지 않게 하였다." 하였으니, 그렇다면 어찌 다만 나의 말일 뿐이겠는가? 만약 後世 사람들이 혹 王氷과 林億의 무리들이 옛 板本에 잘못이 있다고 말한 것을 노여워하여 그 註解들을 바로잡아 除去하고 오직 그 經文만 공부한다면 반드시 쉽게 알아서 그들의 見解를 뛰어넘지는 못할 것이다.

然而王氷之註는 **善則善矣**나 **以其仁人之心而未備聖賢之意**라 **故其註或有失者也**라. **由是**로 **校正改誤者**가 **往往證當王氷之所失**이나, **其間**엔 **不見其失而不以改證者**가 **不為少矣**요 **雖稱校**[066]**正改誤**나 **而或自失者**도 **亦多矣**라.

그러나 王氷의 註는 훌륭한 것은 훌륭한 것이지만 그 어진 사람의 心得이 聖賢의 見解보다는 未備하기 때문에 그 註가 간혹 잘못된 것이 있다. 이 때문에 잘못을 校正하여 고친 者가 이따금 王氷의 잘못한 곳에 該當하는 것을 證明하였지만, 그 사이에는 그 잘못을 보지 못하여 고치고 證明하지 못한 것이 적지 않고, 비록 잘못을 校正하여 고쳤다고 말하였지만 간혹 (그렇게 말한) 自身이 잘못한 것도 또한 많다.

嗚呼라! **不唯註未盡善**이요 **而王氷遷移加減之經**도 **亦有臆説而不合古聖之意者也**요 **雖言"凡所加字**는 **皆朱書其文**이라."하나 **既傳于世**하야는 **即世文**이 **皆為墨字也**니, **凡所改易之間**에 **或不中其理者**는 **使智哲以理推之**라도 **終莫得其真意**리니, **豈知未達真理而不識其偽所致也**리오?

오호라! 다만 註가 다 훌륭하지는 못할 뿐만이 아니라, 王氷이 옮기고 더

066 "校"는 底本에 없는 글자이지만 文義를 고려하여 《素问玄机原病式(注释本)》과 《河間醫集》을 따라 補入하였다.

하고 줄인 經文도 臆說이어서 옛 聖人의 뜻과 符合되지 않는 것이 있고, 비록 "무릇 더한 글자는 모두 朱砂로 그 글자를 썼다."라고 말하였지만, 세상에 傳함에 이르러서는 곧 세상의 글자가 모두 검은색 글자이니, 무릇 고치고 바꾼 사이에서 간혹 그 理致에 맞지 않는 것은 가령 智慧롭고 明哲한 사람이 理致를 가지고 推理하더라도 끝내 그 참뜻을 깨우치지 못할 것이니, 眞理를 通達하지 못하여 그 虛僞가 招來한 것임을 알지 못하는 것을 어찌 알겠는가?

近世所傳之書엔 **若此說者**가 **多矣**나, **然而非其正理而求其眞意者**는 **未之有也**하니 **但畧相肖而已**라.

近世에 傳해지는 책에는 이와 같은 것을 說明한 것이 많지만, 그 바른 理致가 아닌데도 그 참뜻을 求할 수 있는 것은 없으니, 다만 대략 서로 비슷할 뿐이다.

雖今之經與註에 **皆有舛訛**나 **比之舊者**하면 **則亦易爲學矣**니, **若非全元起本**과 **及王氷次註**면 **則林億之輩**도 **未必知若是焉**이리라.

비록 지금의 經文과 註에 모두 잘못이 있지만, 옛 板本에 比하면 또한 배우기가 쉬우니, 만약 全元起의 책과 王氷이 編集注解한 것이 아니었다면 林億의 무리들도 반드시 이와 같이 알지는 못했을 것이다.

後之知者는 **多因之也**라. **今非先賢之說者**면 **僕且無能知之**리니 **蓋因諸舊說**하야 **而方入其門**하야 **躭翫既久**에 **而粗見得失**이라. **然諸舊失而今有得者**는 **非謂**[067]**僕之明也**요 **因諸舊說之所得者**하야 **以意類推**하야 **而得其眞理**며, **自見其僞**도 **亦皆古先聖賢之道也**라. **僕豈生而知之者哉**아?

後代 사람들이 아는 것은 (先賢에) 의거하는 것이 많다. 지금 만약 先賢께서 말씀하신 것이 아니라면 나도 그것들을 알 수 없었을 것이니, 여러 가지 舊說에 의거하여 비로소 그 門에 들어가서 즐겁게 硏究한 것이 오래되었을 때에 잘잘못을 거칠게나마 깨우친 것이다. 그렇다면 여러 가지 옛 잘

067 이때의 "謂"는 "爲"와 같고 "爲"에는 "因"과 "是"의 뜻이 있으므로 "…… 때문이다." 또는 "……이다."라는 뜻으로도 사용되기도 한다.

못에서 오늘날에 깨우침이 있는 것은 나의 聰明함 때문이 아니라 여러 옛 說들이 깨우친 것에 의거하여 마음으로 類推하여 그 眞理를 깨우친 것이며, 스스로 그 虛僞를 깨우친 것도 모두가 옛 聖賢들의 方道이다. 내가 어찌 날 때부터 그런 것을 아는 사람이겠는가?

夫別醫之得失者는 **但以類推運氣造化之理**로 **而明可知矣**라. **觀夫世傳運氣之書**컨대 **多矣**로대 **蓋擧大綱**이니 **乃學之門户**라 **皆歌頌鈐圖而已**니 **終未備其體用**하고 **及互有得失**하야 **而惑人志者也**라. **況非其人**가? **百**[068]**未得於經之一二**어늘 **而妄撰運氣之書**하야 **傳於世者**는 **是**는 **以矜己惑人而莫能彰驗**일새니 **致使學人**으로 **不知其美**케하고 **俾聖經妙典**으로 **日遠日疎**하야 **而習之者鮮矣**라.

무릇 다른 醫師들의 잘잘못은 다만 運氣造化의 理致를 類推하는 것만으로도 분명하게 알 수 있다. 세상에 傳해지는 運氣 책을 살펴보건대, 많기는 하지만 大綱을 擧論한 것이니, 이는 바로 運氣學의 入門過程이라서 모두가 歌와 頌과 鈐과 圖[069]일 뿐이니, 끝내 그 體와 用을 갖추지 못하고 서로 잘잘못이 있어서 사람들의 마음을 眩惑시키는 것들이다. 하물며 제대로 아는 사람이 아님에 있어서이겠는가? 무릇 經文의 한둘도 깨우치지 못하였거늘 함부로 運氣 책을 지어서 세상에 傳하는 者는 이는 自己를 자랑하며 남을 眩惑시키더라도 證據를 드러낼 수 있는 사람이 없기 때문이니, 배우는 사람들로 하여금 그 아름다움을 알지 못하게 하고 聖人의 奧妙한 經典으로 하여금 날로 疎遠해져서 익히는 者가 적게 한다.

悲夫라! **世俗**에 **或**은 **以謂**: "**運氣**는 **無徵**하고 **而為惑人之妄説者**라."하고; **或**은 **但言**: "**運氣**는 **為大道玄機**니 **若非生而知之**면 **則莫能學之者**라."하니, **由是**로 **學者寡而知者鮮**이라. **設有攻其本經**이라도 **而復有註説雕寫之誤也**하며, **況乎造化玄奧之理**는 **未有比物立象**[070]**以詳説者也**아?

---

068 "百"은 "凡"과 같은 뜻이다.

069 "歌와 頌"은 외우기 쉽게 글을 韻文으로 만든 것이고, "鈐과 圖"는 "도장과 그림"이라는 뜻이니 運氣學을 圖表化한 것이다.

070 "比物立象"은 비슷한 물건에 譬喩하거나 類似한 象을 내세우는 것을 말한다.

슬프도다! 世俗에서 혹자는 이르기를: "運氣는 證據가 없고 사람을 眩惑시키는 妄說이다." 하고; 혹자는 다만 말하기를: "運氣는 大道의 玄妙한 理致이니, 만약 날 때부터 그런 것을 아는 사람이 아니라면 그것을 배울 수 있는 者가 없다." 하니, 이 때문에 배우는 者들이 적고 아는 者들이 드물다. 설혹 그 본래의 經典을 공부하는 사람이 있다 하더라도, 다시 注解한 말과 板刻하고 傳寫한 것에 誤謬가 있으며, 하물며 造化의 玄妙하고 深奧한 理致는 物件에 譬喩하거나 (類似한) 象을 내세워서 자세히 말한 者가 없음에 있어서이겠는가?

僕雖不敏이나 **以其志慕玆道**하야 **而究之以久**하야 **略得其意**나, **惜乎天下尚有未若僕之知者**하야 **據乎所見**하야 **而輒伸短識**호대 **本乎三墳之聖經**하고 **兼以衆賢之妙論**하야 **編集運氣要妙之説十萬餘言**하야 **九篇三部**로 **勒成一部**하야 **命曰《內經運氣要旨論》**이라하야 **備見**(현)**聖賢之妙**[071]**用矣**라.

내가 비록 穎敏하지는 못하지만 그런 뜻으로 이 道를 欽慕하여 研究한 것이 오래되어 대략 그 뜻을 깨우쳤지만, 哀惜하게도 天下에는 아직도 내가 아는 것보다 못한 者들이 있어서, 所見에 의거하여 곧바로 짧은 識見을 펼치되, 三墳인 聖經에 바탕을 두고 여러 賢人들의 妙論을 兼하여, 運氣의 重要하고 奧妙한 말 10만여 字를 編集하여, 九篇、三部로 하나의 책을 完成하여, 《內經運氣要旨論》이라고 命名하여 聖賢들의 神妙한 運用法을 갖추어 드러내었다.

然妙則妙矣나 **以其妙道**는 **乃為對病臨時處方之法**일새 **猶恐後學未精貫者**가 **或難施用**하야 **復宗仲景之書**하고 **率參聖賢之説**하야 **推夫運氣造化自然之理**하고 **以**[072]**集傷寒雜病脉證方論之文**하야 **一部三卷、十萬餘言**을 **目曰《醫方精要宣明論》**이라하니, **凡有世説之誤者**를 **詳以此證明之**하야 **庶令學者**로 **真偽自分**하야 **而易為得用**이라.

그러나 神妙한 것은 神妙한 것이지만, 그 神妙한 道는 바로 病에 對應하

---

071 "之妙"는 底本에 "經之"로 되어 있으나《素问玄机原病式(注释本)》의 校勘에 따라 修正하였다.

072 "以"는 "而"와 같다.

여 때에 따라 處方하는 方法이기 때문에, 아직도 後學들 중에 精密하게 꿰뚫지 못한 者가 혹 사용하는 데 어려울까 염려하여, 다시 仲景의 책을 宗主로 삼고 聖賢들의 說을 따라서 參考하여, 저 運氣의 造化가 저절로 그리되는 理致를 推論하고, 傷寒과 雜病의 脈과 證과 處方과 醫論의 글을 모아서 一部三卷、10만여 字를《醫方精要宣明論》이라 하였으니, 무릇 世俗의 말에 잘못이 있는 것을 자세히 이것으로 證明하여 배우는 者로 하여금 眞僞가 저절로 區分되어서 이용하기 쉽게 하기를 바란 것이다.

且運氣者도 **得於道同**이니 **蓋明大道之一也**라. **觀夫醫者**컨대 **唯以別陰陽虛實**로 **最為樞要**나 **識病之法**은 **以其病氣**로 **歸于五運六氣之化**라야 **明可見矣**라 **謹率經之所言二百餘字**하고 **兼以語辭**하니 **二百七十七言**이 **緒**[073]**歸五運六氣而已**라.

또 運氣도 道에서 얻은 것은 같으니, 大道의 一部를 밝힌 것이다. 저 醫師들을 살펴보건대, 다만 陰陽과 虛實을 區分하는 것을 최고의 關鍵으로 여기지만, 病을 아는 方法은 그 病의 氣를 五運六氣의 變化에 歸納시켜야만 분명하게 알 수 있기 때문에, 삼가 經典에서 말한 200여 字를 따르고 語辭를 兼하니, 277字가 五運六氣를 따라 歸結될 뿐이다.

大凡明病陰陽虛實은 **無越此法**이라. **雖已並載前之二帙**이나 **復慮世俗多出妄說**하야 **有違古聖之意**하야 **今特舉二百七十七字**하야 **獨為一本**하야 **名曰《素問玄機原病式》**이라하야, **遂以比物立象**으로 **詳論天地運氣造化自然之理**하니 **二萬餘言**은 **仍以改證世俗謬說**이라.

무릇 病의 陰陽과 虛實을 밝히는 것은 이 方法을 뛰어넘는 것이 없다. 비록 이미 앞의 두 책에 아울러 記載하였지만, 다시 世俗사람들이 妄說을 많이 내어 옛 聖人의 뜻에 違背되는 것이 있는 것을 염려하여, 지금 특별히 277字를 擧論하여 따로 하나의 책을 만들어 이름을《素問玄機原病式》이라고 하여, 마침내 物件에 譬喩하고 象을 내세우는 方法으로 天地의 運氣의 造化가 저절로 그리되는 理致를 자세히 論하였으니, 2만여 字는 이

073 "緒"는 "順"과 같으니 따른다는 뜻이다.

어서 世俗의 잘못된 말들을 고치고 證明하는 것이다.

雖不備擧其誤나 **其意足可明矣**요 **雖未備論諸疾**이나 **以此推之**하면 **則識病六氣、陰陽、虛實**이 **幾於備矣**리니, **蓋求運氣言象之意**하야 **而得其自然神妙之情理**라.

비록 그 잘못들을 (다) 갖추어 擧論하지는 못했지만 그 뜻을 밝게 알기에 足하고, 비록 여러 疾病들을 (모두) 갖추어 論하지는 못했지만 이로써 推理하면 病의 六氣와 陰陽과 虛實을 아는 것이 거의 갖추어질 것이니, 運氣의 말과 象의 뜻을 찾아서 그것이 저절로 그리되는 神妙한 情理를 깨우치는 것이다.

《易》曰: "**書不盡言**하고 **言不盡意**하니, **設卦以盡情僞**하고 **繫辭焉以盡其言**하고 **變而通之以盡利**하고 **鼓之舞之以盡神**이라."하며; **《老子》曰**: "**不出戶**라도 **知天下**하고 **不窺牖**라도 **見天道**어니와, **其出彌遠**이면 **其知彌少**라."하니, **蓋由規矩而取方圓也**니, **夫運氣之道者**도 **猶諸此也**라.

《易》에 이르기를: "글은 말을 다 表現하지 못하고, 말은 마음을 다 表現하지 못하니, 卦를 陳設하여 實情과 虛僞를 다 드러내고, (그 卦에) 글을 매어서 그 말을 다 드러내고, 變化에 따라 變通하여 이로움을 다하고, 鼓舞시켜서 神妙함을 다한다." 하였으며; 《老子》에 이르기를: "문을 나서지 않더라도 天下를 알고, 창문으로 보지 않더라도 天道를 알지만, 나서는 것이 더욱 멀어지면 아는 것이 더욱 적어진다." 하였으니, 規와 矩를 통하여 方과 圓을 取하는 것이니,[074] 저 運氣의 道라는 것도 이와 같은 것이다.

嗟夫라! **僕勉述其文者**는 **非但欲以美於己而非於人**으로 **矜於名而苟[075]於利也**요 **但貴學者易為曉悟**하야 **而行無枉錯耳**며 **如通擧《內經運氣要旨論》及《醫方精要宣[076]明論》者**는 **欲令習者**로 **求其備也**라.

아! 내가 이 글을 敍述하는 데 힘쓴 것은 다만 나를 美化하고 남을 非難함

---

074 "規"는 圓을 그리는 道具이고 "矩"는 사각형을 그리는 道具이며 "方"은 사각형을 뜻하는 것이다.

075 "苟"는 "貪"과 같다.

076 "宣"은 底本에 "理"로 되어 있으나 위에서 "目曰《醫方精要宣明論》"이라고 한 것에 의거하여 修正하였다.

으로써 이름을 자랑하고 이익을 탐하려는 것이 아니고, 다만 배우는 者들이 쉽게 깨우쳐서 行함에 잘못됨이 없는 것을 貴하게 여기는 것일 뿐이며, 《內經運氣要旨論》과 《醫方精要宣明論》을 모두 擧論한 것과 같은 것은 익히는 者들로 하여금 그 具備됨을 바라게 하려는 것이다.

其間에 **或未臻其理者**는 **幸冀[077]將來君子以改正焉**하노니 **但欲同以宣揚古聖之妙道**하야 **而普救後人之生命爾**라.

그 사이에 간혹 그 理致에 이르지 못한 것들은 將來의 君子들이 고쳐서 바로잡기를 바라노니, 다만 함께 옛 聖人들의 神妙한 道를 宣揚하여 後世 사람들의 生命을 널리 救하기를 바랄 뿐이다.

河間의 **劉完素·守真**이 **序**하노라.

河間의 劉完素·守眞이 쓰노라.

077 "冀"는 底本에 "以"로 되어 있으나 《素问玄机原病式(注释本)》과 《河間醫集》에 의거하여 修正하였다.

素問玄機原病式序[078]

夫梓人之巧도 **不能逃繩墨之式**하고 **冶者之工**도 **不能出規模之制**라. **故繩墨規模者**는 **天下之通用**이요 **古今之不易**이니 **本聖人之所制作者也**라. **且醫道幽微**하고 **玄之又玄**하며 **典人性命**이니 **非聖人**이면 **孰能與於此**리오?

무릇 木手의 技巧도 먹줄의 法式을 벗어나지는 못하고, 대장장이의 솜씨도 본틀의 制限을 벗어나지는 못한다. 그러므로 먹줄과 본틀은 天下에 通用되는 것이고 古今에 바뀌지 않는 것이니, 본래 聖人께서 만드신 것이다. 게다가 醫道는 隱微하고 玄妙하면서도 사람의 生命을 맡는 것이니, 聖人이 아니면 뉘라서 여기에 關與할 수 있겠는가?

原自伏羲得《河圖》之象으로 **始畫八卦**하야 **引而伸之**하고 **觸類而長之**하니 **天下之能事畢矣**라. **因而重之**하야 **爲六十四卦**하니 **則天地三才之道**와 **萬物之象**이 **備焉**이라.

원래 伏羲가《河圖》의 象을 깨우친 때로부터 처음으로 八卦를 그어서 이끌어 펼치고 部類에 따라 擴張하니 天下에서 능히 할 수 있는 일이 다 갖추어졌다. 이에 그것들을 重疊하여 64卦를 만드니 天地人 三才의 道와 萬物의 象이 具備되었다.

故軒轅得之하야 **謂"人壽命**은 **本道統天地陰陽造化而生**일새 **其壽夭修短**에 **莫不有數**라. **能持而守之者**는 **得盡終其數**나 **不能持守**하야 **恣情縱慾**커나 **憂患所傷**하야 **以致夭亡者**가 **不爲少矣**라."

그러므로 軒轅이 그것을 얻어서 "사람의 壽命은 道統인 天地陰陽의 造化에 바탕을 두고 태어나는 것이기 때문에 그 壽命의 길고 짧음에 度數가 있지 않는 것이 없다. 능히 그것을 維持하여 지킬 수 있는 者는 그 度數를 끝까지 다할 수 있지만, 維持하고 지키지 못하여 情慾을 放恣하게 따르거나 근심걱정에 損傷되어 夭折하게 되는 者가 적지 않다."고 생각하였다.

---

078 이 程道濟의 後序는 底本에 없는 글이지만《原病式》出刊에 대한 전후의 事情을 아는 데 도움이 되는 內容이기 때문에《河間醫集》에 의거하여 補入하였다.

故與天師岐伯으로 **參酌天地三陰三陽六氣**가 **行運一歲十二月之間**하고 **分布在人**하야 **爲手足三陰三陽十二經**과 **左右之要會**하야 **作八十一篇**하야 **垂爲世範**하야 **名曰《內經·素問》**하니, **至今用之**에 **而爲醫家繩墨規模者也**라.

그러므로 天師인 岐伯과 함께 天地의 三陰三陽과 六氣가 一歲의 열두 달 사이를 運行하고 사람에게 나뉘어 펼쳐져서 手足의 三陰三陽의 十二經과 左右의 要會가 되는 것을 參酌하여 八十一篇을 지어서 드리워 세상의 規範으로 삼아서 《內經·素問》이라고 命名하였으니, 지금 사용함에 醫家의 먹줄과 본틀이 되는 것이다.

故知其要者는 **一言而終**이어니와 **不知其要者**는 **流散無窮**하니 **蓋知要之人鮮矣**라.

그러므로 그 要諦를 아는 者는 한 마디 말로 끝내겠지만, 그 要諦를 알지 못하는 者는 (말이) 흘러 퍼져서 다함이 없으니, 要諦를 아는 사람은 드물다.

粵自守真先生者는 **本河間人也**니 **姓劉**요 **名完素**며 **字守真**이라.

저 守眞先生이라는 분은 본래 河間 사람이니, 姓은 劉이고 이름은 完素이며 字는 守眞이다.

夙有聰慧하야 **自幼年耽嗜醫書**하고, **千經百論**도 **往往過目**이나 **無所取**하야 **皆謂"非至道造化之書**라." **因披翫《素問》一經**하야 **朝勤夕思**하야 **手不釋卷**하야 **三五年間**에 **廢寢忘食**하며 **參詳其理**하고 **至於意義深遠**하야는 **研精覃思**하야 **期於必通**이라.

일찍부터 聰明하고 智慧로워서 幼年 때[079]부터 醫書를 좋아하였고, 온갖 經論도 이따금 보기는 하였지만 取할 바가 없어서 모두를 "造化의 至極한 道에 관한 책이 아니다."라고 여겼다. 이에 《素問》 一經을 펼쳐서 玩味하여 朝夕으로 부지런히 생각하여 손에서 책을 놓지 않아서 3~5년 사이에

079 《儀禮》〈喪服〉의 "子幼"의 鄭玄의 注에 "'子幼'는 謂'年十五已下라.'" 하였으니 "幼"는 15歲 이하인 者를 가리키는 말이었음을 알 수 있고, 《禮記》〈曲禮上〉에 "人生十年曰'幼'니 學이라." 즉 "사람이 태어나서 열 살이 되면 '幼'라하니 배운다." 하였으니, "幼"는 열 살이 되면 일컫는 名稱임을 알 수 있다. 그러므로 "幼年 때"는 "10歲에서 15歲 사이인 때"를 가리키는 말임을 알 수 있다.

[080] 잠자는 것도 廢하고 먹는 것도 잊으며 그 理致를 자세히 探究하였고, 뜻이 深遠한 곳에 이르러서는 精密하게 硏究하고 깊이 생각하여 반드시 通達하려고 하였다.

一日에 **於靜室中澄神宴坐**하야 **沈然畢慮**하야 **探索難解之義**러니 **神識否冥**하야 **似寤寐間**에 **有二道士者**가 **自門而入**하야 **授先生美酒一小盞**이어늘 **若橡椀許**[081]로대 **咽**[082]**而復有**하야 **如此三二十次**에도 **咽不能盡**이라. **二道者笑曰: "如厭飫**어든 **反吐於盞中**하라." **復授道者**하니 **倒於小葫中**이라.

어느 날 靜室[083]에서 精神을 맑게 하고 편안히 앉아서 깊이 온 생각을 다하여 難解한 뜻을 探索하고 있었는데, 意識이 朦朧하여 非夢似夢間일 때에, 두 명의 道士가 門으로 들어와서 先生에게 맛있는 술을 작은 盞으로 한 盞 주었는데, 마치 상수리나무 열매 껍데기 크기쯤 되는 盞의 量이었는데도 마시고 나도 다시 남아 있어서, 이와 같이 하기를 20~30차례 하여도 다 마실 수가 없었다. 두 道士가 웃으며 말하기를: "물리거든 다시 盞 속에 토해내어라." 하여 다시 道士에게 주니 작은 호리병 속에 부어넣었다.

道者出에 **恍然一醒**이러니 **覺而亦酒香**이나 **杳無所據**하야 **急於內外追之**나 **不見**이라. **而後**에 **因至心靈大有開悟**라.

道士들이 나갔을 때에 忽然히 단번에 깨어났는데, 깨어나서도 또한 술의

---

080 劉河間이 《素問》 一經을 펼쳐서 玩味하여 朝夕으로 부지런히 생각하여 손에서 책을 놓지 않았다는 "3~5년 사이"는 위의 脚註에서 言及했듯이 "幼年"이 "十歲에서 十五歲 사이의 나이일 때"를 가리키는 말임을 감안하면 최소 "十歲에 始作하여 十三歲에서 十五歲 사이"와 최대 "十五歲에 始作하여 十八歲와 二十歲 사이"임을 알 수 있다. 그러므로 《病機氣宜保命集》의 自序에서 "余二十有五에 志在《內經》하야 日夜不輟이러니, 殆至六旬하야 得遇天人이라." 즉 "나는 二十五歲 때에 《內經》에 뜻을 두어 밤낮으로 그만 두지 않았는데, 거의 六旬에 이르러 天人을 만날 수 있었다."는 말은 이것과 크게 차이가 나는 말이어서, 《四庫全書》의 提要가 李時珍의 《本草綱目》의 〈序例〉의 말을 인용하며 《病機氣宜保命集》의 自序는 僞撰이라고 한 말이 옳은 것으로 보인다.

081 "橡椀"은 《素問病機氣宜保命集》의 自序에는 "橡斗"로 表現되고 있다. "斗"는 구기(술을 떠는 데 사용하는 작은 국자 모양의 도구)를 뜻하기도 하지만 구기 모양으로 생긴 물건을 "斗"라고 부르기도 하므로, "橡斗"는 "상수리나무 열매의 껍질"을 가리키는 말이기도 하다. 《農政全書》에 자세히 보인다. 상수리나무 열매의 껍질이 마치 구기 모양으로 생겼기 때문에 붙인 이름이다. 《本草綱目》의 橡實의 釋名에는 상수리나무의 열매 자체를 橡斗라고 한다고 하였으나 정확하지 않은 表現이다.

082 "咽(연)"은 "嚥"과 같다.

083 "靜室"은 修練하는 데 사용하는 조용한 방을 말한다.

香氣가 났지만 杳然하여 依據할 곳이 없어서 급히 안팎에서 찾아보았지만 보이지 않았다. 이후에 이 때문에 心靈에 크게 깨우침이 있게 되었다.

此說이 **幾乎誕妄**하야 **默而不言**이라가 **以僕爲知言**하야 **先生故以誠告**라. **與夫《史》稱扁鵲遇長桑君**하야 **飮藥**하고 **以此視病**하니 **盡見五藏癥結**이로대 **特以診脈爲名**으로 **亦何異焉**고?

이 말이 荒唐한 허튼소리에 가까워서 묵묵히 말하지 않고 있다가 나를 知言[084]이라고 여겨서 先生께서 그래서 誠心으로 告하여 주신 것이다. 저 《史記》가 "扁鵲이 長桑君을 만나서 藥을 마시고 이로써 病을 살펴보니 五藏의 癥結을 다 볼 수 있었지만, 다만 診脈으로만 名分을 삼았다."고 말한 것과 또한 무엇이 다르겠는가?

因著醫書《內經運氣要旨論》《醫方精要宣明論》二部하니 **總一十七萬餘言**이요 **精微浩瀚**하야 **造化詳悉**이라. **而又述《習醫要用直格》**하니 **并藥方**하야 **已版行於世**라.

이에 醫書《內經運氣要旨論》과《醫方精要宣明論》二部를 著述하니 모두 17만여 字이고 精微하면서도 방대하여 造化의 理致를 자세히 다 갖추었다. 그리고 또《習醫要用直格》을 著述하였으니 藥方과 併合되어 이미 세상에 刊行되어 있다.

外又作《素問玄機原病式》하니 **并注二萬餘言**이요 **特採摭〈至眞要大論〉一篇病機氣宜之說**하야 **撮其樞要**하야 **自成一家**니 **精貫古今**하야 **無非神授**라.

그밖에 또《素問玄機原病式》을 지었으니 注와 함께 2만여 字이고, 다만 〈至眞要大論〉 한 篇의 病機와 氣宜의 說만을 採擇하여 그 核心原理를 取하여 스스로 一家를 이룬 것이니, 古今을 精密하게 꿰뚫어서 神이 傳授해 준 것이 아닌 것이 없다.

蓋天之未喪斯文也[085]하야 **復生其人**하야 **發明醫道**리니, **乃今時五宗敎之師**로

---

084 "知言"은 말귀를 잘 알아듣고 마음을 이해하는 절친한 사이를 가리키는 말이다.

085 "天之未喪斯文也"는《論語》〈子罕〉의 句節을 引用한 것이니,《集註》에 따르면 "天未欲喪此文也"의 뜻이다.

以致於此라도 **莫不効驗**이리라.

아마도 하늘이 아직 이 글을 없애려고 하지 않아서 다시 그 사람을 내어서 醫道를 드러내어 밝히게 하였을 것이니, 이에 오늘날의 다섯 宗教의 스승으로 하여금 여기에 이르게 하더라도 본받지 않는 이가 없을 것이다.

直明五運六氣之至要와 **傷寒雜病之指歸**호대 **其言簡**하고 **其理明**하야 **易爲披究**하야 **足以察陰陽二證之隱顯**과 **醫家前後之得失**이라.

五運과 六氣의 至極한 要諦와 傷寒과 雜病의 뜻이 歸結되는 곳을 곧게 밝히되, 그 말이 簡略하고 그 理致가 分明하여 펼쳐서 研究하기가 쉬워서, 족히 이로써 陰과 陽 두 病證의 숨겨지고 드러난 것과 醫家의 前後의 잘잘못을 살필 수 있다.

如《式》中所說"木極似金、火極似水"之類와 **謂"亢則害、承乃制、鬱極乃發"**은 **變化之理**에 **大爲要妙**니 **非智者**면 **焉能及此**리오? **可謂旨意昭昭**하야 **萬舉萬全**이요 **神聖工巧**하야 **能事畢矣**니 **真知要之書也**라.

예컨대 《原病式》 안에서 "木極似金、火極似水"라고 말한 部類와 "亢則害、承乃制、鬱極乃發"이라고 말한 것과 같은 것들은 變化의 理致에서 크게 奧妙하고 重要한 것이니, 智慧로운 者가 아니라면 어찌 이것을 言及할 수 있겠는가? 가히 가리키는 뜻이 分明하여 擧論한 것들이 모두 完全한 것이고, 神聖하고 工巧로워서 능히 할 수 있는 일을 다 갖추었다고 말할 만하니, 진실로 要諦를 아는 책이다.

但見今之醫人컨대 **竊用先生諸藥**하야 **得効者衆多**로대, **以今十數年**에도 **猶殆**[086]**其名**하고 **恥言涼藥**하며 **謂去熱藥爲非**라하야 **不稱其人**하고 **反成毀謗**하니, **其道難行也如此**라. **哀哉**로다! **哀哉**로다! **是知中人以下**는 **不可以語上**이 **信矣**로다.

다만 지금의 醫師들을 보건대, 몰래 先生의 여러 藥들을 사용하여 效果를 얻는 것이 많지만, 십수 년이 지난 오늘날에도 오히려 그 名聲을 疑心하고 涼藥을 말하기를 부끄러워하며 熱을 除去하는 藥을 잘못이라고 여겨

---

086 "殆"는 "疑"의 뜻이다.

서, 그 사람을 稱讚하지 않고 도리어 헐뜯는 말을 만드니, 그 道가 行해지기 어려움이 이와 같다. 슬프도다! 슬프도다! 이에 중간 수준 이하의 사람들에게는 높은 것을 말해줄 수 없다는 말이 진실한 말임을 알 수 있도다.

僕自幼年으로 **氣弱多病**하야 **醫書脈證**에 **麤明所以**라. **天德四年**[087]에 **在中都**[088]**監修大內**[089]할새 **正患腰脚疼痛之疾**하야 **殆時二年**에 **服食湯藥**호대 **皆薑、附、硫黃**이라 **種種熱燥之藥**이요 **中脘、臍下**에 **艾柱十數**호대 **終無一効**하고 **愈覺膝寒胃冷**하고 **少力多睡**하며 **飲食日少**하고 **精神日衰**라.

나는 어려서부터 氣가 弱하고 병치레가 잦아서 醫書의 脈과 證에 그 所以然을 거칠게나마 알았다. 天德四年(1152년)에 中都에서 國庫를 監修하고 있을 때에 마침 허리와 다리가 아픈 疾患에 걸려서 거의 2년 동안 湯藥을 服用하였지만, 모두 乾薑、附子、硫黃이라서 種類마다 燥熱한 藥이었고, 中脘과 臍下에 쑥뜸을 數十壯 떴지만 끝내 效果가 하나도 없었고, 도리어 무릎과 胃가 寒冷하고 힘이 없고 잠이 많아지며 飲食이 날로 줄어들고 精神이 날로 衰微해졌다.

詢諸名醫하니 **衆口一辭**하야 **僉曰**: "**腎部虛寒**이라 **非熱藥**이면 **不能療**라."하고; **及自體究**하야도 **亦覺惡寒喜暖**하야 **但知此議**[090]**爲是**라.

여러 名醫들에게 물으니 한 목소리로 모두 말하기를: "腎部가 虛寒한 것이라서 熱한 藥이 아니면 治療할 수 없다." 하였고; 그리고 스스로 몸을 探究해보아도 또한 惡寒을 느끼고 따뜻한 것을 좋아하여서, 다만 이 意見이 옳다고만 알고 있었다.

因諮後醫董系者하니 **彼云**: "**腎經積熱**로 **氣血不通故也**라."하다. **洎與談論**하야는 **惟擧五行**호대 **旨略黔斷語言**이요, **用藥治病**엔 **止五七方而已**며, **其餘醫書脈訣**은 **一無所有**라.

---

087 天德은 金나라 海陵王(完顔亮)의 年號이니, 天德四年은 南宋 高宗(趙構) 때인 紹興二十二年이고, 서기 1152년인 壬申年이다.

088 中都는 金나라의 首都이니 지금의 北京이다.

089 "大內"는 宮闕을 가리키기도 하지만 여기서는 國庫 즉 王室의 府庫를 가리키는 말이다.

090 "議"는 意見을 가리킨다.

이에 후배 醫師인 董系라는 者에게 물어보니, 그가 이르기를: "腎經의 積熱 때문에 氣血이 疏通되지 못하기 때문입니다."라고 하였다. 더불어 談論해봄에 미쳐서는, 오직 五行만을 擧論하되 뜻이 대략 黔首[091]의 斷定하는 말이었고, 藥을 써서 病을 치료할 때에는 다만 5~7方일 뿐이었으며, 그 밖의 醫書와 脈訣은 하나도 가진 것이 없었다.

僕意寡學不通之人이라 **不能信之**러니, **及試**하야도 **用通經涼藥**하야 **但藏府滑利**하야 **伏困愈甚**하야 **以至捨而不問**이라.

내가 배움이 不足하여 達通하지 못한 사람이라서 믿을 수가 없다고 생각했었는데, 試驗해봄에 미쳐서도 經脈을 疏通시키는 서늘한 藥을 사용하여 다만 藏府만 滑利해져서 가라앉고 勞困함이 더욱 甚해져서 이 때문에 내버려두고 묻지 않게 되었다.

後相識數月에 **見治諸人傷寒雜病**하니 **止用寒涼疏通乎醫**호대 **十醫十愈**하야 **其應如神**하며, **貧者酬勞**하면 **辭而不受**하니 **及[092]有周急[093]之者**라.

나중에 서로 안 지 수개월 만에 여러 사람들의 傷寒과 雜病을 治療하는 것을 보니, 醫療에 다만 寒涼한 藥만 사용하여 疏通시키되, 열 번의 治療에 열 번 다 나아서 그 응함이 鬼神 같았으며, 가난한 者가 治療費를 주면 辭讓하며 받지 않았으니, (醫術이 뛰어날 뿐만 아니라) 兼하여 窮迫한 사람을 돕는 者이기도 하였다.

以此漸漸信之하야 **日加敬重**하며 **似有所得**하야 **再論脚疾**하니 **彼陳五行造化勝負伏造真理**하야 **始似喚醒**하고 **洒然不疑**하야 **方肯聽信**이라.

이 때문에 점점 그를 믿게 되어 날로 더 恭敬하고 尊重하였으며, 깨우친 것이 있는 듯하여 다시 다리의 疾患을 議論하니, 그가 五行의 造化가 이기고 지며 숨고 나아가는 眞理를 말해주어서, 비로소 부름에 깨어난 듯하고 분명하게 疑心이 없어져서 비로소 기꺼이 믿고 따르게 되었다.

---

091 "黔首"는 "일반 百姓"이라는 뜻이다.

092 "及"은 "兼"과 같다.

093 "周急"은 《論語》의 〈雍也〉에서 "君子周急"이라고 한 것과 같은 "周急"이니 "窮迫한 사람을 돌봐주는 것"을 가리킨다. "周"는 "賙"의 뜻이다.

再用辛甘寒藥하야 **瀉十二經之積熱**호대 **日三四服**하야 **通利十餘行**하니, **數十日後**에 **覺痛減**하고 **飮食有味**하며 **精力爽健**하야 **非舊日之比**라. **心甚喜**하야 **悛**[094]**服藥不輟**하니, **迤邐**[095]**覺熱**이러니 **熱勢滋甚**이라.

다시 辛甘하고 寒한 藥을 사용하여 十二經의 積熱을 瀉하되, 하루에 3~4회 服用하여 10여 차례 通利[096]시키니, 수십 일 뒤에 痛症이 줄어드는 것이 느껴지고, 飮食이 맛이 있었으며, 精力이 굳세어져서 옛날에 비할 바가 아니었다. 마음이 매우 기뻐서 신경 써서 藥을 服用하기를 그치지 않으니, 차츰 뜨거워짐이 느껴지더니 熱의 氣勢가 불어나 甚해졌다.

自後로 **飮食服餌**에 **皆用寒涼**하니 **數年之間**에 **疾去熱除**하며 **神淸體健**이라. **以此**로 **知平昔**[097]**將攝**[098]**失宜、醫藥差錯之過也**라. **擧世醫工**은 **亦未嘗語此**라.

이후로 飮食과 藥餌에 모두 寒涼한 것을 사용하니, 수년 사이에 疾病이 除去되고 熱도 除去되었으며, 精神이 맑아지고 몸이 튼튼해졌다. 이 때문에 平素의 調攝이 마땅함을 잃고 醫藥을 잘못 사용한 허물을 알게 되었다. 온 세상의 醫師들은 일찍이 이것을 말해주지 않았다.

自爾로 **處病用藥**하야 **治身治家**와 **及其他親識外人**이 **但**[099]**來求醫**면 **不避巇危**하고 **意無圖報**하며 **專一治療**하니 **無不痊愈**라.

그때부터 病에 對處하여 藥을 사용하여 몸을 다스리고 집안을 다스릴 때와 그리고 그 밖의 잘 아는 外部人들이 와서 醫師를 찾기만 하면 危險을 避하지 않고 報答을 바라지 않으며 오로지 한결같이 治療하니 낫지 않는 것이 없었다.

大率計之컨대 **三十有餘年間**에 **所療傷寒**에 **三二日至五七日間**을 **使之和解**

---

094 悛은 "用心也" 즉 "마음 쓰다."라는 뜻이다.

095 "迤邐(이리)"는 "점차, 차츰"이라는 뜻이다.

096 "通利"는 大小便을 순조롭게 通하게 하는 것이다.

097 "平昔"은 "平素, 지난 날"이라는 뜻이다.

098 "將攝"은 "調攝"과 같다.

099 "但"은 "다만 ……하기만 하면"이라는 뜻의 접속사다.

痊安者는 **可**[100]**四五千人**이요 **汗前汗後**의 **諸般惡證**으로 **危篤至死**호대 **衆醫不救者**는 **活及二百餘人**이니, **百發百中**하야 **千不失一**은 **率因董醫始以傳授**요 **次得《玄機原病式》**하야 **大明終始**[101]하야 **開發良多**일새라.

대략 계산해보건대, 30여 년 사이에 傷寒을 治療할 때에 2~3일에서부터 5~7일 사이에 이른 것을 和解시켜서 완전히 낫게 한 것은 대략 4~5,000 명이고, 發汗시키기 前이나 後의 여러 가지 惡證으로부터 危篤하여 죽게 되었지만 여러 醫師들이 救하지 못한 者는 살린 것이 200여 명에 이르니, 百發百中이라 千명 중에 한 명도 잘못됨이 없었던 것은 대체로 醫師 董系가 처음으로 傳授해준 것 때문이고, 다음으로는 《玄機原病式》을 얻어서 終과 始를 크게 밝혀서 啓發한 것이 진실로 많았기 때문이다.

在後親見守真先生에 **詳加請益**하야 **參推要妙**하니 **愈究愈精**하야 **始知董氏之學**은 **始得先生《原病式》簡要之書**하야 **施行故也**며; **兼傳澤承貺**[102]**者**는 **乃先生門下高弟子**요 **真良醫也**며; **併已過世**하야 **同爲一家**하야 **與世醫**로 **可謂冰炭**이라.

나중에 守眞先生을 직접 뵈었을 때에, 더하여 주시기를 請한 것을 자세히 더하여 重要하고 奧妙한 것들을 參考하여 推理하니, 研究하면 할수록 더욱 精密해져서, 비로소 董氏의 醫學(이 뛰어났던 것)은 애초부터 先生의 《原病式》이라는 簡略하면서도 要約된 책을 깨우쳐서 施行하였기 때문이며; 아울러 恩惠로운 下賜를 傳承한 者는 바로 先生門下의 高明한 弟子이고 진실로 훌륭한 醫師이며; 아울러 이미 世俗을 楚越하여 함께 一家를 이루어서 世俗의 醫師들과는 얼음과 숯불의 關係라고 말할 만하다는 것을 알았다.

自天德五年以後로 **董氏醫名大著**하야 **傳聞遠近**하야 **病者生**하고 **危者安**하야 **士夫之家**가 **極爲推重**하야 **十數年間**에 **所獲數萬**이니, **其擧薦稱揚**엔 **僕有力**

---

100 "可"는 大約也라.

101 "大明終始"는 《周易》 乾卦의 象傳에 보이는 글이다.

102 "貺"은 "下賜"의 뜻이니 상대의 글을 높여서 일컫는 말이다. 여기서는 《素問玄機原病式》의 글을 일컫는 말이다.

焉이라.

天德五年(1153년) 이후로 董氏의 醫名이 크게 드러나서 遠近에 傳하여 알려져서 병든 者는 살아나고 위태로운 者는 편안해져서 士와 大夫의 집안들이 극도로 推重하여 십수 년 사이에 많은 돈을 벌었으니, 그가 薦擧되고 名聲을 날린 데에는 내가 힘쓴 것도 있다.

僕自是로 **應歷任所**에 **不惜此書**하고 **教授諸醫**하며 **復與開說《素問》要妙至理**하야 **使之解悟**하야 **改革前非**하야 **以救生靈之疾病**이라.

나는 이때부터 歷任하는 곳마다 이 책을 아끼지 않고 여러 醫師들에게 傳授해주었으며, 다시 《素問》의 重要하고 奧妙한 至極한 理致를 일깨워 말해주어서 그들로 하여금 깨우쳐서 전날의 잘못을 고쳐서 이로써 백성들의 疾病을 구하게 하였다.

至於士人有求問學醫者하야도 **僕皆一一直與傳授**하야 **使知要妙治法及方**하니, **伊等**이 **雖不能通明造化**하고 **但能用藥治病**이나 **得驗者亦不下百數**라.

士人들 중에 醫術을 배우려고 묻는 者들에게도 나는 모두 일일이 직접 傳授해주어서 微妙하면서도 重要한 理致와 治療法과 處方을 알게 해주었으니, 저들이 비록 造化의 理致를 通達하지 못하고 다만 藥을 사용하여 病을 치료할 수 있을 뿐이지만 效驗을 얻은 者가 또한 百명 이상이다.

大定二十二年[103]에 **予自京兆運使**로 **移邢臺**하야 **下車**[104]**視事之餘**에 **擢醫者數人**하야 **與說《素問》**하고 **兼授以知要之法**이라.

大定 二十二年(1182년)에 내가 京兆[105]의 運使[106]에서 邢臺[107]로 옮겨서 赴任하여 業務를 보는 겨를에 醫師 몇 명을 拔擢하여 《素問》을 說明해주고 兼하여 要諦를 아는 方法을 傳授해주었다.

103 大定은 金나라 世宗·完顔雍의 年號이고, 大定二十二年은 서기 1182년 즉 宋나라 淳熙九年인 壬寅年에 該當한다.

104 "下車"는 官吏가 任地에 赴任하는 것을 말한다.

105 京兆는 지금의 西安市에 해당한다.

106 "運使"는 "轉運使"의 略稱이니 官名이다.

107 邢臺는 지금의 邢台市에 해당한다.

衆中에 **有孫執中者**하니 **尤爲好事**라. **一日**에 **請求《原病式》**하니 **欲爲之開版**하야 **廣傳於世**하야 **庶幾普救生民夭橫之厄**하고 **兼證醫家從來所傳相習之非**라.

무리 중에 孫執中이라는 者가 있었는데 더욱 好事家였다. 어느 날 《原病式》을 求하기를 請하였으니, 이것을 板木에 새겨 널리 세상에 傳하여 백성들을 夭折하는 橫厄에서 널리 救하기를 바라고 兼하여 醫家들이 從來에 傳하며 서로 익히던 것의 잘못을 證明하려고 하는 것이었다.

予憫其仁者之用心하야 **欣而授之**하니, **非唯得截要治法歷行於世**요 **兼以揄揚先生特達**[108]**奇才**일새라.

내가 그 仁者의 用心을 불쌍히 여겨서 흔쾌히 주었으니, 다만 治療法을 截然히 要約하여 세상에 두루 行하여지게 할 수 있기 때문만이 아니라 兼하여 이로써 先生의 特出한 奇才를 드날릴 수 있기 때문이었다.

獨得要妙造化之理하야 **著成方書**하야 **流行於世**하니 **豈非規模繩墨者歟**아? **又非《活人書》之較焉**이라.

홀로 重要하고 奧妙한 造化의 理致를 깨우쳐서 方書를 著述하여 세상에 流行시켰으니, 어찌 본틀과 먹줄이 아니겠는가? 또 《活人書》에 比較할 만한 것이 아니다.

嗚呼라! **自秦越人張仲景之後**로 **迨今千數餘年**에 **此道湮淪**하니, **苟非斯人**이면 **眞僞混殽**하야 **似是而非**가 **觸目而已**리라.

오호라! 秦越人과 張仲景 이후로부터 지금까지 千여 년 동안에 이 道가 파묻혀져 있었으니, 진실로 이 사람이 아니었다면 眞僞가 뒤섞여서 옳은 듯하면서도 잘못된 것이 눈길에 닿을 뿐일 것이다.

有孫子彼告에 **予願爲之後序**라 **故不揆狂斐**하고 **而作是語**하야 **聊以旌表先生事業之萬一云**하노라.

孫子가 저렇게 말하였을 때에 내가 後序를 짓기를 원하였기 때문에 狂

---

108 "特達"은 特出의 뜻이다.

斐[109]임을 헤아리지 않고 이 글을 지어서 先生의 業績 중에서 萬분의 일이라도 드러내기를 바라노라.

時大定二十二年九月口日에
安國軍節度使開國侯程道濟序하노라.

大定二十二年(1182년) 9월 어느 날에
安國軍節度使 開國侯 程道濟가 序文을 짓노라.

109 "狂斐"는 妄靈되고 無知한 者가 함부로 글을 짓거나 말하는 것을 이르는 말이다. 여기서는 자신의 글을 謙遜하게 表現한 것이다.

素問玄機原病式[110]

金 劉完素 撰

五運主病

諸風掉(音弔라.)**眩**은 **皆屬肝木**[111]이라.

諸般의 風으로 흔들리는 것과 어지러운 것은 모두 肝木에 屬한다.

掉는 搖也요 眩은 昏亂旋運也니 風主動故也라. 所謂[112]風氣甚而頭目眩運者는 由風木旺하면 必是金衰하야 不能制木하고 而木復生火[113]일새라.

掉는 흔들리는 것이고 眩은 어지럽고 도는 것이니 風이 動함을 主管하기 때문이다. 風氣가 甚할 때에 머리와 눈이 어지러운 까닭은 風木이 旺盛하면 반드시 金이 衰弱해서 木을 制御하지 못하고 木이 다시 火를 낳기 때문이다.

風、火는 皆屬陽이요 多為兼化하며 陽主乎動하니 兩動相搏하면 則為之旋轉이라.

風과 火는 모두 陽이고 變化를 함께하는 경우가 많으며 陽은 動함을 맡으니 두 가지 動함이 서로 부딪치면 이 때문에 빙빙 도는 것이다.

如春分至小滿은 為二之氣니 乃君火之位요 自大寒至春分七十三日은

110 "素問"은 書名이고 "玄機"는 "玄妙한 理致"라는 뜻이고 "原病"의 "原"은 "原始反終、原始要終"이라고 할 때의 "原"이니 "原病"은 "病의 根源을 찾는다."는 뜻이고, "式"은 "法"의 뜻이니, 전체적으로 "《素問》의 玄妙한 理致를 가지고 病의 根源을 찾는 法式"이라는 뜻이다.

111 底本의 "皆屬肝木"은《素問》〈至眞要大論〉에는 "皆屬於肝"으로 되어 있다.

112 "所謂"는 "所以、所爲"와 같으니, "……하는 까닭"이라는 뜻이다. 賈誼의《新書》의 〈壹通〉에 "所為建武關函谷臨晉關者는 大抵為備山東諸侯也라." 즉 "武關과 函谷關과 臨晉關을 세운 까닭은 대체로 山東의 諸侯들을 對備하기 위한 것이다."라고 하였는데, 이 글을《困學紀聞》과《潛邱箚記》등은 모두 "所謂建武關…….."이라고 引用하고 있는 것을 보면 알 수 있다.

113 "所謂……者는 由……"는 先果後因의 複合句이니, "所以……者 以……也"와 같은 文章이 先果後因의 複合句의 일반적인 모양이지만 多様한 모양의 省略과 變形이 存在한다.

為初之氣이니 乃風木之位라. 故春分之後에 風火相搏하면 則多起飄風하니 俗謂之旋風이 是也라.

예컨대 春分으로부터 小滿에 이르기까지는 二之氣이니 이는 바로 君火의 자리이고, 大寒으로부터 春分까지 七十三日[114]은 初之氣이니 이는 바로 風木의 자리이다. 그러므로 春分 뒤에 風과 火가 서로 부딪치면 회오리바람을 일으키는 경우가 많으니 世俗사람들이 旋風이라고 일컫는 것이 이것이다.

四時皆有之는 由五運六氣가 千變萬化하야 衝盪擊搏일새니 推之無窮이어늘 安得失時而便謂之無也리오? 但有微甚而已라.

四季節에 모두 (風이) 있는 것은 五運과 六氣가 千變萬化하여 부딪치고 흔들기 때문이니, 미루어보면 다함이 없거늘, 어찌 제철이 아니라고 곧바로 그것이 없다고 말할 수 있겠는가? 다만 輕微하고 甚함이 있을 뿐이다.

人或乘車躍馬커나 登舟環舞에 而眩運者는 其動不正하고 而左右紆曲일새라. 故經曰: "曲直[115]動搖는 風之用也라."하니라. 眩運而嘔吐者는 風熱甚故也라.

사람이 간혹 수레를 타고 말을 달리거나 배에 오르고 圓舞를 출 때에 어지러운 것은 그 動함이 바르지 않고 左右로 굽기 때문이다. 그래서 經典에 이르기를: "나무가 흔들리며 움직이는 것은 風의 作用이다." 하였다. 어지러울 때에 嘔吐를 하는 것은 風熱이 甚하기 때문이다.

諸痛、痒、瘡瘍은 **皆屬心火**[116]라.

諸般의 痛症과 가려움증과 瘡瘍은 모두 心火에 屬한다.

---

114 365.25日을 六氣가 나누어 맡으므로 初之氣인 大寒부터 春分까지는 365.25÷6=60.875日이므로 "七十三日"이라는 表現은 잘못된 것이다.

115 "曲直"은 "木曰曲直"이라는 말에서 따온 것이니 여기서는 나무를 가리킨다.

116 底本의 "諸痛痒瘡瘍 皆屬心火"는《素問》〈至眞要大論〉에는 "諸痛痒瘡 皆屬於心"으로 되어 있다.

人近火氣者에 微熱則痒하고 熱甚則痛하고 附近則灼而為瘡하니 皆火之用也라.

사람이 火氣를 가까이 할 때에 미약한 熱이면 가렵고 熱이 甚하면 아프고 가까이 붙으면 데어서 瘡이 되니 모두가 火의 作用이다.

或痒痛이 如針輕刺者는 猶飛迸火星[117]灼之然也라.

간혹 가렵고 아픈 것이 마치 針으로 가볍게 찌르는 것과 같은 것은 흩날리는 불똥에 데었을 때에 그런 것과 같은 것이다.

痒者는 美疾[118]也라 故火旺于夏而萬物蕃鮮榮美也라.

가려움증은 美疢(미진)이다. 본래 火가 여름에 旺盛할 때에도 萬物은 蕃盛하고 아름다워 보인다.

炙之以火하고 漬之以湯에 而痒轉[119]甚者는 微熱之所使也요; 因而痒去者는 熱令皮膚縱緩하야 腠理開通하야 陽氣得泄하야 熱散而去故也라.

불로 말리고 湯으로 적실 때에 가려움증이 더욱 甚해지는 것은 微熱이 그렇게 되게 하는 것이고; 그 때문에 가려움증이 除去되는 것은 熱이 皮膚로 하여금 弛緩되게 하여 腠理가 열려 通하여서 陽氣가 排泄될 수 있어서 熱이 發散되어 除去되기 때문이다.

---

117 "火星"은 불똥을 가리킨다.

118 "美疾(미질)"은 "美疢(미진)"과 같고 "美疢"은 《左傳》 襄公二十三年의 "季孫之愛我는 疾疢也요 孟孫之惡我는 藥石也니 美疢이 不如惡石이라. 夫石은 猶生我어니와 疢之美는 其毒滋多라." 즉 "季孫이 나를 좋아하는 것은 疾病이고 孟孫이 나를 미워하는 것은 藥과 砭石이니 美疢이 惡石만 못하다. 저 石은 오히려 나를 살리지만 美疢은 그 毒이 더욱 많다."라는 글에서 由來한 말이니, "겉보기에는 통증도 없이 좋아 보이지만 惡毒한 結末을 招來할 수 있는 疾病"을 가리키는 말이다. 《河間醫集》에는 "美疢"으로 되어 있고 "美疢, 於身無害之疾也" 즉 "美疢은 몸에 無害한 疾病이다."라고 注를 달았지만 《左傳》에 의거하면 잘못된 注임을 알 수 있다. 《河間醫集》이 美疢의 用例로 引用한 唐나라 사람 元稹의 《元氏長慶集》의 "每思藥石之臣하야 咸聽肺肝之語하니 凡百多士가 無以美疢愛予라."라는 글은 "(朕은) 매번 (朕에게) 藥이 되고 砭石이 되는 臣下를 생각하여 속마음에 품고 있던 말을 다 들어주니, 모두 百여 명의 士들이 美疢으로 나를 사랑하는 자가 없다."라는 뜻이고, 이때의 "美疢"은 "듣기에는 아름답지만 毒이 되는 말"이라는 뜻이므로, 《河間醫集》의 編纂者들은 이런 내용을 잘 모르고 인용한 듯하다. 《素问玄机原病式注释本》은 "美疢"을 "一种有美感的病症"이라고 하였으니 이것은 더욱 터무니없는 注解이다. 《素问玄机原病式新解》는 "美疾"이라고 쓰고 "指身痒, 以其搔爬舒适, 且病情不嚴重, 故称." 즉 "가려움증을 가리키니, 긁으면 편안해지고 病情도 嚴重하지 않기 때문에 (美疾이라고) 일컬은 것이다." 하였으니 역시 本旨를 파악하지 못한 것이다.

119 이와 같은 "轉" 자는 文脈에 따라 "도리어" "더욱" "점점" 등의 뜻으로 새기면 된다.

或夏熱皮膚痒에 而以冷水沃之라도 不去者는 寒能收斂하야 腠理閉密하야 陽氣鬱結하야 不能散越하야 怫熱[120]內作故也라.

간혹 여름의 熱氣로 皮膚가 가려울 때에 冷水를 부어도 (가려움증이) 除去되지 않는 것은 寒은 收斂할 수 있어서 腠理가 닫혀 緻密해져서 陽氣가 鬱結하여 發散되지 못하여서 鬱滯된 熱이 內部에서 일어나기 때문이다.

痒得爬而解者는 爬為火化일새라. 微則亦能令痒이나 甚則痒去者는 爬令皮膚辛螫하야 而屬金化하고 辛能散이라 故金化見하면 則火力分而解矣라.

가려움증이 긁어서 解消될 수 있는 것은 긁는 것이 火化[121]이기 때문이다. (긁는 것이) 微弱하면 또한 가렵게 할 수 있지만 甚하면 가려움증이 除去되는 것은 긁는 것은 皮膚로 하여금 辛螫하게 하여서 金化[122]에 屬하는 것이고 辛은 發散할 수 있기 때문에 金化가 나타나면 火力이 分散되어 解消되는 것이다.

或云"痛為實痒為虛"者는 非謂虛為寒也요 正謂熱之微甚也라.

혹자가 "痛症은 實證이고 가려움증은 虛證이다."라고 말하는 것은 虛證이 寒證이라고 말하는 것이 아니고 바로 熱의 微弱함과 甚함을 말하는 것이다.

或疑"瘡瘍皆屬火熱이어늘 而反腐爛出膿水者는 何也오?"하니, 猶穀肉菓菜가 至于熱極하면 則腐爛而潰為汙水也라. 潰而腐爛者는 水之化也라. 所謂五行之理는 過極하면 則勝己者가 反來制之라. 故火熱過極하면 則反兼於水化라.

혹자는 "瘡瘍은 모두 火熱에 屬하는 것이거늘 도리어 썩어 문드러져 膿水를 排出하는 것은 어째서인가?" 하고 疑心하니, 穀食과 肉類와

120 "怫熱"의 "怫"은 "鬱"과 같으므로 "怫熱"은 "鬱滯된 熱"이라는 뜻이다.

121 "火化"는 "火로 변화하여 작용하는 것"이라는 뜻이다.

122 "金化"는 "金으로 변화하여 작용하는 것"이라는 뜻이다.

과일과 菜蔬가 熱이 極甚한 때에 이르면 썩어 문드러져 汙水가 되는 것과 같은 것이다. 썩어 문드러지는 것은 水의 變化이다. 이른바 五行의 理致는 지나치게 極甚하면 自己를 이기는 것이 도리어 와서 制壓하는 것이다. 그러므로 火熱이 지나치게 極甚하면 도리어 水化[123]를 兼하는 것이다.

又如鹽能固物하야 令不腐爛者는 鹹寒水化하야 制其火熱하야 使不過極이라 故得久固也라. 萬物皆然이라.

또 예컨대 소금이 물건을 견고하게 하여 썩어 문드러지지 않게 할 수 있는 것은 짜고 차가운 것의 水化가 그 火熱을 制壓하여 지나치게 極甚해지지 않게 하기 때문에 오랫동안 견고할 수 있는 것이다. 萬物이 모두 그러하다.

諸濕腫滿은 **皆屬脾土**[124]라.

諸般의 濕으로 붓고 그득한 것은 모두 脾土에 屬한다.

地之體也가 土이니 熱[125]極盛하면 則痞塞腫滿하고 物濕亦然이라. 故長夏屬土하고 則庶物隆盛也라.

地의 本體가 土이니 熱이 極盛하면 막혀서 부풀어 그득해지고 물건이 濕하여도 또한 그러하다. 그러므로 長夏는 土에 屬하고 萬物이 隆盛해진다.

諸氣膹鬱病痿는 **皆屬肺金**[126]이라.

---

123 "水化"는 "水로 변화하여 작용하는 것"을 가리킨다.

124 底本의 "皆屬脾土"는 《素問》〈至眞要大論〉에는 "皆屬於脾"로 되어 있다.

125 《河間醫集》의 校勘에 따르면 "熱"은 嘉靖本과 萬曆本에 모두 "濕"으로 되어 있다고 하였으나 長夏는 濕과 熱이 모두 盛한 때이므로 따르지 않았다.

126 底本의 "諸氣膹鬱病痿 皆屬肺金"은 《素問》〈至眞要大論〉에는 "諸氣膹鬱 皆屬於肺"로 되어 있다.

諸般의 呼吸할 때에 (가슴이) 그득한 것과 (呼吸이) 促急한 것과 痿病[127]은 모두 肺金에 屬한다.

䐜은 謂䐜滿[128]也요 鬱은 謂奔迫[129]也[130]요 痿는 謂手足痿弱無力以運動也라.

䐜은 (숨을 쉴 때 가슴이) 그득한 것을 말하는 것이고, 鬱은 (呼吸이) 促迫한 것을 말하는 것이고, 痿는 手足이 마르고 약해져서 힘이 없어 움직이지 못하는 것을 말하는 것이다.

大抵肺主氣하고 氣為陽이며 陽主輕清而升이라. 故肺居上部하고 病則其氣䐜滿奔迫하야 不能上升이라.

대체로 肺는 氣를 맡고, 氣는 陽이며, 陽은 輕淸하여 上升하는 것을 맡는다. 그러므로 肺는 上部에 居處하고 病이 들면 그 숨쉬는 것이 그득하고 促急해져서 上升하지 못한다.

至於手足痿弱不能收持하야는 由肺金本燥하고 燥之為病은 血液衰少하야 不能營養百骸故也라.

手足이 마르고 弱해져서 거두고 잡지 못하는 것에 이르러서는 肺金은 본래 燥한 것이고 燥라는 病은 血液이 衰弱하여 적어져서 百骸를 經營하여 기르지 못하기 때문이다.

經曰: "手指得血而能攝하고 掌得血而能握하고 足得血而能步라." 故秋金旺하면 則霧氣[131]蒙鬱[132]하야 而草木萎落은 病之象也라. 萎는 猶痿也라.

經典에 이르기를: "손가락이 血을 얻으면 (손가락으로) 집을 수 있고,

127 "痿病"은 "팔다리가 약해져서 움직일 힘이 없어지는 것"이다.

128 "䐜滿"은 "憤滿"과 같고 "憤"은 "盈"과 같은 뜻이다. 그러므로 "䐜滿"과 "憤滿"은 同義連綿詞이다.

129 "奔迫"은 "促迫、急促"의 뜻이다.

130 "䐜 謂䐜滿也 鬱 謂奔迫也"는 王冰의 注를 引用한 것이다.

131 "霧氣"는 "霧露의 氣"이니 草木을 적셔서 길러주는 氣이다.

132 "蒙" 즉 "蒙"은 "被"의 뜻이고, "鬱"은 "閉"의 뜻이다.

손바닥이 血을 얻으면 (주먹을) 쥘 수 있고 발이 血을 얻으면 걸을 수 있다." 하였다. 그러므로 秋金이 旺盛하면 霧露의 氣가 鬱閉되어 草木이 시들어 떨어지는 것은 (痿)病의 象이다. 萎는 痿와 같다.

諸寒收引은 **皆屬腎水**[133]라.

諸般의 寒으로 오그라지고 당겨지는 것은 모두 腎水에 屬한다.

收斂引急은 寒之用也라. 故冬寒則拘縮矣라.

收斂되고 팽팽하게 당겨지는 것은 寒의 作用이다. 그러므로 겨울에 추우면 당겨져 縮小되는 것이다.

133 底本의 "諸寒收引 皆屬腎水"는 《素問》〈至眞要大論〉에는 "諸寒收引 皆屬於腎"으로 되어 있다.

六氣為病

【風類】

諸暴強直、支痛、緛(音軟)**戾、裏急、筋縮**은 **皆屬於風**[134]이라.(**厥陰風木**이니 **乃肝膽之氣也**라.)

諸般의 갑작스럽고 사납게 強直되는 것과, 떨리고 아픈 것과, 收縮되고 어그러져서 裏가 緊急해지고 筋이 收縮되는 것은 모두 風에 屬한다.(厥陰風木이니 이는 바로 肝과 膽의 氣이다.)

"暴"은 卒也、虐害也요; "強"은 勁有力하야 而不柔和也요; "直"은 筋勁強也요; "支痛"은 "支"는 持也니 堅固支持하야 筋攣不柔而痛也요; "緛戾"는 "緛"은 縮也요 "戾"는 乖戾也니 謂筋縮裏急하야 乖戾失常而病也라.

"暴"은 갑작스럽다、殘虐하게 해치다의 뜻이고; "強"은 굳세고 힘이 있어서 부드럽지 않다는 뜻이고; "直"은 筋이 굳세고 強한 것이고; "支痛"은 "支"는 持의 뜻이니 堅固하게 支持하여 筋이 떨리고 부드럽지 않으며 아프다는 뜻이고; "緛戾"는 "緛"은 收縮되는 것이고 "戾"는 어그러지는 것이니 筋이 收縮하여 裏가 緊急해져서 어그러지는 것이 常度를 잃어서 병든 것을 말하는 것이다.

然燥金主於緊斂하야 短縮勁切이니 風木為病에 反見燥金之化는 由亢則害、承乃制也라. 況風能勝濕하야 而為燥也라.

그러나 燥金이 緊急하게 收斂하여 短縮되고 굳세어지는 것을 맡으니, 風木이 病을 일으켰을 때에 도리어 燥金의 變化를 나타내는 것은 亢極하면 해치고 繼承한 것이 이에 制御하는 것에 말미암은 것이다. 게다가 風은 濕을 이길 수 있어서 燥하게 하는 것이다.

---

134 《素問》〈至眞要大論〉에는 "諸暴強直 皆屬於風"이라고만 되어 있으니, "支痛、緛戾裏急筋縮"은 劉河間이 補入한 것이다.

亦十月風病勢甚而成筋緩者도 燥之甚也라. 故諸風甚者는 皆兼於燥라.

또한 (음력) 10월에 風病의 症勢가 甚하여 筋이 弛緩되는 것도 燥가 甚한 것이다. 그러므로 諸般의 風이 甚한 것들은 모두 燥를 兼한다.

【熱類】

諸病喘、嘔、吐酸、暴注、下迫、轉筋、小便渾濁、腹脹大鼓之如鼓、癰、疽、瘍、疹、瘤氣、結核、吐下霍亂、瞀、鬱、腫脹、鼻窒[135]、鼽、衄、血溢、血泄、淋、閟、身熱惡寒、戰慄、驚、惑、悲、笑、譫、妄、衄衊血汙(오)는 **皆屬於熱[136]**이라.(**手少陰君火之熱**이니 **乃真心小腸之氣也**라.)

諸般의 病에서 숨을 헐떡이는 것과, 구역질하는 것과, 신물을 吐하는 것과, 갑자기 泄瀉하는 것과, 下迫과, 轉筋과, 小便이 渾濁한 것과, 腹部가 크게 膨脹하여 두드리면 북과 같은 것과, 癰과, 疽와, 瘍과, 疹과, 瘤氣와, 結核과, 吐하고 泄瀉하는 霍亂과, 눈이 어두운 것과, 鬱과, 腫脹과, 鼻窒과, 맑은 콧물을 흘리는 것과, 코피를 흘리는 것과, 피를 토하는 것과, 大小便에 피가 나오는 것과, 小便이 澁滯하고 아픈 것과, 大便이 澁滯한 것과, 身熱惡寒하는 것과, 戰慄하는 것과, 놀라는 것과, 疑心하고 망설이고 어지러워서 意志가 한결같지 못한 것과, 슬퍼하는 것과, 웃는 것과, 譫語와, 虛妄한 것과, 검붉은 피가 넘쳐 나오는 것은 모두 熱에 屬한다.(手少陰君火의 熱이니 이는 바로 心과 小腸의 氣이다.)

喘: 火氣甚為夏熱이요 衰為冬寒이라. 故病寒則氣衰而息微하고 病熱則氣甚而息麤라. 又寒水為陰이니 主乎遲緩하고 熱火為陽이니 主乎急數이라. 故寒則息遲氣微하며 熱則息數氣麤而為喘也라.

喘: 火의 氣가 甚한 것이 여름의 熱이고, 衰한 것이 겨울의 寒이다. 그러므로 寒病을 앓으면 氣가 衰하여져서 呼吸이 微弱해지고, 熱病을 앓으면 氣가 甚하여져서 呼吸이 거칠어진다. 또 寒水는 陰이니 遲緩한 것을 맡고, 熱火는 陽이니 急數한 것을 맡는다. 그러므로 寒하면

---

135 "窒(질)"은 底本에 "塞(색)"으로 되어 있으나 아래의 解說에서 "鼻窒의 窒은 塞也라."라는 글에 의거하여 修正하였다.

136 《素問》〈至眞要大論〉에는 "諸痿喘嘔 皆屬於上"이라고 되어 있다.

呼吸이 느리고 微弱해지며, 熱하면 呼吸이 빠르고 거칠어져서 喘이 된다.

嘔: 胃膈熱甚하면 則為嘔니 火氣炎上之象也라.

嘔: 胃膈의 熱이 甚하면 嘔가 되니 火의 氣가 타오르는 象이다.

吐酸: 酸者는 肝木之味也니, 由火盛制金하야 不能平木하면 則肝木自甚이라 故為酸也라.

吐酸: 신맛은 肝木의 맛이니, 火가 盛하여 金을 制壓하여 (金이) 木을 平定하지 못하면 肝木이 스스로 甚해지기 때문에 신맛이 되는 것이다.

如飮食熱하면 則易於酸矣니 或言"吐酸為寒"者는 誤也라.

예컨대 飮食이 뜨거우면 쉬기 쉬운 것과 같으니, 혹자가 "吐酸은 寒(證)이다."라고 말하는 것은 잘못이다.

又如酒之味苦而性熱하야 能養心火라. 故飮之하면 則令人色赤氣粗하고 脉洪大而數하며 語澁譫妄하며 歌唱悲笑하며 喜怒如狂하며 冒昧[137]健忘하며 煩渴嘔吐케하니, 皆熱證也요 其吐必酸하니 為熱明矣라.

또 예컨대 술의 맛은 쓰고 성질은 뜨거워서 心의 火를 기를 수 있다. 그러므로 그것을 마시면 사람으로 하여금 낯빛이 붉어지고 呼吸이 거칠고 脈이 洪大하고 數하며 말이 매끄럽지 못하고 헛소리를 하며 노래를 부르고 슬퍼하다가 웃으며 기뻐하다가 怒하는 것이 미친 사람 같으며 어리석고 잘 잊으며 渴症으로 괴로워하고 嘔吐하게 하니, 모두가 熱證이고, 그 吐한 것은 반드시 맛이 시니 (吐酸은) 熱證임이 分明하다.

137 "冒昧"는 보통 "어리석음을 무릅쓰다."는 뜻의 謙辭로 사용되지만 여기서는 "어리석다."는 뜻으로 사용되었다.

況熱則五味皆厚라. 經曰: "在地為化하야 化生五味라."[138]하니, 皆屬土也나 然土旺勝水하야 不能制火하면 則火化自甚이라. 故五味熱食하면 則味皆厚也라.

게다가 뜨거우면 다섯 가지 맛이 모두 진해진다. 經典에 이르기를: "땅에서는 化가 되어서 五味를 낳고 變化시킨다." 하였으니, (五味는) 모두 土에 屬하지만, 土가 旺盛하여 水를 이겨서 (水가) 火를 制壓하지 못하면 火化가 저절로 甚해진다. 그러므로 五味를 뜨겁게 먹으면 맛이 모두 진해진다.

是以로 肝熱則口酸하고 心熱則口苦하고 脾熱則口甘하고 肺熱則口辛하고 腎熱則口鹹하며 或口淡者는 胃熱也라. 胃屬土하고 土為萬物之母라. 故胃為一身之本이요 淡為五味之本이라. 然則吐酸이 豈為寒者歟아?

이 때문에 肝이 熱하면 입이 시고, 心이 熱하면 입이 쓰고, 脾가 熱하면 입이 달고, 肺가 熱하면 입이 맵고, 腎이 熱하면 입이 짜며, 간혹 입이 淡白한 것은 胃가 熱한 것이다. 胃는 土에 屬하고 土는 萬物의 어미이다. 그러므로 胃는 一身의 根本이고 淡白한 맛은 다섯 가지 맛의 根本이다. 그렇다면 吐酸이 어찌 寒한 것이겠는가?

所以[139]妄言為寒者는 但謂[140]多傷生硬[141]粘滑[142]커나 或傷冷物[143]하면 而[144]喜噫醋呑酸[145]이라. 故俗醫主於温和脾胃하니, 豈知經言"人之傷於

138 《素問》〈陰陽應象大論〉에 보인다.

139 "所以"는 "까닭"의 뜻이다.

140 "謂"는 "爲"와 같고 "因"의 뜻이다.

141 "生硬"은 부드럽지 못하고 딱딱한 것을 가리킨다.

142 "粘滑"은 끈적거리면서도 미끄러운 것을 가리킨다.

143 "冷物"은 차가운 飲食物을 가리킨다.

144 "而"는 "則"과 같다.

145 "噫醋"는 신트림이니 트림을 할 때에 신맛을 느끼는 것이고, "呑酸"은 그런 신물이 목구멍으로 넘어가서 삼키는 것이다. 여기서는 편의상 두 단어를 모두 "신트림"이라고 새겨둔다.

寒也則為病熱"[146]이리오? 盖寒傷[147]皮毛하면 則腠理閉密하야 陽氣怫鬱하야 不能通暢하니 則為熱也라.

(吐酸을) 寒(證)이라고 妄靈되게 말하는 까닭은 딱딱하거나 끈적이는 飮食物에 損傷되거나 혹은 차가운 飮食物에 損傷되면 자주 신트림을 하는 경우가 많기 때문이다. 그러므로 俗醫들은 (吐酸에) 脾胃를 溫和하게 하는 것을 위주로 하니, 經典에서 "사람이 寒에 損傷되면 熱病을 앓는다."고 말한 것을 어찌 알겠는가? 寒이 皮毛를 損傷시키면 腠理가 緻密하게 닫혀서 陽氣가 鬱滯되어 通暢하지 못하니 그러면 熱이 된다.

故傷寒身表熱者는 熱在表也에 宜以麻黃湯類甘辛熱藥으로 發散하야 以使腠理開通하면 汗泄熱退而愈也라.

그러므로 傷寒으로 體表가 뜨거운 者는 熱이 表에 있을 때에 마땅히 麻黃湯의 部類와 같이 甘辛하고 熱한 藥으로 發散시켜서 腠理로 하여금 열려서 通하게 하면 땀이 나고 熱이 물러나서 낫는다.

凡內傷冷物者는 或은 即陰勝陽하야 而為病寒者하며; 或은 寒熱相擊하야 而致傷胃하야 陽氣怫鬱하야 而為熱者하며; 亦有內傷冷物호대 而反病熱하야 得大汗에 熱泄身涼而愈也라.

무릇 안으로 차가운 飮食物에 損傷된 者는 혹은 곧바로 陰이 陽을 이겨서 寒證을 앓게 되며; 혹은 寒과 熱이 서로 攻擊하여 胃를 損傷시켜서 陽氣가 鬱滯되어 熱證이 되기도 하며; 또한 안으로 차가운 飮食物에 損傷되었지만 도리어 熱病을 앓아서 크게 땀을 내었을 때에 熱이 排泄되어 몸이 서늘해져서 낫는 경우도 있다.

或微而不為他病하고 止為中酸하니 俗謂之醋心이 是也니, 法宜溫[148]藥

146《素問》〈熱論〉에 보인다.

147 "寒傷"은 底本에 "傷寒"이라고 되어 있으나 文理에 맞지 않으므로《素问玄机原病式注释本》과《河間醫集》에 의거하여 修正하였다.

148 "溫"은 底本에 "濕"으로 되어 있으나 醫理에 맞지 않으므로《素问玄机原病式注释本》의 校勘과《河間醫集》에 의거하여 修正하였다. 아래에 보이는 "若久喜酸而不已 則不宜温之"라는 글만 봐도 이 "濕"은

散之니 亦猶解表之義라. 以使腸胃結滯開通하면 怫熱散而和也라.

혹은 (차가운 飮食物에 損傷된 것이) 微微하여 다른 病이 되지 않고 다만 中酸[149]이 되기도 하니 世俗에서 醋心[150]이라고 일컫는 것이 이것이니, 治療法은 溫藥으로 疏散시키는 것이 마땅하니, 또한 解表하는 理致와 같은 것이다. 이렇게 함으로써 腸胃의 結滯가 열려서 通하게 하면 鬱滯된 熱이 흩어져서 和平해진다.

若久喜酸[151]而不已하면 則不宜温之니, 宜以寒藥下之하고 後以涼藥調之하야 結散熱去하면 則氣和也라.

만약 오랫동안 걸핏하면 속이 쓰린 것이 그치지 않으면 溫하게 하는 것이 마땅하지 않으니, 마땅히 寒藥으로 瀉下시키고 그런 뒤에 涼藥으로 調節하여서 鬱結된 것이 흩어져서 熱이 除去되게 하면 氣가 和平해진다.

所以中酸엔 不宜食粘滑油膩者니, 是는 謂[152]能令陽氣壅塞鬱結하야 不通暢也일새니, 如飮食在器에 覆盖하면 熱而自酸也라. 宜飡[153]糲食[154]蔬菜라야 能令氣之通利也라.

그러므로 中酸엔 끈적거리거나 기름진 飮食物을 먹는 것이 마땅하지 않으니, 이는 (이런 飮食物들이) 陽氣로 하여금 壅塞되고 鬱結되어 通暢하지 못하게 할 수 있기 때문이니, 예컨대 飮食物이 그릇에 있을 때에 덮개를 덮으면 데워져서 저절로 시는 것과 같다. 마땅히 거친 밥과 菜蔬를 먹어야만 氣를 순조롭게 通하게 할 수 있다.

"溫"의 잘못임을 알 수 있다.

149 "中酸"은 속이 쓰린 症勢이다.

150 "醋心"의 "心"은 "心頭" 즉 "명치끝"을 가리키니 "中酸" 즉 "속 쓰림"과 같은 말이다.

151 "喜酸"의 "酸"은 "中酸"을 가리킨다.

152 "謂"는 "爲"와 같으니 "因"의 뜻이다.

153 "飡(손)"은 "食"의 뜻이다.

154 "糲食(려사)"는 곱게 搗精하지 않은 거친 쌀로 지은 밥이다.

"暴注"는 卒暴注泄也니, 腸胃熱甚하야 而傳化失常이라. 火性疾速이라 故如是也라.

"暴注"는 갑자기 泄瀉하는 것이니, 腸胃의 熱이 甚하여 傳化가 常度를 잃은 것이다. 火의 성질은 빠르기 때문에 이와 같은 것이다.

"下迫"은 後重裏急하며 窘迫急痛也니, 火性急速하고 而能燥物故也라.

"下迫"은 뒤가 무겁고 속이 急하며 다급할 정도로 急速하게 아픈 것이니, 火의 성질이 急速하고 물건을 마르게 할 수 있기 때문이다.

"轉筋"은 經云"轉反戾"[155]也니, 熱氣燥爍於筋하면 則攣瘛[156]而痛이니, 火主燔灼하야 燥動故也라. 或以為寒客於筋者는 誤也라. 盖寒雖主於收引이나 然止為厥逆[157]、禁固[158]하야 屈伸不便이니 安得為轉筋也리오? 所謂"轉"者는 動也요 陽動陰靜하니 熱證明矣라.

"轉筋"은 經典에서 "轉反戾"라고 말한 것이니, 熱氣가 筋을 뜨겁게 말리면 (筋이) 떨리고 팽팽하게 당겨져서 아픈 것이니, 火는 불태우는 것을 맡아서 말리고 움직이기 때문이다. 혹자가 寒이 筋에 侵入한 것이라고 한 것은 잘못이다. 寒이 비록 거두고 당기는 것을 맡지만, 다만 厥逆과 禁固가 되어서 屈伸이 不便할 뿐이니 어찌 轉筋이 될 수 있겠는가? 이른바 "轉"이라는 것은 動하는 것이고, 陽은 動하고 陰은 靜하니 熱證이 分明하다.

夫轉筋者는 多因熱甚이어나 霍亂吐[159]瀉所致니, 以脾胃土衰하면 則肝

---

155 《素問》〈至眞要大論〉에 "諸轉反戾, 水液渾濁 皆屬於熱"이라는 글이 보인다.

156 《素問》〈王機眞藏論〉에 "筋脉相引而急病名曰瘛"라는 글이 보이니 "瘛"는 "筋과 脉이 서로 당겨서 팽팽해지는 病"이다.

157 "厥逆"은 "手足厥冷"을 가리킨다.

158 "禁固"는 《素問》〈六元正紀大論〉에서 "關節禁固"라고 할 때의 "禁固"이니 "肢體의 關節이 强直한 것"을 가리킨다.

159 "吐"는 底本에 "多"로 되어 있으나, 《素问玄机原病式注释本》의 校勘과 《河間醫集》에 의거하여 修正하였다.

木自甚하야 而熱燥于筋이라 故轉筋也라. 大法[160]은 渴則為熱이니, 凡霍亂轉筋而不渴者는 未之有也라.

무릇 轉筋은 熱이 甚한 것에 因하거나 霍亂의 吐瀉가 招來하는 것이 많으니, 脾胃인 土가 衰하면 肝인 木이 자연히 甚해져서 熱이 筋을 말리기 때문에 轉筋이 되는 것이다. 基本法則은 渴症을 느끼면 熱證이니, 무릇 霍亂의 轉筋에 渴症을 느끼지 않는 者는 없다.

或不因吐瀉하고 但外冒于寒하야 而腠理閉密이라도 陽氣鬱結[161]하야 怫熱内作하야 熱燥于筋하면 則轉筋也라. 故諸轉筋은 以湯漬之하야 而使腠理開泄하야 陽氣散하면 則愈也니, 因湯漬而愈라 故俗反疑為寒也라.

혹 吐瀉에 因하지 않고 다만 外表가 寒을 犯하여 腠理가 緻密하게 닫히더라도 陽氣가 鬱結되어 怫熱이 안에서 일어나서 熱이 筋을 말리면 轉筋이 된다. 그러므로 諸般의 轉筋은 뜨거운 물에 담가서 腠理가 열려 새어나가게 해서 陽氣가 흩어지면 낫는 것이니, 뜨거운 물에 담그면 낫기 때문에 世俗사람들이 도리어 寒일 것이라고 疑心하는 것이다.

小便渾濁: 天氣熱則水渾濁하고 寒則清潔하니, 水體清而火體濁故也라. 又如清水為湯하면 則自然濁也라.

小便渾濁: 날씨가 더우면 水가 渾濁해지고 추우면 清潔해지니, 水의 本體는 清하고 火의 本體는 濁하기 때문이다. 또 만약 清水을 湯으로 만들면 자연히 濁하여진다.

腹脹大鼓之如鼓: 氣為陽이요 陽為熱이니 氣甚則如是也라.

腹部가 크게 膨脹하여 두드리면 북과 같은 것: 氣는 陽이고 陽은 熱이니, 氣가 甚하면 이와 같다.

---

160 "大法"은 "基本法則"이라는 뜻이다.

161 "結"은 底本에 없지만, 《素问玄机原病式注释本》의 校勘과 《河間醫集》에 의거하여 補入하였다.

"癰"은 淺而大也라. 經曰: "熱勝血하면 則為癰膿也라."하다.

"癰"은 얕고 큰 것이다. 經典에 이르기를: "熱이 血을 이기면 癰膿이 된다." 하였다.

"疽"는 深而惡也라.

"疽"는 깊고 나쁜 것이다.

"瘍"은 有頭小瘡也라.

"瘍"은 머리가 있는 작은 瘡이다.

"疹"은 浮小癮疹也라.

"疹"은 아주 얕고 작은 癮疹이다.

"瘤氣"는 赤瘤、丹熛니 熱勝氣也라.

"瘤氣"는 赤瘤[162]과 丹熛[163]이니 熱이 氣를 이긴 것이다.

"結核"은 火氣熱甚하야 則鬱結堅硬하야 如菓中核이라. 不必潰發이요 但令熱氣散이면 則自消也라.

"結核"은 火氣의 熱이 甚하여 단단하게 鬱結되어 과일 속의 核과 같은 것이다. 반드시 터뜨려낼 필요는 없고 다만 熱氣가 흩어지게 하면 저절로 사그라진다.

吐下霍亂: 三焦는 為水穀傳化之道路라 熱氣甚하면 則傳化失常而吐瀉하니 霍亂은 火性燥動故也라.

吐下霍亂: 三焦는 水와 穀이 傳하여지고 變化되는 道路이기 때문에,

162 "赤瘤"는 "붉은색 혹"이다.

163 "丹熛"는 丹毒의 부류다.

熱氣가 甚하면 傳하고 變化시키는 것이 常度를 잃어서 吐하고 泄瀉하니, 霍亂은 火의 성질이 燥하고 動하기 때문이다.

或云"熱無吐瀉, 止是停寒"者는 誤也라.

혹자가 "熱證은 吐하고 泄瀉하는 것이 없으니, 다만 停滯된 寒일 뿐이다."라고 말하는 것은 잘못이다.

大法은 吐瀉에 煩渴為熱이요 不渴為寒이라. 或熱吐瀉도 始得之엔 亦有不渴者나 若不止하면 則亡液하고 而後必渴이라. 或寒本不渴이나 若亡津液過多하면 則亦燥而渴也라. 但寒者는 脉當沈細而遲하고 熱者는 脉當實大而數이라. 或損氣亡液過極하면 則脉亦不能實數而反弱緩이나 雖爾라도 亦為熱矣라.

基本法則은 吐하고 泄瀉할 때에 渴症으로 괴로워하는 것은 熱(證)이고 渴症을 느끼지 않는 것은 寒(證)이다. 간혹 熱吐瀉도 처음 發病할 때에는 또한 渴症을 느끼지 않는 者도 있지만, 만약 그치지 않으면 津液을 亡失하고, 그런 뒤에는 반드시 渴症을 느낀다. 간혹 寒(證)은 본래 渴症을 느끼지 않지만, 만약 津液을 亡失시키는 것이 過多하면 또한 燥하여져서 渴症을 느끼기도 한다. 다만 寒(證)은 脈이 마땅히 沈細而遲하고 熱(證)은 脈이 마땅히 實大而數하다. 간혹 氣를 損傷시키고 液을 亡失시킨 것이 지나치게 極甚하면 脈도 또한 實數하지 못하고 도리어 弱緩해지지만, 비록 그렇더라도 또한 熱(證)이다.

又曰: "瀉白為寒이요 青黃紅赤黑皆為熱也라."

또 이르노니: "泄瀉가 白色인 것은 寒(證)이고, 青、黃、紅、赤、黑色인 것은 모두 熱(證)이다."

盖瀉白者는 肺之色也니, 由寒水甚而制火하야 不能平金이면 則金肺自甚이라 故色白也라. 如濁水凝氷하면 則自然清瑩而明白이라.

泄瀉가 白色인 것은 肺의 色이니, 寒水가 甚하여 火를 制壓하는 것에 因하여 金을 平定하지 못하면 肺金이 자연히 甚해지기 때문에 色이 흰 것이다. 예컨대 濁한 물도 凝結되어 얼음이 되면 자연히 맑고 밝아지는 것과 같다.

利色[164]青者는 肝木之色也니, 由火甚制金하야 不能平木이면 則木肝自甚이라 故色青也라. 或言"利色青為寒"者는 誤也라. 仲景法에 曰: "少陰病下利清水에 色純青者는 熱在裏也니 大承氣湯下之하라."하고; 及夫小兒熱甚急驚엔 利色多青하니 為熱明矣라.

下利의 色이 青色인 것은 肝木의 色이니, 火가 甚하여 金을 制壓하는 것에 因하여 木을 平定하지 못하면 肝木이 자연히 甚해지기 때문에 色이 푸른 것이다. 혹자가 "下利의 色이 青色인 것은 寒(證)이다."라고 말하는 것은 잘못이다. 仲景의 法에 이르기를: "少陰病으로 清水를 아래로 쏟을 때에 色이 純青色인 것은 熱이 裏에 있는 것이니, 大承氣湯으로 瀉下시켜라." 하였고; 그리고 저 小兒가 熱이 甚하여 急驚을 앓을 때에는 泄瀉의 色이 青色인 경우가 많으니 熱(證)이 분명하다.

利色黃者는 由火甚이니 則水必衰하고 而脾土自旺이라 故色黃也라.

下利의 色이 黃色인 것은 火가 甚한 것에 말미암은 것이니, 그러면 水가 반드시 衰하여지고 脾土가 자연히 旺盛해지기 때문에 色이 노란 것이다.

利色紅為熱者는 心火之色也일새라. 或赤者는 熱深甚也라.

下利의 色이 紅色인 것을 熱(證)이라고 하는 것은 心火의 色이기 때문이다. 혹 赤色인 것은 熱이 깊고 甚한 것이다.

至若利色黑하야도 亦言為熱者는 由火熱過極하면 則反兼水化制之라 故色黑也라. 如傷寒陽明病에 熱極하면 則日晡潮熱하고 甚則不識人하고 循衣摸牀하고 獨語如見鬼狀하니 法當大承氣湯下之로대 大便不黑者는 易治나 黑者는 難治라.

164 "色"은 底本에 "也"로 되어 있으나 《素问玄机原病式注释本》의 校勘과 《河間醫集》에 의거하여 修正하였다. 바로 아래에 "或言利色青為寒者 誤也"라는 글이 나오므로 문맥상으로도 "利也"보다는 "利色"이 옳은 것으로 보인다.

下利의 色이 黑色인 것과 같은 것에 이르러서도 熱(證)이라고 말하는 것은 火熱이 지나치게 極甚하면 도리어 水化를 兼하여 그것을 制壓하기 때문에 色이 검은 것이다. 예컨대 傷寒의 陽明病에 熱이 極甚하면 저물 무렵에 潮熱이 나고 甚하면 사람을 알아보지 못하고 옷과 寢牀을 더듬고 혼잣말을 하는 것이 마치 鬼神을 보는 모습과 같으니, 法은 마땅히 大承氣湯으로 瀉下시켜야 하지만, 大便이 검지 않은 것은 治療가 쉽지만 검은 것은 治療가 어렵다.

諸痢同法이나, 然辯痢色하야 以明寒熱者엔 更當審其飮食藥物之色이라. 如小兒病熱하야 吐利霍亂할새 其乳未及消化하야 而痢尚[165]白者는 不可便言為寒이니 當以脉證別之라.

諸般의 下痢도 方法이 같지만, 下痢의 色을 辨別하여 寒、熱을 分明히 알고자 할 때에는 다시 마땅히 그 飮食과 藥物의 色도 살펴야 한다. 예컨대 小兒가 熱病을 앓아서 吐하고 泄瀉하는 霍亂을 앓을 때에 그 젖이 미처 消化되지 못하여 下痢가 늘 白色인 것은 곧바로 寒(證)이라고 말해서는 안 되니 마땅히 脈과 證으로 辨別해야 한다.

大法은 瀉痢에 小便清白不澁은 為寒이요; 赤色者는 為熱이라.

基本法則은 痢疾의 泄瀉에 小便이 맑은 白色이고 澁滯하지 않은 것은 寒(證)이고; 赤色인 것은 熱(證)이다.

又完穀不化而色不變하며 吐利腥穢하고 澄徹清冷하며 小便清白不澁하며 身涼不渴하며 脉遲細而微者는 寒證也요; 穀雖不化나 而色變非白하고 煩渴하고 小便赤黃而或澁者는 熱證也라.

또 完全한 穀食이 消化되지 않았고 色이 變하지 않았으며 嘔吐와 下利에 비린내가 나고 맑고 서늘하며 小便이 맑은 白色이고 澁滯하지 않으며 몸이 서늘하고 渴症을 느끼지 않으며 脈이 遲細하고 微한 것은 寒證이고; 穀食이 비록 消化되지 않았지만 色이 變하여 白色이 아니고 渴症으로 괴로워하고 小便이 赤黃色이고 간혹 澁滯한 것은 熱證

165 "尚"은 "常"과 같은 뜻이다.

이다.

凡穀消化者는 無問色及他證이라도 便為熱也라. 寒泄而穀消化者는 未之有也하니, 由寒則不能消化穀也일새라.

무릇 穀食이 消化된 것은 色과 다른 病證을 따지지 않더라도 바로 熱(證)이다. 寒泄인데도 穀食이 消化되는 것은 없으니, 寒하면 穀食을 消化시키지 못하기 때문이다.

或火主疾速할새 而熱甚則傳化失常하야 穀不能化而飧泄者도 亦有之矣라. 仲景曰: "邪熱不殺穀이라."하니 然熱得於濕하면 則飧泄也라.

간혹 火는 疾速함을 맡기 때문에, 熱이 甚하면 傳達하고 變化시키는 것이 常度를 잃어서 穀食을 消化시키지 못하여 飧泄[166]하는 者도 또한 있다. 仲景이 이르기를: "邪熱은 穀食을 消化시키지 못한다." 하였으니, 그렇다면 熱이 濕을 얻으면 飧泄하는 것이다.

或言"下痢白為寒"은 誤也[167]라. 若果為寒이면 則不能消穀이어늘 何由反化為膿也아?

혹자가 "下痢가 白色인 것은 寒(證)이다."라고 말한 것은 잘못이다. 만약 과연 寒(證)이면 穀食을 消化시키지 못할 것이거늘 무슨 緣由로 도리어 變化하여 膿이 되겠는가?

所謂下痢에 穀反為膿血은 如世之穀肉菓菜가 濕熱甚하면 則自然腐爛潰發하야 化為汙[168]水라. 故食於腹中이 感人濕熱邪氣하면 則自然潰發[169]하야 化為膿血也라.

이른바 下痢라는 것에서 穀食이 도리어 膿血이 되는 것은 예컨대 世俗의 穀食과 肉類와 과일과 菜蔬가 濕熱이 甚하면 자연히 썩어 문드

166 《素問》〈四氣調神大論〉의 王冰注에 "飧泄者는 食不化而泄出也라." 즉 "飧泄은 飮食物이 消化되지 않아서 속에 있던 것을 그대로 排泄하는 것이다."라는 말이 보인다.

167 이 "下痢白"과 위에 보이는 "瀉白"은 서로 다른 것이다.

168 "汙"는 底本에 "活"로 되어 있으나 《素问玄机原病式注释本》의 校勘과 《河間醫集》에 의거하여 修正하였다.

169 "潰發"의 "潰"는 "爛"과 같은 뜻이다.

러져 터져서 變化하여 汗水가 되는 것과 같은 것이다. 그러므로 뱃속의 飮食物이 사람의 濕熱의 邪氣와 感觸하면 자연히 문드러져서 變化하여 膿血이 되는 것이다.

其熱為赤이니 熱屬心火故也요; 其濕為黃이니 濕屬脾土故也요; 燥鬱為白이니 屬金肺也라.

그 熱(證)은 赤色이니 熱이 心火에 屬하기 때문이고; 그 濕(證)은 黃色이니 濕이 脾土에 屬하기 때문이고; 燥鬱(證)은 白色이니 肺金에 屬하는 것이다.

經曰: "諸氣膹鬱[170]은 皆屬于肺라."하니 謂燥金之化也라 王氷曰: "鬱은 謂奔迫[171]이니, 氣之為用은 金氣同[172]之라."하다. 然諸瀉痢가 皆兼於濕이어늘 今反言氣燥者는 謂[173]濕熱甚於腸胃之内하야 而腸胃怫熱鬱結하고 而又濕主乎痞하야 以致氣液不得宣通[174]일새니 因以成腸胃之燥하야 使煩渴不止也라.

經典에 이르기를: "諸般의 呼吸이 답답하고 促急한 것은 모두 肺에 屬하는 것이다." 하였으니, 燥金의 變化를 말한 것이라서 王氷이 이르기를: "鬱은 奔迫함을 말한 것이니, 氣의 쓰임은 金氣가 이것과 같다." 하였다. 그렇다면 諸般의 泄瀉와 下痢가 모두 濕을 兼하는 것이거늘 지금 도리어 氣가 燥하다고 말하는 것은, 濕熱이 腸과 胃 안에서 甚하여 腸、胃의 怫熱이 鬱結하고, 또 濕은 痞症을 맡아서 氣와 液이 通하지 못하게 하기 때문이니, 이 때문에 腸、胃의 燥함을 이루어서 하여금 煩渴[175]이 그치지 않게 하는 것이다.

---

170 王冰의 注에 "膹은 謂膹滿이요 鬱은 謂奔迫也라." 하였는데, "膹滿"은 "憤滿"과 같으니 숨쉴 때 가슴이 그득하여 답답한 것이고, "奔迫"은 "促迫"과 같으니 숨쉴 때 呼吸이 促急한 것을 말한다.

171 "奔迫"은 促迫、急迫의 뜻이다.

172 "同"은 底本에 "用"으로 되어 있으나 《素问玄机原病式注释本》의 校勘과 《素問》〈至眞要大論〉의 王冰의 注에 의거하여 修正하였다.

173 "謂"는 "爲"와 같고 "因"의 뜻이다.

174 "宣通"의 "宣"도 "通"과 같은 뜻이니 "宣通"은 同義連綿詞이다.

175 "煩渴"은 "渴症으로 괴로워하는 것"을 말한다.

假如下痢赤白은 俗言寒熱相兼이라하니 其説猶[176]誤라. 豈知水火陰陽寒熱者는 猶權衡也하야 一高則必一下하고 一盛則必一衰아? 豈能寒熱俱甚于腸胃하야 而同為痢乎아?

가령 下痢의 色이 赤色과 白色이 섞인 것과 같은 것은 世俗사람들이 寒(證)과 熱(證)을 서로 兼한 것이라고 말하니 그 말도 또한 잘못이다. (이렇게 말하는 사람들은) 水火와 陰陽과 寒熱은 저울대와 같아서 한쪽이 높아지면 반드시 한쪽이 낮아지고 하나가 盛하면 반드시 하나는 衰한다는 것을 어찌 알겠는가? 寒과 熱이 어찌 함께 腸、胃에서 甚하여 함께 下痢가 될 수 있겠는가?

如熱生瘡瘍하야 而出白膿者에 豈可以白為寒歟아? 由其在皮膚之分하야 屬肺金이라 故色白也요; 次在血脉之分하야 屬心火라 故為血癤也요; 在肌肉하야 屬脾土라 故作黃膿이요; 在筋部하야 屬肝이라 故其膿色帶蒼이요; 深至骨하야 屬腎水라 故紫黑血出也라. 各隨五藏之部하야 而見五色이니 是謂標也요 本則一出於熱이로대 但分淺深而已라.

예컨대 熱이 瘡瘍을 發生시켜서 白色의 膿을 排出할 때에 어찌 白(色의 膿)을 寒(證)이라고 할 수 있겠는가? 그것이 皮膚의 部分에 있어서 肺金에 屬하기 때문에 色이 白色이고; 그 다음으로 血脈의 部分에 있어서 心火에 屬하기 때문에 血癤이 되는 것이고; 肌肉에 있어서 脾土에 屬하기 때문에 黃色의 膿이 되는 것이고; 筋의 部分에 있어서 肝에 屬하기 때문에 그 膿의 色이 푸른색을 띠는 것이고; 깊이 骨에까지 이르러 腎水에 屬하기 때문에 紫黑色의 血이 排出되는 것이다. 각각 五藏의 部分에 따라 五色을 나타내는 것이니 이는 標이고, 本은 하나같이 熱에서 나오는 것이지만, 다만 얕고 깊은 것으로 나누어질 뿐이다.

大法은 下迫窘痛하고 後重裏急하고 小便赤澁은 皆屬燥熱이나 而下痢白者에 必多有之하니 然則為熱明矣라.

---

176 "猶"는 "亦"과 같은 뜻이다.

基本法則은 아래가 急迫하여 다급하게 아프고 뒤가 무겁고 속이 急하며 小便이 赤色이고 澁滯한 것은 모두 燥熱에 屬하는 것이지만, 下痢가 白色인 者에 반드시 많이 있으니, 그렇다면 (下痢가 白色인 것은) 熱(證)이 分明하다.

或曰: "白痢既為熱病이어늘 何故服辛熱之藥이라도 亦有愈者耶아?" 蓋辛熱之藥은 能開發腸胃鬱結하니 使氣液宣通하야 流濕潤燥하야 氣和而已라. 然病微者는 可愈어니와 甚者는 鬱結不開하고 其病轉加而死矣라. 凡治熱甚吐瀉도 亦然이라.

혹자가 물었다: "白痢는 이미 熱病이거늘 무슨 緣故로 辛熱한 藥을 服用하더라도 또한 낫는 者가 있는가?" 辛熱한 藥은 腸胃의 鬱結을 開通시킬 수 있으니, 氣와 液으로 하여금 通하게 하여 濕을 흐르게 하여 燥를 濕潤하게 하여 氣가 調和되어서 낫는다. 그러나 病이 微弱한 者는 낫게 할 수 있지만, 甚한 者는 鬱結이 열리지 않고 그 病이 도리어 더하여져서 죽는다. 무릇 熱이 甚한 嘔吐와 泄瀉도 또한 그러하다.

夫治諸痢者는 莫若以辛苦寒藥治之오 或微加辛熱佐之則可라. 蓋辛熱能發散하야 開通鬱結하고 苦能燥濕하고 寒能勝熱하야 使氣宣平而已하니, 如錢氏香連丸之類가 是也라.

무릇 諸般의 痢疾을 治療하는 것은 辛苦하고 寒한 藥으로 治療하는 것 만한 것이 없고, 간혹 辛熱한 것을 조금 더하여서 돕는 것은 괜찮다. 辛熱한 것은 發散하여 鬱結을 開通할 수 있고, 苦한 것은 濕을 燥하게 할 수 있고, 寒한 것은 熱을 이길 수 있어서, 氣로 하여금 펼쳐져 和平하게 하여 낫게 하니, 錢氏香連丸의 部類와 같은 것이 이것이다.

故治諸痢者에 黃連、黃蘗為君은 以至苦大寒하야 正主濕熱之病이어니와, 乃[177]若世傳辛熱金石毒藥이 治諸吐瀉下利하야 或有愈者는 以其善

177 이곳의 "乃"는 "然而" 즉 "그러나"의 뜻이다.

開鬱結故也라. 然雖亦有驗者나 或不中效하고 反更加害라.

그러므로 諸般의 痢疾을 治療할 때에 黃連、黃蘗을 君藥으로 삼는 것은 지극히 쓰고 매우 차가워서 바로 濕熱의 病을 맡기 때문이지만, 그러나 世俗에 傳해지는 辛熱한 金石의 毒藥들이 諸般의 吐瀉와 下利를 治療하여 간혹 낫는 것이 있는 것과 같은 것은 그것들이 鬱結된 것을 잘 열기 때문이다. 그러나 비록 또한 效驗도 있지만 간혹 效驗이 없고 도리어 다시 害를 더하기도 한다.

凡用大毒之藥은 必是善藥不能取效하야 不得已而用之可也라. 幸有善藥이라 雖不能取效라도 但有益而無損者어늘 何必用大毒之藥하야 而漫勞[178]巇嶮也아? 經曰: "寧小與其大하고 寧善與其毒이라."[179]하니 此之謂也라.

무릇 大毒의 藥을 사용하는 것은 반드시 善한 藥[180]이 效果를 거둘 수 없어서 不得已할 때에만 사용해야 된다. 다행히 善한 藥이라서 비록 效果를 거두지 못하더라도 有益함만 있고 損害가 없는 것이 있거늘, 어찌 반드시 大毒한 藥을 사용하여 함부로 險難함에 愁苦롭게 하겠는가? 經典에 이르기를: "大(毒)보다는 차라리 小(毒)을 사용하고 그 (有)毒한 것보다는 차라리 善한 것을 사용한다." 하였으니, 이것을 말한 것이다.

---

178 "漫勞……"는 "함부로 ……에 愁苦롭게 하다." 또는 "함부로 ……을 걱정하게 하다."는 정도의 뜻이다.

179 《素問》〈至眞要大論〉의 "奇之不去하면 則偶之하니 是謂重方이요; 偶之不去하면 則反佐以取之하니 所謂寒熱温涼을 反從其病也라."라는 글의 王冰의 注에 "方은 與其重也론 寧輕하고, 與其毒也론 寧善하고, 與其大也론 寧小라."라는 글이 보이니, "寧小與其大 寧善與其毒"은 이 王冰의 注解를 축약한 글이다. 古醫書에는 이처럼 注解의 글을 經典의 글이라고 引用하는 경우가 가끔 있다. 그러나 "寧小與其大 寧善與其毒"은 嚴密히 말하면 語法에는 맞지 않는 글이다. 이 글은 王冰의 글처럼 "與其大 寧小; 與其毒 寧善"의 形態가 되든지 《河間醫集》처럼 "寧小 勿其大; 寧善 勿其毒"이라고 쓰는 것이 語法에 맞는 글이다. "與其大론 寧小하고; 與其毒으론 寧善이라."는 "大(毒)한 藥을 주기보다는 차라리 小(毒)한 藥을 주고; 毒藥을 주기보다는 차라리 善藥(無毒한 藥)을 준다."는 뜻이고, "寧小하고 勿其大하며; 寧善하고 勿其毒이라."는 "차라리 小(毒)한 藥을 주고 그 大(毒)한 藥을 주지 말며; 차라리 善藥(無毒한 藥)을 주고 그 毒藥을 주지 말라."라는 뜻이어서 서로 通한다. "寧小 勿其大; 寧善 勿其毒"의 "勿"의 자리에는 "毋、不、蔑、无"와 같은 글자가 사용될 수도 있다.

180 "善한 藥"은 문맥상 毒이 없는 藥을 가리킴을 알 수 있다.

至如帶下之理하야도 猶諸痢也라. 但分經絡與標之殊하고 病之本氣則一이라. 擧世皆言"白帶下為寒"者는 誤矣라.

帶下의 理致와 같은 것에 이르러서도 諸般의 痢疾과 같다. 다만 經絡과 標(證)의 다름으로 구분되고 病의 本氣는 하나이다. 온 세상 사람들이 모두 "白帶下는 寒(證)이다."라고 말하는 것은 잘못이다.

所謂帶下者는 任脉之病也라. 經曰: "任脉者는 起於中極之下하야 以上毛際하고 循腹裏하야 上關元하고 至咽喉하며 上頤循面하야 入目注[181]舌이라."하니, 任脉은 自胞上으로 過帶脉하야 貫臍而上이라. 然[182]其病所發이 正在過帶脉之分하고 而淋瀝[183]以下라 故曰帶下也라. 赤白은 與下痢義同하야 而無寒者也라.

이른바 帶下라는 것은 任脈의 病이다. 經典에 이르기를: "任脈은 中極의 아래에서 일어나서 毛際로 올라가고 뱃속을 따라서 關元으로 올라가고 咽喉에 이르며 턱을 올라가고 얼굴을 따라가서 눈으로 들어가고 혀로 흘러들어간다." 하였으니, 任脈은 胞의 위쪽으로부터 帶脈을 지나서 배꼽을 꿰뚫고 올라간다. 그렇다면 그 病이 發生하는 곳이 바로 帶脈을 지나가는 部分에 있고, 방울져 떨어져 내려오기 때문에 帶下라고 하는 것이다. 赤白(帶下)는 (赤白)下痢와 理致가 같아서 寒(證)이 없는 것이다.

大法은 頭目昏眩하고 口苦舌乾하고 咽嗌不利하고 小便赤澁하고 大便秘滯하고 脉實而數者는 皆熱證也요 凡帶下者도 亦多有之하니 果為病寒이면 豈能若此리오?

基本法則은 머리와 눈이 어지럽고 입이 쓰고 혀가 마르고 목구멍이 불편하고 小便이 붉고 澁滯하고 大便이 秘滯하고 脈이 實하고 數한 것은 모두 熱證이고, 무릇 帶下를 앓는 者도 이런 病證을 가지고 있

181 底本의 "注"는 《素问玄机原病式注释本》에 "絡"으로 되어 있다. "注舌"은 "혀로 흘러들어간다." "絡舌"은 "혀와 이어진다."는 정도의 뜻이다.

182 "然"은 "然則"의 뜻이다.

183 "淋瀝"은 액체가 방울져 떨어지는 모양이다.

는 경우가 많으니, 과연 寒證을 앓는 것이라면 어찌 이와 같을 수 있겠는가?

經曰: "亢則害하고 承乃制라."하니 謂亢過極하면 則反兼勝己之化하야 制其甚也라.

經典에 이르기를: "亢極하면 해치고, 繼承한 것이 이에 制御한다." 하였으니, 亢盛함이 極點을 지나치면 도리어 자기를 이기는 變化를 兼하여 그 甚한 것을 制御한다는 것을 말한 것이다.

如以火鍊金에 熱極則反為水요; 又如六月熱極하면 則物反出液而濕潤하고 林木流津이라.

예컨대 火를 가지고 金을 製鍊할 때에 熱이 至極하면 도리어 水가 되는 것과 같고; 또 예컨대 (음력) 6월에 熱이 至極하면 물건들이 도리어 液을 排出하여 濕潤해지고 숲의 나무들이 津을 흘리는 것과 같다.

故肝熱甚則出泣하고; 心熱甚則出汗하고; 脾熱甚則出涎하고; 肺熱甚則出涕하고; 腎熱甚則出唾하니, 亦猶煎湯熱甚則沸溢과 及熱氣薰蒸于物而生津者也라.

그러므로 肝熱이 甚하면 눈물을 排出하고; 心熱이 甚하면 땀을 排出하고; 脾熱이 甚하면 (痰)涎을 排出하고; 肺熱이 甚하면 콧물을 排出하고; 腎熱이 甚하면 唾液[184]을 排出하니, 또한 煎湯할 때에 熱이 甚하면 끓어서 넘치는 것과 熱氣가 물건을 薰蒸하여 津液을 發生시키는 것과 같다.

故下部任脉濕熱甚者는 津液湧溢而為帯下也라.

그러므로 下部의 任脈의 濕熱이 甚한 者는 津液이 솟아 넘쳐서 帯下가 된다.

且[185]見俗醫治白帯下者컨대 但依近世方論하야 而用辛熱之藥하야, 病

184 劉完素가 "唾"와 "涎"을 어떻게 구분했는지는 자세히 알지 못하므로, 일단 "唾液"과 "痰涎"으로 새겨둔다.

185 "且"는 "夫"와 같다.

之微者는 雖或誤中이라도 能令鬱結開通하야 氣液宣行하야 流濕潤燥하야 熱散氣和而愈하나, 其或勢甚而鬱結不能開通者면 舊病轉加하고 熱證新起하야 以至于死호대 終無所悟하니, 曷若以辛苦寒藥으로 按法治之가 使微者甚者로 皆得鬱結開通하야 濕去燥除하야 熱散氣和而愈하며 無不中其病하야 而免加其害아?

무릇 俗醫들이 白帶下를 治療하는 것을 살펴보건대, 다만 近世의 方論에만 의거하여 辛熱한 藥을 사용하여, 病이 微弱한 것은 비록 간혹 잘못 맞히더라도 鬱結이 開通되게 할 수 있어서 氣와 液이 펼쳐져 運行하여 濕을 흐르게 하여 燥를 濕潤하게 하여 熱이 흩어지고 氣가 和平해져서 낫지만, 그것이 혹여 症勢가 甚하여서 鬱結을 開通시킬 수 없는 것이면 옛 病證이 점점 더하여지고 熱證이 새로 일어나서 이 때문에 죽음에 이르지만 끝내 깨우치는 바가 없으니, 辛苦하고 寒한 藥으로 方法을 살펴서 治療하는 것이 微弱한 者와 甚한 者로 하여금 모두 鬱結이 開通되게 할 수 있어서 濕이 除去되고 燥가 除去되어서 熱이 흩어지고 氣가 和平하여져서 나으며 그 病을 的中시키지 못하는 것이 없어서 그 害를 더하는 것을 免하게 하는 것과 어찌 같겠는가?

且如一切怫熱鬱結者는 不必止以辛甘熱藥能開發也요 如石膏、滑石、甘草、葱、豉之類寒藥도 皆能開發鬱結하니, 以其本熱이라 故得寒則散也라.

또 예컨대 일체의 怫熱이 鬱結된 것과 같은 것은 반드시 다만 辛甘熱한 藥으로만 開通시킬 수 있는 것이 아니고, 石膏、滑石、甘草、葱、豉의 部類와 같은 寒한 藥도 모두 鬱結을 開通시킬 수 있으니, 그것이 본래 熱이기 때문에 寒을 만나면 흩어지는 것이다.

夫辛甘熱藥이 皆能發散者는 以力強開衝也라. 然發之不開者는 病熱轉加也라.

무릇 辛甘熱한 藥들이 모두 發散시킬 수 있는 것은 힘으로 억지로 부딪쳐 열기 때문이다. 그러나 열어도 열리지 않는 것은 病의 熱이 점점 더해진다.

如桂枝、麻黃類辛甘熱藥攻表不中病者는 其熱轉甚也라. 是故善用之者는 須加寒藥하니 不然[186]則恐熱甚發黃하고 驚狂或出矣일새라.

예컨대 桂枝、麻黃 따위의 辛甘熱한 藥으로 表를 攻擊하는 것이 病에 맞지 않는 者는 그 熱이 더욱 甚해진다. 이 때문에 그것을 잘 사용하는 者는 반드시 寒한 藥을 더하니, 그러지 않으면 熱이 甚해져서 黃疸을 發生시키고 驚症과 狂症이 혹시라도 나타날까 두려워하기 때문이다.

如表熱當發汗者도 用辛甘熱藥하야 苟不中其病이면 尙能加害온 況裏熱鬱結이라 不當發汗이어늘 而誤以熱藥發之하야 不開者乎아?

예컨대 表熱이라서 마땅히 發汗시켜야 하는 者도 辛甘熱한 藥을 사용하여 만약 그 病을 的中시키지 못하면 오히려 害를 더할 수 있거늘, 하물며 裏熱이 鬱結된 것이라서 發汗시켜서는 안 되는 것이거늘 誤認하여 熱한 藥으로 發汗시켜서 열리지 않는 것에 있어서이겠는가?

又如傷寒表熱怫鬱하야 燥而無汗에 發令汗出者는 非謂[187]辛甘熱藥이 屬陽하야 能令汗出也요 由怫熱鬱結이 開通하면 則熱蒸而自汗出也라. 不然則平人表無怫熱者服之라도 安[188]有如斯汗出也아?

또 예컨대 傷寒의 表熱이 鬱滯되어 燥하여 땀이 없을 때에 땀이 나게 하는 것은 辛甘熱한 藥이 陽에 屬하여 땀이 排出되게 할 수 있기 때문이 아니고, 怫熱이 鬱結된 것이 開通되면 熱이 쪄서 저절로 땀이 排出되는 것이다. 그렇지 않다면 보통 사람으로서 表에 怫熱이 없는 者가 服用하더라도 어디에 이와 같이 땀이 排出되는 사람이 있겠는가?

其或傷寒日深하야 表熱入裏어늘 而誤以辛甘熱藥으로 汗之者는 不惟汗不能出이요 而又熱病轉加하야 古人以為當死者也라.

186 "然"은 底本에 "熱"로 되어 있으나, 뒤쪽의 【火類】에도 "須加寒藥 不然則熱甚發黃"이라는 글이 보이므로 文義에 맞게 修正하였다. 《素问玄机原病式注释本》과 《河間醫集》도 모두 "然"으로 되어 있다.

187 "謂"는 "爲"와 같으니 "因爲"의 뜻이다.

188 "安"은 "何"와 같다.

만약 傷寒이 오래되어서 表의 熱이 裏로 들어갔는데도 誤認하여 辛甘熱한 藥으로 發汗시키는 것은 땀을 排出시킬 수 없을 뿐만 아니라 또 熱病이 도리어 더하여져서 古人들이 당연하게 죽을 病이라고 여기던 것이다.

又如表熱에 服石膏、知母、甘草、滑石、葱、豉之類寒藥하야 汗出而解者와; 及熱病半在表半在裏에 服小柴胡湯寒藥하야 能令汗而愈者와; 熱甚에 服大柴胡湯下之와; 更甚者를 小承氣湯、調胃承氣湯、大承氣湯下之와; 發黃者를 茵陳蒿湯下之와; 結胸者를 陷胸湯、丸下之는 此皆大寒之利藥也로대 反能中病하야 以令汗出而愈라.

또 예컨대 表熱證에 石膏、知母、甘草、滑石、葱、豉의 部類의 寒한 藥을 服用하여 땀이 排出되고 解消되는 것과; 그리고 熱病이 半은 表에 있고 半은 裏에 있을 때에 寒한 藥인 小柴胡湯을 服用하여 땀이 나게 하여 낫게 할 수 있는 것과; 熱이 甚할 때에 大柴胡湯을 服用하여 瀉下시키는 것과; 더욱 甚한 者를 小承氣湯、調胃承氣湯、大承氣湯으로 瀉下시키는 것과; 黃疸이 나타난 者를 茵陳蒿湯으로 瀉下시키는 것과; 結胸을 陷胸湯과 陷胸丸으로 瀉下시키는 것은 이는 모두 大寒한 通利시키는 藥이지만 도리어 능히 病을 的中시켜서 땀이 나고 낫게 할 수 있다.

然而中外怫熱鬱結하야 燥而無汗에 豈但由辛甘熱藥為陽하야 而能開發汗出也아? 況或病微者는 不治라도 自然作汗而愈者也라. 所以能令作汗之由者는 但怫熱鬱結이 復得開通하면 則熱蒸而作汗也일새라.

그러나 안팎의 怫熱이 鬱結하여 燥하여 땀이 없을 때에 어찌 다만 辛甘熱한 藥만이 陽이라서 開通시켜 땀이 나게 할 수 있겠는가? 게다가 간혹 病이 微弱한 者는 治療하지 않더라도 자연히 땀이 나고 낫는 者이다. 그러므로 땀이 나게 할 수 있는 까닭은 다만 怫熱이 鬱結된 것이 다시 開通될 수 있으면 熱이 쪄서 땀을 만들어내기 때문이다.

凡治上下中外一切怫熱鬱結者는 法當倣此하야 隨其淺深하고 察其微

甚하야 適其所宜而治之요, 慎不可悉如發表하야 但以辛甘熱藥而已라.

무릇 上下內外의 일체의 怫熱이 鬱結된 것을 治療하는 者는 方法을 마땅히 이것을 본떠 하여서 그 淺、深을 따르고 그 微、甚을 살펴서 그 마땅한 바에 맞추어서 治療해야 하고, 삼가서 모두를 發表하는 것처럼 다만 辛甘하고 熱한 藥만 사용할 뿐이어서는 안 된다.

大抵人既有形하니 不能無病하고 有生하니 不能無死라. 然而病者는 當按法治之라. 其有病已危極하야 未能取效者어나 或已衰老而真氣傾竭하야 不能扶救而死者는 此則非醫者之過也어니와, 若陰陽不審하고 標本不明하야 誤投湯藥하야 實實虛虛而致死者는 誰之過歟아?

大抵 사람은 이미 形體를 가지고 있으니 病이 없을 수 없고 生命을 가지고 있으니 죽음이 없을 수 없다. 그러나 疾病은 마땅히 方法을 살펴서 治療해야 한다. 그 病이 이미 危極하여서 效果를 거둘 수 없는 것이거나, 혹은 이미 老衰하여 眞氣가 枯渴되어 救할 수 없어서 죽는 것은 이는 醫師의 잘못이 아니지만, 陰陽을 살피지 않고 標本을 분명히 알지 못하여 湯藥을 잘못 投與하여 實한 것을 實하게 하고 虛한 것을 虛하게 하여 죽음에 이르게 하는 것과 같은 것은 누구의 잘못인가?

且如酒之味苦而性熱하야 能養心火하니 久飮之하면 則腸胃怫熱鬱結하야 而氣液不能宣通하야 令人心腹痞滿하야 不能多食케하며 穀氣內發호대 而不能宣通於腸胃之外라 故喜噫而或下氣也라. 腹空하야 水穀衰少하면 則陽氣自甚이어늘 而又洗嗽[189]하고 勞動하며 兼湯漬之하면 則陽氣

189 "嗽"는 "漱"와 같으니 "입안을 가시다. 양치질을 하다."의 뜻이다. 《集韻》의 "漱嗽"의 아래에 "盪口也라. 或从口라." 즉 "입안을 씻는 것이다. 간혹 口字를 따르기도 한다."라는 글이 보이니, "漱" 자를 간혹 "嗽" 자로도 쓴다는 뜻이다. 《河間醫集》은 "嗽" 자를 "漱" 자로 고쳐서 쓰고 "洗漱, 原作'洗嗽', 諸本均同, 形近之誤, 據上下文義改." 즉 "洗漱는 원래 '洗嗽'라고 썼고 여러 板本들이 모두 같지만, 字形이 비슷하여 誤解한 것이므로 上下의 文義에 의거하여 고쳤다." 하였다. 하지만 이는 "嗽"가 "기침"의 뜻만 가지고 있는 것이 아니라 "漱"와 같이 "입안을 씻다. 양치질을 하다."의 뜻도 가지고 있다는 것을 몰라서 함부로 고친 것이다. 《素问玄机原病式新解》도 《河間醫集》처럼 "嗽" 자를 "漱" 자로 고쳤지만 아무런 校勘記도 남겨두지 않았고, 《素问玄机原病式注释本》은 "嗽" 자를 그대로 둔 채로 語譯하였다.

轉甚이라. 故多嘔而或昏眩也하니 俗云酒隔病耳라.

또 예컨대 술의 맛은 쓰고 性質은 熱하여 心火를 기를 수 있으니, 오랫동안 그것을 마시면 腸, 胃의 怫熱이 鬱結하여 氣와 液이 通할 수 없어서, 사람의 心腹[190]이 더부룩하여 많이 먹지 못하게 하며, 穀의 氣가 內部에서 發生하지만 腸, 胃의 바깥으로 通하지 못하기 때문에 트림을 자주 하고 간혹 방귀를 뀌기도 한다. 배가 비어서 水와 穀이 적어지면 陽氣가 저절로 甚해지는데 또 세수하고 양치질하며 勞動하고 兼하여 湯으로 (몸을) 적시면 陽氣가 더욱 甚해진다. 그러므로 구역질을 하거나 어지러운 경우가 많으니 世俗에서 酒隔病이라고 하는 것이다.

夫表裏怫熱鬱結者는 得暖則稍得開通而愈하고 得寒則轉閉而病加라 由是로 喜暖而惡寒이라.

무릇 表裏의 怫熱이 鬱結된 것은 따뜻한 것을 만나면 조금 開通되어 나을 수 있고, 차가운 것을 만나면 더욱 閉塞되어서 病이 더하여지기 때문에 따뜻한 것을 좋아하고 차가운 것을 싫어한다.

今[191]酒隔者는 苦[192]飮冷酒커나 或酒不佳커나 或不喜而強飮者엔 腸胃鬱結轉閉而滿悶하야 不能下也라.

이 酒隔의 患者는 차가운 술을 애써 마시거나, 혹 술이 좋지 않거나, 혹 좋아하지도 않으면서 억지로 마실 때에는 腸, 胃의 鬱結이 더욱 閉塞되어 더부룩하고 답답해서 내려보내지를 못한다.

或至飮興者에 或熱飮淳酒者나 或喜飮者면 能令鬱結開通하야 善[193]多飮也라. 因而過醉하면 則陽氣益甚하고 而陰氣轉衰하야 酒力散하면 則鬱結轉甚而病加矣라.

---

190 "心腹"은 문맥상 "心臟과 배"의 뜻이 아니라 "上腹部의 명치 부분"을 가리키는 말이다.

191 "今"은 "此"와 같다.

192 "苦"는 《素问玄机原病式注释本》과 《河間醫集》과 《素问玄机原病式新解》에 모두 校勘記 없이 "若"으로 되어 있으나 四庫全書本을 따라 그대로 두었다.

193 "善"은 "……하기가 쉽다."는 뜻이다.

만약 酒興이 생겼을 때에 혹 淳酒[194]를 뜨겁게 마시거나 혹여 즐겨 마시던 술이면 鬱結을 開通시킬 수가 있어서 많이 마시기가 쉽다. 이 때문에 지나치게 醉하면 陽氣가 더욱 甚해지고 陰氣가 더욱 衰하여져서 술의 힘이 흩어지면 鬱結이 더욱 甚해져서 病이 더해진다.

夫中酒熱毒이어늘 反熱飮以復投者는 令鬱結得開하야 而氣液皆復得宣通也일새라. 凡酒病者는 必須續續飮之하고 不然이면 則病甚하니 不能飮하면 鬱結이 不得開故也라.

무릇 술의 熱毒에 的中된 것이거늘 도리어 뜨거운 술을 다시 投與하는 것은 鬱結이 열릴 수 있게 하여 氣와 液이 모두 다시 通할 수 있기 때문이다. 모든 술병 患者는 반드시 계속하여 그것을 마셔야 하고 그러지 않으면 病이 甚해지니, 마시지 못하면 鬱結이 열릴 수 없기 때문이다.

凡鬱結甚者가 轉惡寒而喜暖은 所謂"亢則害하고 承乃制하며 而陽極反似陰者"也어늘, 俗未明之하야 因而妄謂寒病이라하고 誤以熱藥攻之하니, 或微者는 鬱結開通而不再結하야 氣和而愈也어니와, 甚者는 稍得開通이나 而藥力盡하면 則鬱結轉甚也라.

무릇 (熱毒의) 鬱結이 甚한 者가 도리어 차가운 것을 싫어하고 따뜻한 것을 좋아하는 것은 이른바 "亢極하면 해치고 繼承한 것이 이에 制御하며, 陽이 至極하면 도리어 陰과 비슷해지는 것"이거늘, 世俗사람들이 분명하게 알지 못하여 이 때문에 제멋대로 寒病이라 하고 잘못하여 熱한 藥으로 攻擊하니, 혹 微弱한 者는 鬱結이 開通되고 다시 鬱結되지 않아서 氣가 和平해져서 낫겠지만, 甚한 者는 조금 開通될 수는 있지만 藥의 힘이 다하면 鬱結이 더욱 甚해진다.

其減即微하고 其加即甚이어늘, 俗無悟하고 但云: "藥至即稍減이라가 藥去即病加라."하고 惟恨藥小未能痊除하야 因而志心服之하야 以至怫熱太甚하면 則中滿腹脹而瞋腫也라. 若小便澁而濕熱內甚者는 故發黃也

194 "淳酒"는 "醇酒"라고도 쓰니, 물을 타지 않은 진한 술이다.

하니 猶物濕熱者가 蒸之而發黃也라.

그 (病證이) 減少되는 것은 微微하고 그 (病證이) 더하여지는 것은 甚하거늘, 俗人들은 깨우치지 못하고 다만 말하기를: "藥이 이르면 조금 減少되었다가 藥이 떠나가면 病이 더하여진다." 하고 오직 藥이 적어서 낫게 하지 못하는 것을 恨스럽게 여겨서 이 때문에 專心으로 그것을 服用하여서 이 때문에 怫熱이 너무 甚하게 되면 속이 그득해지고 배가 膨脹하여 붓는다. 만약 小便이 澁滯하고 濕熱이 안에서 甚한 者는 이 때문에 黃疸이 發生하니 물건이 濕하고 뜨거운 것이 쪄서 黃色을 發現하는 것과 같다.

世俗多用巴豆大毒熱藥하야 以治酒隔者는 以其辛[195]熱이 能開發腸胃之鬱結也일새니, 微者는 結散而愈어니와 甚者는 鬱結不開하야 怫熱轉甚而病加也라.

世俗사람들이 매우 毒하고 熱한 藥인 巴豆를 사용하여 酒隔을 治療하는 경우가 많은 것은 그 辛熱함이 腸、胃의 鬱結을 開通시킬 수 있기 때문이니, 微弱한 것은 鬱結이 흩어져서 낫지만, 甚한 것은 鬱結이 開通되지 않아서 怫熱이 더욱 甚해져서 病이 더해진다.

恨其滿悶이라 故多服以利之나 或得結滯開通而愈者는 以其大毒性熱일새라. 然雖鬱結得開나 柰[196]亡血液하고 損其陰氣라. 故或續後怫熱再結하야 而病轉甚者也라.

그 더부룩하고 답답한 것을 恨스럽게 여기기 때문에 服用하여 通利시키는 경우가 많지만, 간혹 結滯가 開通되어 나을 수 있는 것은 그것이 매우 毒하고 性質이 熱하기 때문이다. 그러나 비록 鬱結은 열 수 있지만, 血液을 亡失시키고 그 陰氣를 損傷시키는 것은 어쩔 수가 없다. 그러므로 간혹 이어서 나중에 怫熱이 다시 鬱結되어 病이 더욱 甚해

195 "辛"은 底本에 "卒"로 되어 있으나, 《河間醫集》의 校勘과 《素问玄机原病式注释本》을 따라 修正하였다. 巴豆는 氣味가 辛温하고 有毒한 藥物이다.

196 "柰"는 "柰何"와 "無柰"의 뜻으로 쓰이니 여기서는 後者의 뜻으로서 "……은 어쩔 도리가 없다."는 뜻이다.

지는 것이다.

因思得利時愈하야 而復利之를 如前之說하면 以利三五次間에 則陰氣衰殘하고 陽熱太甚하야 而大小便赤澁、發黃、腹脹腫滿也커나 或濕熱內甚하야 而時復濡泄[197]也라.

通利시킬 수 있었을 때에 나았던 것을 생각함에 因하여 다시 通利시키기를 앞의 말과 같이하면, 3～5차례 通利시키는 사이에 陰氣가 衰殘해지고 陽熱이 너무 甚해져서 大小便이 붉고 澁滯하고 黃疸이 나타나고 배가 膨脹하여 그득하게 붓거나 혹은 濕熱이 안에서 甚해져서 때때로 다시 물설사를 한다.

或但傷飮食호대 而怫熱鬱結이 亦如酒病하야 轉成水腫者가 不爲少矣나, 終不知怫熱內作은 則脉必沈數而實하니, 法當辛苦寒藥治之하면 結散熱退하야 氣和而已하고; 或熱[198]甚鬱結不能開通者는 法當辛苦寒藥下之하면 熱退結散하야 而無鬱結也리니, 所謂"結"者는 怫鬱而氣液不能宣通也요 非謂大便之結硬耳라.

간혹 다만 飮食에만 損傷되었지만 怫熱이 鬱結된 것이 또한 술병과 같아서 점차로 水腫이 되는 것이 적지 않지만, 怫熱이 안에서 일어난 것은 脈이 반드시 沈數而實하다는 것을 끝내 알지 못하니, 方法은 마땅히 辛苦하고 寒한 藥으로 治療하면 鬱結이 흩어지고 熱이 물러나서 氣가 和平해져서 낫고; 혹여 熱이 甚하여 鬱結을 開通시킬 수 없는 것은 方法을 마땅히 辛苦하고 寒한 藥으로 瀉下시키면 熱이 물러나고 結이 흩어져서 鬱結이 없어질 것이니, 이른바 "結"이라는 것은 怫熱이 鬱結되어 氣와 液이 通하지 못하는 것이고 大便의 硬結을 말하는 것이 아니다.

或云"水腫者는 由脾土衰虛하야 而不能制其腎水하면 則水氣妄行하고

197 《素問》〈六元正紀大論〉에 "濕勝則濡泄이라." 하였는데, 王冰의 注에 "濡泄은 水利也라." 하였으니, "濡泄"은 濕이 盛할 때에 發生하는 "물설사"이다.

198 "熱"은 底本에 "勢"로 되어 있으나, 아래에 "熱退結散而無鬱結也"라는 말이 나오는 것으로 봐서는 "熱"의 잘못이 분명하므로 《素问玄机原病式注释本》과 《河間醫集》을 따라 修正하였다.

而脾主四支라 故水氣遊走四支하야 身面俱腫”者는 似是而實非也라.

혹자가 “水腫은 脾土가 虛衰함에 말미암아 그 腎水를 制壓하지 못하면 水氣가 제멋대로 돌아다니고 脾는 四支를 맡기 때문에 水氣가 四支에 돌아다녀서 몸과 얼굴이 함께 붓는 것이다.”라고 말한 것은 옳은 듯하지만 실제로는 잘못된 것이다.

夫治水腫腹脹은 以辛苦寒藥為君하야 而大利其大小便也요; 經曰: “中滿者는 寫[199]之于內라.”하니, 然則豈為脾土之虛也아? 此說은 正與《素問》相反이라.

무릇 水腫과 腹脹을 治療하는 것은 辛苦하고 寒한 藥을 君藥으로 삼아서 그 大小便을 크게 通利시키는 것이고; 經典에 이르기를: “속이 더부룩한 者는 (腹腔의) 內部를 瀉下시켜라.” 하였으니, 그렇다면 어찌 脾土가 虛한 것이겠는가? 이 말은 바로 《素問》과 相反되는 것이다.

經曰: “諸濕腫滿은 皆屬脾土라.”[200]하고, 又云: “太陰所主는 胕腫[201]이라.”[202]하고, 又云: “濕勝[203]則濡泄하고 甚則水閉胕腫이라.”하니, 皆所謂太陰脾土濕氣之實甚也요; 又經曰: “諸腹脹大는 皆屬于熱이라.”[204]하고, 又云: “諸胕腫、疼酸、驚駭는 皆屬于火라.”[205]하고, 又曰: “熱勝則胕腫이라.”[206]하니, 皆所謂心火實熱이어늘 而安得言脾虛不能制腎水之實甚乎아?

---

199 “寫”는 底本에 “治”로 되어 있으나, 《素問》〈陰陽應象大論〉에 의거하여 修正하였다. “寫”는 “寫”와 같은 글자이고 “瀉”와 通用하는 글자이니 “瀉下시킨다.”는 뜻이다. 뒤쪽의 “然則豈為脾土之虛也?”와 文脈이 이어지려면 “治”보다는 “瀉”가 더 적절한 뜻의 글자이다.

200 底本의 “皆屬脾土”는 《素問》〈至眞要大論〉에는 “皆屬於脾”로 되어 있다.

201 “胕腫”은 “浮腫”과 같은 뜻이다.

202 底本의 “太陰所主 胕腫”은 《素問》〈六元正紀大論〉에는 “太陰所至 為重、胕腫”으로 되어 있다.

203 “濕勝”은 底本에 “勝濕”으로 되어 있으나 《素問》〈六元正紀大論〉에 의거하여 修正하였다.

204 底本의 “諸腹脹大”는 《素問》〈至眞要大論〉에는 “諸脹腹大”로 되어 있다.

205 底本의 “諸胕腫疼酸驚駭 皆屬于火.”는 《素問》〈至眞要大論〉에는 “諸病胕腫疼酸驚駭 皆屬於火”로 되어 있다.

206 底本의 “熱勝則胕腫.”은 《素問》〈陰陽應象大論〉과 〈六元正紀大論〉에 모두 “熱勝則腫.”으로 되어 있다.

經典에 이르기를: "諸般의 濕으로 붓고 더부룩한 것은 모두 脾土에 屬한다." 하였고, 또 이르기를: "太陰이 主管하는 것은 붓는 것이다." 하였고, 또 이르기를: "濕이 勝하면 물설사를 하고 甚하면 水가 閉塞되어 붓는다." 하였으니, 모두가 太陰脾土의 濕氣의 實함이 甚한 것을 말한 것이고; 또 經典에 이르기를: "諸般의 腹部가 膨脹하여 커지는 것은 모두 熱에 屬한다." 하였고, 또 이르기를: "諸般의 浮腫과 아프고 시큰거리는 것과 놀라는 것은 모두 火에 屬한다." 하였고, 또 이르기를: "熱이 盛하면 붓는다." 하였으니, 모두가 心火의 實熱을 말한 것이거늘, 어찌 脾가 虛하여 腎水의 實함이 甚한 것을 制壓하지 못하는 것이라고 말할 수 있겠는가?

故諸水腫者는 濕熱之相兼也라. 如六月濕熱太甚에 而庶物隆盛하니 水腫之象을 明可見矣라.

그러므로 諸般의 水腫은 濕과 熱이 서로 兼한 것이다. 예컨대 (음력) 6월에 濕熱이 매우 甚할 때에 萬物이 隆盛하니 水腫의 象을 분명하게 볼 수 있다.

故古人이 制以辛苦寒藥하야 治之하니, 盖以辛散結하고 而苦燥濕하며 以寒除熱하야 而隨其利하야 濕去結散하고 熱退氣和而已라.

그러므로 古人이 辛苦하고 寒한 藥을 만들어서 그것을 治療하였으니, 辛味로 鬱結을 發散시키고 苦味로 濕을 말리며 寒한 性質로 熱을 除去하여 그 通利함을 따라 濕이 除去되고 鬱結이 흩어지고 熱이 물러나고 氣가 和平해져서 나은 것이다.

所以[207]妄謂"脾虛不能制其腎水"[208]者는 但謂[209]數下致之하고 又多水液故也니, 豈知巴豆熱毒이 耗損腎水陰氣하면 則心火及脾土自甚하고 濕熱相搏하면 則怫鬱痞隔하야 小便不利而水腫也아? 更宜下之者는 以其

207 이 "所以"는 "……하는 까닭"이라는 뜻이다.

208 "妄謂脾虛不能制其腎水"는 위쪽에서 "或云 水腫者 由脾土衰虛 而不能制其腎水……"라고 말한 것을 두고 하는 말이다.

209 "謂"는 "……라고 말하다."라는 뜻도 있지만 "……라고 생각하다."라는 뜻도 들어 있다.

辛苦寒藥이 能除濕熱怫鬱痞膈[210]故也라.

"(水腫은) 脾가 虛하여 그 腎水를 制壓하지 못하는 것이다."라고 제멋대로 말한 까닭은 여러 차례 瀉下시켜서 이것을 招來하였다고만 생각하고 또 水液이 많기 때문이니, 巴豆의 熱毒이 陰氣인 腎水를 耗損시키면 心火와 脾土가 저절로 甚해지고 濕과 熱이 서로 부딪치면 鬱滯되어 막혀서 小便이 通利하지 못하여 水腫이 된다는 것을 어찌 알겠는가? 다시 마땅히 瀉下시켜야 하는 것은 그 辛苦하고 寒한 藥이 濕熱이 鬱滯되어 막힌 것을 除去할 수 있기 때문이다.

亦由傷寒下之太早하야 而熱入以成結胸者는 更宜陷胸湯、丸寒藥下之하고; 又如傷寒誤用巴豆熱毒下之하야 而熱勢轉甚은 更宜調胃承氣湯寒藥下之者也라.

또한 傷寒에 너무 일찍 瀉下시킨 것 때문에 熱이 들어가서 結胸이 된 것은 다시 마땅히 寒한 藥인 陷胸湯과 陷胸丸으로 瀉下시켜야 하고; 또 傷寒에 熱하고 毒한 巴豆를 잘못 사용하여 瀉下시켜서 熱의 氣勢가 더욱 甚해진 것과 같은 것은 다시 寒한 藥인 調胃承氣湯으로 瀉下시켜야 마땅한 것이다.

若夫世傳銀粉[211]之藥으로 以治水腫而愈者는 以其善開怫鬱痞隔故也나 慎不可過度而加害爾라. 況銀粉은 亦能傷牙齒者니 謂[212]毒氣感於腸胃에 而精神氣血水穀이 **不**[213]能勝其毒이라. 故毒氣循經上行하야 而至齒齦嫩薄之分하면 則為害也라. 上下齒縫者는 手足陽明胃之經也니 凡用此藥엔 先當固濟[214]爾라.

---

210 "隔"은 "膈"의 뜻으로도 사용되지만 "膈"은 "隔"의 뜻으로 사용되지 않으므로, "痞膈"은 "痞隔"의 잘못이다. 하지만 醫書에서 자주 "痞隔"의 뜻으로 잘못 사용되고 있어서 일일이 修正하기 어려우므로 그대로 두고 "痞隔"의 뜻으로 새겼다.

211 "銀粉"은 輕粉을 가리킨다.

212 "謂"는 "爲"와 같으니 "因爲"의 뜻이다.

213 "**不**"은 底本에 없는 글자이지만, 文義를 고려하고 《素问玄机原病式注释本》의 校勘과 《河間醫集》의 校勘에 따라 補入하였다.

214 "固濟"는 단단히 들러붙게 고정하는 것이다.

저 世俗에 傳해지는 輕粉이 든 藥으로 水腫을 治療하여 낫는 것과 같은 것은 그것이 鬱滯되어 막힌 것을 잘 열기 때문이지만, 삼가서 過度하게 하여 害를 더해서는 안 된다. 게다가 輕粉은 또한 齒牙를 損傷시킬 수 있는 것이니, 毒氣가 腸、胃에 感觸되었을 때에 精神과 氣血과 水穀이 그 毒을 이겨내지 못하기 때문이다. 그러므로 毒氣가 經脈을 따라 上行하여 齒齦의 연하고 얇은 部分에 이르면 害가 된다. 上下의 齒縫[215]은 手足의 陽明인 (大腸과) 胃의 經絡이니, 무릇 이 藥을 사용할 때에는 먼저 마땅히 고정시켜야 한다.

或云"陰水偏身하고 而又惡寒은 止是寒"者는 非也라. 經言: "少陰所至엔 為驚惑、惡寒、戰慄、悲笑、譫妄이라."하니, 謂少陰君火熱氣之至也라. 詳見下文"惡寒""戰慄"論中하다.

혹자가 "陰水가 온몸에 퍼지고 또 惡寒하는 것은 다만 寒(證)이다."라고 말한 것은 잘못이다. 經典에 말하기를: "少陰이 이르렀을 때에는 驚惑[216]하고 惡寒하고 戰慄하고 悲笑하고 譫妄한다." 하였으니, 少陰君火의 熱氣가 至極함을 말한 것이다. 자세한 것은 아래에서 "惡寒"과 "戰慄"을 論한 글 속에 보인다.

"瞀"는 昏也니, 熱氣甚하면 則濁亂昏昧也라.

"瞀"는 어둡다는 뜻이니, 熱氣가 甚하면 (눈이) 어지럽고 어두운 것이다.

"鬱"은 怫鬱也라. 結滯壅塞하야 而氣不通暢은 所謂熱甚하면 則腠理閉密하야 而鬱結也일새라. 如火煉物에 熱極하면 相合而不能相離라. 故熱鬱하면 則閉塞而不通暢也라. 然寒水主于閉藏이어늘 而今反屬熱者는 謂火熱亢極하면 則反兼水化하야 制之故也라.

215 "齒縫"은 齒牙와 齒齦이 만나는 부위이다.
216 "驚惑"은 놀라서 어리둥절해 하는 것이다.

"鬱"은 怫鬱[217]의 뜻이다. 結滯되어 막혀서 氣가 通하여 펼쳐지지 못하는 것은 熱이 甚하면 腠理가 緻密하게 닫혀서 鬱結되기 때문이다. 예컨대 火가 물건을 製鍊할 때에 熱이 至極하면 서로 합쳐져서 서로 떼어낼 수 없는 것과 같다. 그러므로 熱이 鬱滯되면 閉塞되어서 通하여 펼쳐지지 못하는 것이다. 그러나 寒水가 閉藏을 主管하거늘 지금 도리어 熱에 屬하는 것은 火熱이 亢極하면 도리어 水化를 兼하여 制御하기 때문이다.

"腫脹"은 熱勝于內하면 則氣鬱而為腫也라. 陽熱氣甚하면 則腹脹也라. 火主長而茂하야 形貌顯彰하고 升明、舒榮하니 皆腫脹之象也라.

"腫脹"은 熱이 內部에서 盛하면 氣가 鬱滯되어 腫脹이 된다. 陽인 熱의 氣가 甚하면 배가 膨脹한다. 火는 자라나 茂盛해지는 것을 主管하여, 形貌가 드러나고, 上升하여 분명해지고, 펼쳐져 繁榮하니, 모두가 腫脹의 象이다.

鼻窒: "窒"은 塞也라. 火主䐜脹[218]腫脹이라. 故熱客陽明하야 而鼻中䐜脹하면 則窒塞也라. 或謂寒主閉藏하야 妄以鼻窒為寒者는 誤也라.

鼻窒: "窒"은 막힌다는 뜻이다. 火는 성이 나서 부어오르는 것을 主管한다. 그러므로 熱이 陽明에 侵入하여 콧속이 성이 나서 부어오르면 막힌다. 혹자가 寒이 閉藏을 主管하기 때문에 제멋대로 鼻窒을 寒(證)이라고 한 것은 잘못이다.

蓋陽氣甚於上이어늘 而側臥하면 則上竅通利하고 而下竅閉塞者는 謂陽明之脉은 左右相交하야 而左脉注于右竅하고 右脉注于左竅일새라.

217 "怫鬱"은 "蘊積" 즉 "쌓이다."의 뜻, "鬱滯되다."의 뜻, "憂鬱하다."의 뜻을 가지고 있다. 여기서는 문맥상으로 볼 때 "鬱滯되다."의 뜻으로 사용된 것이다.

218 "䐜脹"의 "脹"은 "憤"과 같으므로 "䐜脹"은 《素問》〈風論〉에서 "肌肉憤䐜而有瘍"이라고 할 때의 "憤䐜"과 같으니 "성이 나서 부어오르는 것"을 가리킨다. 우리말에도 심하게 부어오르는 것을 성났다고 표현하는 경우가 있다.

陽氣는 위쪽에서 甚한 것이거늘, 옆으로 누우면 위쪽 구멍은 잘 通하고 아래쪽 구멍은 막히는 것은 陽明의 經脈은 左와 右가 서로 交叉하여 左側 經脈은 右側 구멍으로 흘러가고 右側 經脈은 左側 구멍으로 흘러가기 때문이다.

故風熱鬱結에 病偏于左하면 則右竅反塞之類[219]也어늘, 俗不知陽明之脉은 左右相交하야 注于鼻孔하야 但見側臥則上竅通利、下竅塞窒하고 反疑為寒爾라. 所以[220]否泰[221]之道者는 象其肺金之盈縮[222]也라.

그러므로 風熱이 鬱結되었을 때에 (右側臥位로 누워서) 病이 左側으로 치우치면 右側의 구멍이 도리어 막히는 경우가 많은 것이거늘, 俗人들은 陽明의 經脈은 左와 右가 서로 交叉하여 콧구멍으로 흘러간다는 것을 알지 못하여, 다만 옆으로 누우면 위쪽 구멍은 잘 通하고 아래쪽 구멍은 막히는 것만 보고 도리어 寒(證)일 것이라고 疑心한다. 그러므로 막히고 뚫리는 道는 그 肺金의 腫脹과 收縮을 象徵하는 것이다.

"鼽"者는 鼻出清涕也라. 夫五行之理는 微則當其本化하고 甚則兼有鬼賊[223]이라. 故經曰: "亢則害、承乃制"也라하고; 《易》曰: "燥萬物者는 莫熯乎火라."[224]하며; 以火煉金에 熱極而反化為水하고; 及身熱極하면 則反汗出也라.

"鼽"는 코가 맑은 콧물을 排出하는 것이다. 무릇 五行의 理致는 微弱

219 "類"는 底本에 "缺" 즉 "빠진 글자"라고 표시되어 있지만, 《河間醫集》의 校勘과 《素问玄机原病式注释本》에 의거하여 補入하였다. 이 "類"는 "衆" 즉 "많다."는 뜻이다.

220 "所以"는 "그러므로"라는 뜻이다.

221 "泰"는 底本에 "缺" 즉 "빠진 글자"라고 표시되어 있지만, 《河間醫集》의 校勘과 《素问玄机原病式注释本》에 의거하여 補入하였다. 여기서의 "否泰"는 "否塞하고 通泰함" 즉 "(코의) 막히고 뚫림"을 뜻한다. "否塞"과 "通泰"는 모두 同義連綿詞이다.

222 "肺金之盈縮"은 "(火熱로 인한) 肺金의 腫脹과 收縮"을 가리킨다.

223 "鬼賊"은 문맥상 아래에 보이는 "鬼賊之化"의 줄임말이다.

224 "燥萬物者 莫熯乎火."는 《周易》〈說卦傳〉에 보이는 글이다.

하면 그 本身의 變化를 擔當하고 甚하면 鬼賊의 變化를 兼하여 가진다. 그러므로 經典에 이르기를: "亢極하면 해치고, 繼承한 것이 이에 制御한다." 하였고; 《易》에 이르기를: "萬物을 말리는 것은 火보다 잘 말리는 것이 없다." 하였으며; 火를 가지고 金屬을 製鍊할 때에 熱이 至極하면 도리어 變化하여 水가 되게 하고; 그리고 身熱이 至極하면 도리어 땀이 排出된다.

水體柔順이나 而寒極하면 則反氷如地也요; 土主濕陰雲雨而安靜이나 土濕過極하면 則反為驟注[225]、烈風[226]、雨淫潰[227]也요; 木主温和而生榮이나 風大하면 則反涼而毁折也요; 金主清涼이나 秋涼極하면 而萬物反燥也니, 皆所謂過極則反兼鬼賊之化하야 制其甚也라.

水의 本體는 柔順한 것이지만 寒이 至極하면 도리어 땅처럼 얼어서 굳게 하는 것이고; 土는 濕陰과 雲雨를 主管하여 便安하고 고요하게 하는 것이지만 土의 濕이 지나치게 極甚하면 도리어 驟注와 烈風과 雨淫潰가 되는 것이고; 木은 溫和함을 主管하여 낳고 蕃盛하게 하는 것이지만 風이 세차면 도리어 서늘하게 하고 毁損하여 부러뜨리는 것이고; 金은 淸涼함을 主管하는 것이지만 가을의 서늘함이 至極하면 萬物이 도리어 마르니, 모두가 지나치게 極甚하면 도리어 鬼賊의 變化를 兼하여 그 甚한 것을 制御하기 때문이다.

由是肝熱甚則出泣하고; 心熱甚則出汗하고; 脾熱甚則出涎하고; 肺熱甚則出涕하고; 腎熱甚則出唾也라.

이 때문에 肝熱이 甚하면 눈물을 排出하고; 心熱이 甚하면 땀을 排出하고; 脾熱이 甚하면 (痰)涎을 排出하고; 肺熱이 甚하면 콧물을 排出하고; 腎熱이 甚하면 唾液을 排出한다.

經曰: "鼻熱者는 出濁涕라."하니 凡痰涎涕唾稠濁者는 火熱極甚하야 銷

---

225 "驟注"는 빠르게 쏟아 붓는 비를 가리킨다.

226 "烈風"은 매서운 바람을 가리킨다.

227 《素問》〈五運行大論〉의 王冰注에 "淫은 久雨也요 潰는 土崩潰也라." 하였으니, "雨淫潰"는 오랜 비 때문에 土砂가 崩壞되는 것을 가리킨다.

爍하야 致之然也라.

經典에 이르기를: "鼻熱(證)은 濁한 콧물을 排出한다." 하였으니, 무릇 痰、涎、涕、唾가 진하고 濁한 것은 火熱이 極甚하여 달구어 녹여서 그렇게 되게 한 것이다.

或言"鼽為肺寒"者는 誤也라. 彼但見鼽、嚏[228]、鼻窒이 冒寒則甚하야 遂以為然이니 豈知寒傷皮毛하면 則腠理閉密하야 熱極怫鬱하야 而病愈甚也아?

혹자가 "鼽는 肺寒(證)이다."라고 말한 것은 잘못이다. 저들은 다만 콧물과 재채기와 코막힘이 寒을 犯하면 甚해지는 것만 보고서 마침내 그렇게 말한 것이니, 寒이 皮毛를 損傷시키면 腠理가 緻密하게 닫혀서 至極한 熱이 鬱滯되어서 病이 더욱 甚해지는 것임을 어찌 알겠는가?

"衄"者는 陽熱怫鬱하야 干於足陽明하야 而上熱甚이니 則血妄行하야 為鼻衄也라.

"衄"은 陽熱이 鬱滯되어서 足陽明經을 侵犯하여 上升하는 熱이 甚한 것이니, 그러면 血이 제멋대로 運行하여 코피가 된다.

"血溢"者는 上出也니, 心養於血이라 故熱甚하면 則血有餘하야 而妄行이라. 或謂"嘔吐紫凝血為寒"者는 誤也라. 此非冷凝이요 由熱甚銷爍하야 以為稠濁이니 而熱甚하면 則水化制之라 故赤兼黑而為紫也라.

"血溢"은 (血이) 위쪽으로 排出되는 것이니, 心은 血을 기르기 때문에 (心의) 熱이 甚하면 血이 남음이 있어서 제멋대로 運行하는 것이다. 혹자가 "紫色으로 凝結된 血을 吐하는 것은 寒(證)이다."라고 말한 것은 잘못이다. 이것은 차갑게 凝結된 것이 아니라 熱이 甚하여 달구어

228 "嚏(체)"는 《廣韻》에 따르면 "嚔"의 俗字이므로 "재채기"라는 뜻으로 사용된 것이다. "삽"으로 읽으면 "歃" 즉 "마시다."의 뜻으로도 사용된다.

녹여서 이 때문에 진하고 濁하게 된 것이니, 熱이 甚하면 水化가 그것을 制御하기 때문에 赤色이 黑色을 兼하여서 紫色이 되는 것이다.

"血泄"은 熱客下焦하야 而大小便血也라.

"血泄"은 熱이 下焦에 侵入하여 血을 大小便으로 내보내는 것이다.

"淋"은 小便澁痛也니, 熱客膀胱하야 鬱結不能滲泄故也라. 或曰: "小便澁而不通者는 為熱이요 遺尿不禁者는 為冷이라."하니, 豈知熱甚하야 客於腎部하고 干於足厥陰之經하야 廷孔鬱結極甚하야 而氣血不能宣通하면 則痿痺하야 而神無所用이라 故液滲入膀胱에 而旋溺遺失하고 不能收禁也아?

"淋"은 小便이 澁滯하고 아픈 것이니, 熱이 膀胱을 侵入하여 鬱結되어 (小便이) 새어나갈 수 없기 때문이다. 혹자가 이르기를: "小便이 澁滯하여 通利하지 않는 것은 熱(淋)이고, 小便을 遺失하고 禁하지 못하는 것은 冷(淋)이다." 하니, 熱이 甚하여 腎의 部位에 侵入하고 足厥陰의 經脈을 侵犯하여 尿道口의 鬱結이 極甚하여 氣와 血이 通하지 못하면 痿弱해지고 麻痹되어 精神이 作用할 곳이 없기 때문에 尿液이 膀胱에 스며들어 갔을 때에 곧바로 尿液을 遺失하고 收拾하여 禁하지 못한다는 것을 어찌 알겠는가?

經曰: "目得血而能視하고; 耳得血而能聽하고; 手得血而能攝하고; 掌得血而能握하고; 足得血而能步하고; 臟得血而能液하고; 腑得血而能氣라."[229]하니, 夫血隨氣運하야 氣血宣行하면 則其中神自清利하야 而應機[230]하야 能為用矣라.

經典에 이르기를: "눈이 血을 얻으면 볼 수 있고; 귀가 血을 얻으면 들

229 底本의 "目得血而能視 …… 腑得血而能氣"는 《素問》〈五臟生成〉에 "肝受血而能視 足受血而能步 掌受血而能握 指受血而能攝"이라고 되어 있다.

230 "應機"의 "機"는 "機會"의 뜻이고 "應"은 "對應" 즉 "알맞게 응하다."의 뜻이다.

을 수 있고; 손이 血을 얻으면 집을 수 있고; 손바닥이 血을 얻으면 쥘 수 있고; 발이 血을 얻으면 걸을 수 있고; 臟이 血을 얻으면 津液을 生成할 수 있고; 腑가 血을 얻으면 氣를 生成할 수 있다." 하였으니, 무릇 血이 氣의 運行을 따라서 氣와 血이 펼쳐져 運行하면 그 속의 精神이 저절로 맑고 순조로워서 機會에 應하여 作用할 수 있다.

又曰: "血氣者는 人之神이니 不可不謹養也라."[231] 故諸所運用이 時習[232]之하면 則氣血通利하야 而能為用하고; 閉壅之하면 則氣血行微하야 而其道不得通利라 故劣弱也라.

(經典에) 또 이르기를: "血과 氣는 사람의 (精)神이니 삼가 기르지 않으면 안 된다." 하였다. 그러므로 諸般의 運用하는 바가 때에 맞게 調節되면 氣와 血이 잘 通하여서 사용될 수 있고; 막히면 氣와 血의 運行이 微弱하여서 그 길이 잘 通할 수 없기 때문에 劣弱해진다.

若病熱極甚하면 則鬱結하야 而氣血이 不能宣通하야 神無所用하야 而不遂其機하니, 隨其鬱結之微甚하야 有不用之大小焉이라.

만약 病의 熱이 極甚하면 鬱結되어서 氣와 血이 通하지 못하여 精神이 作用할 곳이 없어서 그 機會를 따르지 못하니, 그 鬱結의 微弱함과 甚함을 따라 作用하지 못함의 크고 작음이 있다.

是故目鬱則不能視色하고; 耳鬱則不能聽聲하고; 鼻鬱則不能聞香臭하고; 舌鬱則不能知味하며, 至如筋痿骨痺와 諸所出不能為用도 皆熱甚鬱結之所致也라.

이 때문에 눈이 鬱滯되면 色을 보지 못하고; 귀가 鬱滯되면 소리를 듣지 못하고; 코가 鬱滯되면 냄새를 맡지 못하고; 혀가 鬱滯되면 맛을 알지 못하며, 심지어 筋痿와 骨痺와 諸般의 排出에 (精神이) 作用하지 못하는 것[233]과 같은 것도 모두 熱이 甚하여 鬱結된 것이 招來하

231 "血氣者 人之神 不可不謹養"은 《素問》〈八正神明論〉에 보이는 글이다.

232 "習"은 "調節"의 뜻이다.

233 "諸般의 排出에 (精神이) 作用하지 못하는 것"은 大小便의 失禁을 가리킨다.

는 것이다.

故仲景論少陰病熱極에 曰: "溲便遺失하고 狂言하고 目反、直視者는 腎先絶也라."하고; 《靈樞經》曰: "腎主二陰이라."하니, 然水衰虛하고 而怫熱이 客其部分하야 二陰鬱結하면 則痿痺하야 而神無所用이라 故溲便遺失而不能禁止하니, 然則熱證明矣라.

그러므로 仲景이 少陰病에 熱이 至極한 것을 論한 곳에 이르기를: "大小便을 遺失하고 狂言을 하고 눈이 뒤집어지거나 똑바로만 보는 者는 腎이 먼저 끊어진 것이다." 하였고; 《靈樞經》에 이르기를: "腎은 二陰을 主管한다." 하였으니, 그렇다면 水가 虛衰하고 怫熱이 그 部分을 侵入하여 二陰이 鬱結되면 痿弱해지고 痲痹되어 精神이 作用할 곳이 없기 때문에 大小便이 遺失되어도 禁止하지 못하는 것이니, 그렇다면 熱證이 分明한 것이다.

是故世傳方論이 雖曰冷淋이라하나 復用榆皮、黃芩、蘧麥[234]、茯苓、通草、雞蘇、郁李仁、梔子之類寒藥하야 治之而已니, 其說雖妄이나 其方乃是는 由不明氣運變化之機니 宜乎認是而為非也라.

이 때문에 世俗에 傳해지는 方論이 비록 冷淋이라고 하지만, 다시 寒한 藥인 榆皮、黃芩、蘧麥、茯苓、通草、雞蘇、郁李仁、梔子의 部類를 사용하여 治療할 뿐이니, 그 말은 비록 터무니없지만 그 處方은 도리어 옳은 것은 氣運이 變化하는 理致를 밝게 알지 못했기 때문이니, 옳다고 여기고 잘못을 행하는 것이 마땅하다.

或謂: "患淋而服茴香、益智、滑石、醇酒溫藥而愈者는 然則非冷歟아?"하니, 殊不知此皆利小便之要藥也라. 蓋醇酒、益智之性雖熱이나 而茴香之性溫하고 滑石之性寒하니 所以能開發鬱結하야 使氣液宣通하야 熱散而愈也라.

혹자는 이르기를: "淋疾을 앓을 때에 溫한 藥인 茴香、益智仁、滑石、醇酒를 服用하여 낫는 것은 그렇다면 冷淋이 아닌 것인가?" 하니, 이

234 "蘧麥"은 "瞿麥"의 異名이다.

들은 모두 小便을 通利시키는 要藥이라는 것을 전혀 모르는 것이다. 醇酒와 益智仁의 性質이 비록 熱하지만, 茴香의 性質은 溫하고 滑石의 性質은 寒하니, 鬱結을 開通하여 氣와 液으로 하여금 通하게 할 수 있어서 熱이 흩어져서 낫는 것이다.

"閟"는 俗作秘요 大便澁滯也니, 熱耗其液하면 則糞堅結하고 而大 腸燥澁하야 緊斂故也라. 謂之風熱結者는 謂火甚制金하야 不能平木하면 則肝木自旺故也라. 或大便溏而閟者는 燥熱在于腸胃之外하고 而濕熱在內故也라. 義同泄、痢、後重之義[235]하니 見"下迫"論中이라.

"閟"는 俗人들이 秘라고 쓰는 것이고 大便이 澁滯한 것이니, 熱이 그 (津)液을 耗損하면 糞便이 단단하게 凝結되고 大腸이 燥澁하여 단단하게 收斂하기 때문이다. 이것을 일러 風熱이 맺힌 것이라고 하는 것은 火가 甚하여 金을 制壓하여 木을 平定하지 못하면 肝木이 저절로 旺盛해지기 때문이다. 간혹 大便이 무르면서도 澁滯한 것은 燥熱이 腸、胃의 바깥에 있고 濕熱이 (腸、胃의) 안에 있기 때문이다. 理致가 泄瀉와 下痢와 後重의 理致와 같으니 "下迫"을 論한 것 속에 보인다.

身熱惡寒: 此는 熱在表也라. 邪熱在表而淺하면 邪畏其正이라 故病熱而反惡寒也라.

身熱惡寒: 이것은 熱이 表에 있는 것이다. 邪熱이 表에 있어서 얕으면 邪氣가 그 正氣를 두려워하기 때문에 熱이 나는 病을 앓으면서도 도리어 寒을 싫어하는 것이다.

或言"惡寒為寒在表라."하고 或言"身熱惡寒은 為熱在皮膚하고 寒在骨髓"者는 皆誤也라. 仲景法에 曰: "無陽病寒은 不可發汗이라."[236]하고, 又

---

235 "義同泄痢後重之義"의 두 "義" 자는 "理致"라는 뜻이다.

236 《傷寒論》〈辨太陽病脈證并治法上第五〉에 "太陽病發熱惡寒에 熱多寒少하고 脈微弱者는 此無陽也니 不可發汗이라."라는 글이 보인다.

言: "身熱惡寒은 麻黃湯汗之하니, 汗泄하면 熱去身涼하야 即愈라."하니, 然則豈有寒者歟아?

혹자가 "寒을 싫어하는 것은 寒이 表에 있기 때문이다."라고 말하고 혹자가 "몸에서 熱이 나는데도 寒을 싫어하는 것은 熱이 皮膚에 있고 寒이 骨髓에 있기 때문이다."라고 말한 것은 모두 잘못이다. 仲景의 法에 이르기를: "陽(熱)이 없이 (惡)寒하는 病을 앓는 것은 發汗시켜서는 안 된다." 하였고, 또 말하기를: "몸에 熱이 나고 寒을 싫어하는 것은 麻黃湯으로 發汗시키니, 땀이 排泄되면 熱이 除去되고 몸이 서늘해져서 곧바로 낫는다." 하였으니, 그렇다면 어찌 寒을 가지고 있는 者이겠는가?

又如熱生[237]癰腫瘡瘍而惡寒者도 亦由邪熱在於表也나, 雖爾라도 不可汗之라. 故仲景曰: "患瘡者는 汗之則作痓[238]라."[239]하니라.

또 예컨대 熱이 癰腫과 瘡瘍을 발생시켜서 惡寒하는 것도 또한 邪熱이 表에 있기 때문이지만, 비록 그렇더라도 發汗시켜서는 안 된다. 그러므로 仲景이 이르기를: "瘡을 앓는 者는 發汗시키면 痓가 된다."고 한 것이다.

大法은 煩躁多渴하고 欲寒惡熱이 為病熱也나, 亦有"亢則害하야 承乃制之[240]"하니 則病熱甚而反覺其冷者也니, 雖覺其冷이나 而病爲熱[241]이요

237 "生"은 底本에 "缺" 즉 "빠진 글자"라고 표시되어 있지만, 《河間醫集》과 《素问玄机原病式注释本》에 의거하여 補入하였다.

238 《傷寒論》〈辨痓濕暍脉證第四〉에 "病身熱足寒 頸項强急 惡寒 時頭熱面赤目脉赤 獨頭面搖 卒口噤 背反張者 痓病也" 즉 "病이 들었을 때에 몸에서는 熱이 나는데 발은 차갑고, 목덜미가 뻣뻣하고, 추운 것을 싫어하고, 가끔 머리 쪽에 熱이 나서 얼굴이 붉어지고 눈이 充血되며, 유달리 머리와 얼굴을 흔들고, 갑자기 입을 꽉 다물고, 등이 뒤집어져 팽팽해지는 것은 痓病이다."라는 말이 보인다.

239 《傷寒論》〈辨太陽病脉證并治法中第六〉에 "瘡家는 雖身疼痛이라도 不可發汗이니, 發汗則痓라." 즉 "瘡을 앓는 患者는 비록 몸이 아프더라도 發汗시켜서는 안 되니, 發汗시키면 痓가 된다."라는 글이 보인다.

240 "之"는 底本에 "缺" 즉 "빠진 글자"라고 표시되어 있지만, 《河間醫集》과 《素问玄机原病式注释本》에 의거하여 補入하였다.

241 "覺其冷而病爲熱"은 底本에 "缺" 즉 "빠진 글자"라고 표시되어 있지만, 《河間醫集》과 《素问玄机原病式注释本》에 의거하여 補入하였다.

實非寒也라.

基本法則은 煩躁하고 渴症을 많이 느끼고 寒을 좋아하고 熱을 싫어하는 것이 熱病을 앓는 것이지만, 또한 "亢極하여 해쳐서 繼承한 것이 이에 그것을 制壓하는 것"도 있으니, 곧 熱病을 앓는 것이 甚하여서 도리어 그 冷함을 느끼는 것이니, 비록 그 冷함을 느끼지만 病은 熱(證)이고 眞實로 寒(證)이 아니다.

其病이 熱鬱甚而反惡寒하야 得寒轉甚而得[242]煖少愈者는 謂[243]煖則腠理疎通하야 而陽氣得散하야 怫熱少退라 故少愈也요; 其[244]寒則腠理閉密하야 陽氣怫鬱하야 而熱轉甚이라 故病加爾니, 上下中外周身皆然이라. 俗因之妄謂寒病이라하고 誤以熱藥投之하니 為害多矣라.

그 病이 熱의 鬱滯가 甚한 것인데도 도리어 寒을 싫어하여 차가운 것을 만나면 더욱 甚해지고 따뜻한 것을 만나면 조금 낫는 것은 따뜻하면 腠理가 疎闊하게 通하여 陽氣가 흩어질 수 있어서 怫熱이 조금 물러가기 때문에 조금 낫는 것이고; 만약 차가우면 腠理가 緻密하게 닫혀서 陽氣가 鬱滯되어 熱이 더욱 甚해지기 때문에 病이 더해지는 것이니, 上下와 內外의 온몸이 모두 그러하다. 俗人들이 이 때문에 함부로 寒病이라고 생각하고 熱한 藥을 잘못 投與하니 害가 되는 경우가 많다.

假令或因熱藥하야 以使怫熱稍散하야 而少愈者는 藥力盡하면 則病反甚也니, 其減則微하고 其加則甚이어늘, 俗無所悟하야 但云"服之而獲效나 力盡而病加라."하고 因而加志服之하니 由是諸熱病皆生矣라.

가령 간혹 熱한 藥에 依支하여 이로써 怫熱을 조금 흩을 수 있어서 조금 낫는 것은 藥의 힘이 다하면 病이 도리어 甚해지는 것이니, 그 減退되는 것은 微微하고 그 더해지는 것은 甚한 것이거늘, 俗人들은 깨

242 "甚而得"은 底本에 "缺" 즉 "빠진 글자"라고 표시되어 있지만, 《河間醫集》과 《素问玄机原病式注释本》에 의거하여 補入하였다.

243 "謂"는 "爲"와 같으니 "因爲"의 뜻이다.

244 "其"는 "若"과 같으니 "만약"이라는 뜻이다.

우치는 바가 없어서 다만 말하기를 "服用하였을 때에 效果를 거두었으나 (藥의) 힘이 다하여 病이 더하여졌다." 하고 이에 뜻을 더하여 그것을 服用하니 이 때문에 諸般의 熱病들이 모두 發生한다.

陽熱發하면 則鬱甚于上이라 故多目昏眩하고 耳聾鳴하며, 上壅癲疾하니, 上熱甚而下熱微어늘 俗輩復云"腎水衰弱하야 不能制心火라."하고 妄云"虛熱也라."하며, 抑[245]不知養水瀉火엔 則宜以寒하고 反以熱藥으로 欲養腎水하야 而令勝退心火하야 因而成禍가 不為少矣니, 可不慎歟아?

陽熱이 發生하면 鬱滯가 上部에서 甚하기 때문에, 눈이 어둡고 어지러우며, 귀가 울고 어두워지는 경우가 많으며, 上部가 壅塞하면 癲疾이 되니, 上部의 熱은 甚하고 下部의 熱은 微弱한 것이거늘, 俗人들은 다시 "腎水가 衰弱하여 心火를 制壓하지 못하는 것이다."라고 말하고, "虛熱이다."라고 함부로 말하며, 게다가 水를 기르고 火를 瀉할 때에는 마땅히 寒한 藥으로 해야 한다는 것을 알지 못하고, 도리어 熱한 藥으로 腎水를 길러서 心火를 이겨서 물리치게 하기를 바라서, 이 때문에 禍를 만드는 것이 적지 않으니, 삼가지 않아도 되겠는가?

"戰慄"[246]은 動搖니 火之象也라. 陽動陰靜하고 而水火相反이라. 故厥逆、禁固하야 屈伸不便은 為病寒也요 慄者는 寒冷也나, 或言"寒戰為脾寒"者는 未明變化之道也라.

"戰慄"은 動搖하는 것이니 火의 象이다. 陽은 動하고 陰은 靜하며 水와 火는 相反되는 것이다. 그러므로 厥逆[247]하고 禁固[248]하여 屈伸이 不便한 것은 寒病을 앓는 것이고, 떠는 것은 추워하는 것이지만, 혹자

245 "抑"은 "게다가, 또한"의 뜻이다.

246 아래에 "此는 由心火熱甚亢極而戰이나 反兼水化制之라 故寒慄也라."라는 글이 보이니 이 "戰慄"은 단순하게 떠는 것이 아니라 "寒慄" 즉 "추워하면서 떠는 것"을 가리킨다.

247 "厥逆"은 "手足厥冷"을 가리킨다.

248 "禁固"는 《素問》〈六元正紀大論〉에서 "關節禁固"라고 할 때의 "禁固"이니 "肢體의 關節이 强直한 것"을 가리킨다.

가 "추워하면서 떠는 것은 脾가 寒하기 때문이다."라고 말한 것은 變化의 道를 분명하게 알지 못한 것이다.

此는 由心火熱甚亢極[249]而戰이나 反兼水化制之라 故寒慄也라. 然寒慄者는 由火甚似水요 實非兼有寒氣也라.

이것은 心火의 뜨거움의 甚함이 極度에 이르렀기 때문에 떠는 것이지만, 도리어 水化의 制御를 兼하였기 때문에 추워하면서 떠는 것이다. 그렇다면 추워하면서 떠는 것은 火가 甚하여 水와 비슷해졌기 때문이고, 실제로는 寒氣를 兼하여 가지고 있는 것이 아니다.

故以大承氣湯으로 下之하면 多有燥糞하고 下後熱退하면 則戰慄愈矣라.

그러므로 大承氣湯으로 瀉下시키면 대부분 乾燥한 糞便을 가지고 있고, 瀉下시킨 뒤에 熱이 물러나면 戰慄도 낫는다.

或平人이 冒極寒而戰慄者는 由寒主閉藏하야 而陽氣不能散越하면 則怫熱內作故也니, 如冬寒而地中反煖也라.

간혹 (病에 걸리지 않은) 보통 사람이 지극한 추위를 犯하였을 때에 戰慄하는 것은 寒이 閉藏을 主管하는 것에 말미암아 陽氣가 發散되지 못하면 怫熱이 안에서 일어나기 때문이니, 겨울의 추위에도 땅속은 도리어 따뜻한 것과 같은 것이다.

或云: "冬엔 陽在內하고 而陰在外라. 故地上寒하고 而地中煖하며 夏則反此者는 乃真理也나, 假令冬至는 為地陰極하야 而生陽上升하니 至夏하면 則陽在上하고 而陰在地中者니, 當地上熱하고 而地中寒이 可也어니와, 柰何夏至는 為天陽極하야 而生陰下降이어늘 至冬하면 則入地反暖하고 地上反寒歟아?"한대, 或曰"冬後에 陽升而出하면 則陰降而入하고; 夏後에 陽降而入하면 則陰升而出"者는 乃妄意也라.

혹자가 묻기를: "겨울에는 陽이 內部에 있고 陰이 外部에 있기 때문에 地上은 춥고 地下는 따뜻하며, 여름이면 이것과 반대로 되는 것은 바로 眞理이지만, 가령 冬至는 地陰이 至極하여서 陽을 發生시켜

249 "亢極"은 同義連綿詞이니 "極度에 이르다."라는 뜻이다.

서 上升하게 하니, 여름에 이르면 陽이 (地)上에 있고 陰이 地下에 있는 것이니, 마땅히 地上은 덥고 地下는 차가운 것이 옳겠지만, 어찌하여 夏至는 天陽이 至極하여서 陰을 發生시켜서 下降하게 하는 것이거늘, 겨울에 이르면 땅속으로 들어가면 도리어 따뜻하고 地上은 도리어 추운 것인가?" 하고 묻자, 혹자가 대답하기를 "겨울 뒤에 陽이 上升하여 나오면 陰은 下降하여 들어가고; 여름 뒤에 陽이 下降하여 들어가면 陰이 上升하여 나오기 때문이다."라고 말한 것은 바로 터무니없는 생각이다.

如冬至子正엔 一陽生하야 而得[250]其復☷(《易》地雷復卦[251]라.)하고, 至于巳[252]하면 則陰絶하야 而六陽備라 是故得其純乾☰(八純乾[253]이라.)하고, 夏至午正엔 則一陰生하야 而得姤☰(天風姤라.)하고, 至於亥[254]하면 則陽絶하야 而六陰備라 是故得其純坤☷(八純坤이라.)하고, 至於冬至하면 則復陽也라. 然子後面南하고 午後面北하야 視卦之爻하면 則子[255]後陽升하고 午[256]後陰降이 明矣어늘, 安得反言冬後陰降而夏後陽降耶아?

예컨대 冬至의 子正에는 一陽이 發生하여 그 復☷(《易》의 地雷復卦이다.)과 符合하고, (음력) 4월에 이르면 陰이 絶滅하여 六陽이 갖추어지기 때문에 그 純乾☰(八卦가 純粹한 乾卦인 것이다.)과 符合하고, 夏至의 正午에는 一陰이 發生하여 姤☰(天風姤卦이다.)와 符合하고, (음력) 10월에 이르면 陽이 絶滅하여 六陰이 갖추어지기 때문에 그 純坤☷(八卦가 純粹한 坤卦인 것이다.)과 符合하고, 冬至에 이르면 陽을 回復한다. 그렇다면 (음

250 "得"은 "合"과 같으니 "符合하다."의 뜻이다.

251 "地雷復卦"는 外卦가 八卦의 坤卦이므로 地라 하였고, 內卦가 八卦의 震卦이므로 雷라 하였으며, 內卦와 外卦가 이와 같은 것은 六十四卦의 復卦이므로 "地雷復卦"라고 한 것이다.

252 "巳"는 "巳月"이니 음력 4월을 가리킨다.

253 "八純乾"은 八卦로 분석해볼 때 外卦와 內卦가 모두 純粹한 乾卦인 것이므로 "八純乾"이라고 한 것이다.

254 "亥"는 "亥月"이니 음력 10월을 가리킨다.

255 "子"는 "子月"이니 음력 11월을 가리킨다.

256 "午"는 "午月"이니 음력 5월을 가리킨다.

력) 11월 뒤에 남쪽을 향하고 5월 뒤에 북쪽을 향하여 卦의 爻를 살펴 보면, 11월의 뒤에는 陽이 上升하고 5월의 뒤에는 陰이 下降하는 것이 분명한 것이거늘, 어찌 도리어 겨울 뒤에는 陰이 下降하고 여름 뒤에는 陽이 下降한다고 말할 수 있겠는가?

子	丑	寅	卯	辰	巳	午	未	申	酉	戌	亥
䷗	䷒	䷊	䷡	䷪	䷀	䷫	䷠	䷋	䷓	䷖	䷁
子後面南↑子後陽升						午後面北↓午後陰降					

[표1] 劉河間이 十二辟卦를 보는 방법

所謂四時天氣者는 皆隨運氣之興衰也라. 然歲中五運之氣者는 風暑燥濕寒이 各主七十三日五刻하니 合為期歲也요. 歲中六部之主位者는 自大寒至春分은 屬木이라 故溫和而多風也요; 春分至小滿은 屬君火라 故暄煖也요; 小滿至大暑는 屬相火라 故炎熱也요; 大暑至秋分은 屬土라 故多濕陰雲雨也요; 秋分至小雪은 屬金이라 故涼而物燥也요; 小雪至大寒은 屬水라 故寒冷也라. 然則豈由陰陽升降於[257]地之內外乎아?

이른바 四季節의 氣候라는 것은 모두 (五)運과 (六)氣의 盛衰를 따르는 것이다. 그래서 일 년 중의 五運의 氣는 風、暑、濕、燥、寒이 각각 73일과 5刻[258]을 主管하니, 合하여 일 년이 되는 것이고, 일 년 중의 여섯 部分이 部位를 主管하는 것은 大寒으로부터 春分까지는 木에 屬하기 때문에 溫和하고 바람이 많은 것이고; 春分으로부터 小滿까지는 君火에 屬하기 때문에 따뜻한 것이고; 小滿으로부터 大暑에 이르기까지는 相火에 屬하기 때문에 더운 것이고; 大暑로부터 秋分까지는 土에 屬하기 때문에 濕陰과 雲雨가 많은 것이고; 秋分으로부터 小雪에 이르기까지는 金에 屬하기 때문에 서늘하여 물건이 乾燥한 것이고;

257 "升降於"는 底本에 "缺" 즉 "빠진 글자"라고 표시되어 있지만, 《河間醫集》과 《素问玄机原病式注释本》에 의거하여 補入하였다.

258 "五刻"은 하루가 百刻이므로 5/100일에 해당하는 시간이다.

小雪로부터 大寒에 이르기까지는 水에 屬하기 때문에 寒冷한 것이다. 그렇다면 어찌 땅의 內外에서 陰과 陽이 上升하고 下降하는 데 말미암는 것이겠는가?

其[259]地中寒燠者는 經言: "火熱은 主於出行하고 寒水는 主於閉藏이라."[260]하니, 故天氣熱하면 則地氣通泄而出行이라 故地中寒也니 猶人汗出之後體涼이요; 天氣寒하면 則地凝凍而閉塞하야 氣難通泄이라 故怫鬱而地中煖也라.

그 땅속이 차갑고 따뜻한 것은, 經典에 말하기를: "火熱은 出行하는 것을 主管하고 寒水는 閉藏하는 것을 主管한다." 하였으니, 그러므로 날씨가 더우면 地氣가 通泄하여 出行하기 때문에 땅속이 차가운 것이니 사람의 땀이 排出되고 난 뒤에 몸이 서늘해지는 것과 같은 것이고; 날씨가 추우면 땅이 얼어서 閉塞되어 氣가 通泄하기 어렵기 때문에 鬱滯되어 땅속이 따뜻한 것이다.

經言: "人之傷於寒也엔 則為病熱이라."[261]하니 又如水本寒이나 寒極則水氷如地하고 而氷[262]下之水는 反不寒也라. 氷厚則水温은 即閉藏之道也니, 或大雪加氷하야 閉藏之甚하면 則水大温하야 而魚乃死矣라.

經典에 말하기를: "사람이 寒에 損傷되었을 때에는 熱病을 앓게 된다." 하였으니, 또 예컨대 물은 본래 寒한 것이지만 寒이 至極하면 물이 얼어서 땅처럼 되고 얼음 아래의 물은 도리어 寒하지 않는 것과 같은 것이다. 얼음이 두꺼우면 물이 따뜻한 것은 곧 閉藏의 道이니, 만약 큰 눈이 얼음에 더하여져서 閉藏이 甚하면 물이 크게 따뜻해져서 물고기가 마침내 죽는다.

---

259 "外乎其"는 底本에 "缺" 즉 "빠진 글자"라고 표시되어 있지만, 《河間醫集》과 《素问玄机原病式注释本》에 의거하여 補入하였다.

260 《素問》〈六元正紀大論〉에 "少陽所至는 為熱府이니 為行出이라. ……중략…… 太陽所至는 為寒府이니 為歸藏이라."는 글이 보인다.

261 "人之傷於寒也 則為病熱."은 《素問》〈熱論〉에 보이는 글이다.

262 "氷"은 底本에 "水"로 되어 있으나, 《素问玄机原病式注释本》의 校勘과 《河間醫集》에 의거하여 修正하였다.

故子正一陽生하야 而至于正月寅하면 則三陽生而得其泰䷊(地天泰라.)하니, 泰者는 通利而非否塞也라. 午正一陰生하야 而至於七月申[263]하면 則三陰生而得否䷋(天地否라.)하니, 否者는 否塞而非通泰也라. 然而否極則泰하고 泰極則否라. 故六月泰極하면 則地中至寒하고 十二月否極하면 則地中至煖이라. 然則地中寒燠을 明可見焉이라. 故知[264]人之冒於寒에 而內為熱者도 亦有之矣라.

그러므로 (11월인) 子正에 一陽이 發生하여 正月인 寅月에 이르면 三陽이 發生하여 그 泰䷊(地天泰卦이다.)와 符合하니, 泰는 잘 通하고 막히지 않는 것이다. (5월인) 午正에 一陰이 發生하여 7월인 申月에 이르면 三陰이 發生하여 否䷋(天地否卦이다.)와 符合하니, 否는 막혀서 잘 通하지 않는 것이다. 그러나 否塞함이 至極하면 通泰하고 通泰함이 至極하면 否塞한다. 그러므로 6월에 通泰함이 至極하면 땅속이 지극히 차갑고, 12월에 否塞함이 至極하면 땅속이 지극히 따뜻하다. 그렇다면 땅속이 차갑고 따뜻한 것을 分明하게 알 수 있다. 그러므로 사람이 寒을 犯하였을 때에 內部가 熱하게 되는 것도 있다는 것을 알 수 있다.

或問曰: 人冬陽在內而熱하고 夏陰在內而寒者는 何也오?

혹자가 물었다: 사람이 겨울에는 陽이 內部에 있어서 (內部가) 熱하고, 여름에는 陰이 內部에 있어서 (內部가) 寒한 것은 어째서인가?

答曰: 俗已誤之久矣라. 夫一身之氣는 皆隨四時五運六氣興衰하야 而無相反矣니, 適[265]其脉候하면 明可知也라. 如夏月心火生而熱하면 則其脉滑數洪大而長하고 煩熱多渴이어늘 豈為寒也아? 餘候皆然이라.

다음과 같이 대답하였다: 俗人들이 이미 그것을 誤解한 지가 오래되었다. 무릇 一身의 氣는 모두 四季節의 五運과 六氣의 盛衰를 따라서 相反되는 것이 없으니, 그 脈과 證候를 따르면 분명하게 알 수 있다.

263 "申"은 底本에 "中"으로 되어 있으나, 위에서 "正月寅"이라고 한 것을 볼 때 잘못이 분명하므로 修正하였다.

264 "知"는 "可知"의 뜻이다.

265 "適"은 "從"의 뜻이다.

예컨대 여름철에 心火가 發生하여 熱하면 그 脈이 滑數洪大而長하고 熱로 괴로워하고 渴症을 많이 느끼거늘 어찌 (內部가) 寒한 것이겠는가? 나머지 證候들도 모두 그러하다.

或平人極恐에 而戰慄者는 由恐為腎志일새니, 其志過度하면 則勞傷本藏이라 故恐則傷腎하고 腎水衰하면 則心火自甚하야 而為戰慄也라.

간혹 (病에 걸리지 않은) 보통 사람이 지극히 두려워할 때에 戰慄하는 것은 두려워하는 것이 腎의 志이기 때문이니, 그 志가 過度하면 本藏을 수고롭게 하여 損傷시키기 때문에 두려워하면 腎을 損傷하고 腎水가 衰하면 心火가 저절로 甚해져서 이 때문에 戰慄하는 것이다.

又如酒苦性熱하야 養於心火라. 故飲之過多하면 則心火熱甚하야 而為戰慄하니, 俗謂之酒禁[266]也라.

또 예컨대 술은 (맛이) 쓰고 性質이 熱하여서 心火를 기른다. 그러므로 그것을 過多하게 마시면 心火의 뜨거움이 甚하여서 이 때문에 戰慄하니, 俗人들이 酒禁이라고 하는 것이다.

經曰: "陽并於陰[267]하면 則陰[268]實而陽[269]虛하니 陽明[270]虛하면 則[271]寒慄而鼓頷也[272]라."하야늘, 注에 曰: "'陽并於[273]陰'은 言陽氣入于陰分也요 '陽明'은 胃脉也라. 故氣[274]不足하면 則惡寒戰慄[275]하야 而鼓頷振動也라."[276]

---

266 "禁"은 "噤"과 같은 뜻이다.

267 《素問》〈瘧論〉의 王冰의 注에 "'陽并於陰'은 言陽氣入於陰分也라." 하였으니 "陽并於陰"은 "陽氣가 陰分에 들어가는 것을 말한다."고 본 것이다. 《類經》은 "'陽并於陰'은 則陰邪勝이니 陰勝則寒也라." 즉 "'陽并於陰'은 陰邪가 이긴 것이니 陰이 이기면 추워진다."라고 본 것이다.

268 "則陰"은 底本에 "陰則"으로 되어 있으나, 《素問》〈瘧論〉에 의거하여 修正하였다.

269 "陽"은 底本에 "陽明"으로 되어 있으나, 《素問》〈瘧論〉에 의거하여 修正하였다.

270 "陽明"은 底本에 "陽"으로 되어 있으나, 《素問》〈瘧論〉에 의거하여 修正하였다.

271 "則"은 底本에 "而"로 되어 있으나, 《素問》〈瘧論〉에 의거하여 修正하였다.

272 "寒慄而鼓頷也"은 《素問》〈瘧論〉에 "寒慄鼓頷也"로 되어 있으나 文義에 차이가 없으므로 그대로 두었다.

273 "於"는 底本에 "于"로 되어 있으나 《素問》〈瘧論〉의 王冰의 注에 의거하여 修正하였다.

274 "氣"는 底本에 없는 글자이나 《素問》〈瘧論〉의 王冰의 注에 의거하여 補入하였다.

275 "慄"은 底本에 없는 글자이나 《素問》〈瘧論〉의 王冰의 注에 의거하여 補入하였다.

276 《素問》〈瘧論〉의 王冰의 注에는 "胃脉也"와 "故氣不足"의 사이에 胃의 脈이 턱으로 循行하는 것을 說明

하니, 然陽明經絡在表하고 而主于肌肉이어늘 而氣并于裏라 故言"陽明虛"也라.

經典에 이르기를: "陽의 氣가 陰의 部分에 들어가면[277] 陰은 實하고 陽은 虛해지니 陽明이 虛하면 추위에 떨어서 턱을 振動시킨다." 하였는데, 注에 이르기를: "'陽并於陰'은 陽氣가 陰分에 들어가는 것을 말하는 것이고, '陽明'은 胃의 經脈이다. 그러므로 (陽明의) 氣가 不足하면 惡寒하고 戰慄하여 턱을 부딪쳐 振動시키는 것이다." 하였으니, 그렇다면 陽明經絡은 表에 있고 肌肉을 主管하거늘 氣가 裏에 들어갔기 때문에 "陽明虛"라고 말한 것이다.

又經曰: "夫瘧之始發也엔 陽氣併[278]于陰하니 當是時하야는 陽虛陰實하야 而外無陽氣[279]라 故先寒慄也요; 陰氣逆極하면 則復出之陽[280]하니 陽與陰復併於外하면 則陰虛而陽實이라 故先熱而渴이라."하니, 然"陰氣逆極하면 則復出之陽"者는 是言陽為表而裏[281]為陰也요; 其氣復出而并之于表는 非謂陰寒[282]之氣出之於[283]表而反為陽熱也라.

또 經典에 이르기를: "무릇 瘧이 처음 發病할 때에는 陽의 氣가 陰의 部分에 들어가니 이때는 陽은 虛하고 陰은 實하여져서 外表에 陽氣가 없기 때문에 먼저 추워하면서 떠는 것이고; 陰氣의 거스름이 至極하면 다시 나와서 陽으로 가니 陽이 陰과 다시 外表로 들어가면 陰은 虛하고 陽은 實해지기 때문에 먼저 熱이 나고 渴症을 느낀다." 하였으

하는 글이 보이지만, 劉河間이 引用할 때에 省略하였다.

277 "并"을 "들어간다."의 뜻으로 새긴 것은 王冰의 注를 따른 것이다.

278 底本의 "併"은 《素問》〈瘧論〉에는 "并"으로 되어 있다. 아래의 "併"도 마찬가지다.

279 底本의 "陽氣"는 《素問》〈瘧論〉에는 "氣"로 되어 있다.

280 "復出之陽"은 底本에 "陽復出之"로 되어 있으나 《素問》〈瘧論〉과 아래의 글에 의거하여 修正하였다.

281 "裏"는 底本에 "反"으로 되어 있으나, 《素问玄机原病式注释本》의 校勘과 《河間醫集》의 校勘에 의거하여 修正하였다.

282 "寒"은 底本에 "并"으로 되어 있으나, 《素问玄机原病式注释本》의 校勘과 《河間醫集》의 校勘에 의거하여 修正하였다.

283 "於"는 底本에 "為"로 되어 있으나, 《素问玄机原病式注释本》의 校勘과 《河間醫集》의 校勘에 의거하여 修正하였다.

니, 그렇다면 "陰氣의 거스름이 至極하면 다시 나와서 陽으로 간다."는 것은 陽은 表이고 裏가 陰이라는 것을 말하는 것이고; 그 氣가 다시 나와서 外表로 들어간다는 것은 陰寒한 氣가 表로 나와서 도리어 陽熱이 된다고 말한 것이 아니다.

又經曰: "夫瘧氣者는 并于陽則陽勝[284]하고 并于陰則陰勝하니, 陰勝則寒하고 陽勝則熱이라."하니, 然氣并于陽而在于表라 故言陽勝하고; 氣并于陰而在于裏라 故言陰勝이라. 此乃表裏陰陽之虛實이요 非寒熱陰陽之勝負이니 但陽氣之出入耳라.

또 經典에 이르기를: "무릇 瘧(疾의 病)氣는 陽의 部分에 들어가면 陽이 盛해지고 陰의 部分에 들어가면 陰이 盛해지니, 陰이 盛하면 추워하고 陽이 盛하면 熱이 난다." 하였으니, 그렇다면 (瘧疾의 病)氣가 陽의 部分에 들어가서 表에 있기 때문에 陽이 盛하다고 말하였고; (瘧疾의 病)氣가 陰의 部分에 들어가서 裏에 있기 때문에 陰이 盛하다고 말한 것이다. 이는 바로 表、裏인 陰、陽이 虛해지고 實해지는 것이고, 寒、熱인 陰、陽[285]이 이기고 지는 것이 아니니, 다만 陽氣가 出入하는

284 "勝"은 全體的인 文脈을 考慮해볼 때 "이기다."의 뜻이 아니라 "우세해지다."의 뜻이니, "盛"과 같은 뜻이다.

285 "表、裏인 陰、陽"은 "表陽과 裏陰"으로 "寒、熱인 陰、陽"은 "陰寒과 陽熱"로 새길 수도 있다. 그러면 《傷寒直格方》에서 "古聖訓陰陽為表裏하니, 惟仲景이 深得其旨라. 厥後에 朱肱奉議가 作《活人書》에 尚失仲景本意하야 將陰陽字하야 釋作寒熱하니 此는 差之毫釐에 失之千里라." 즉 "옛 聖人께서 陰陽의 뜻을 表裏라고 새기시니, 오직 仲景만이 그 뜻을 깊이 깨우쳤다. 그 뒤에 奉議 朱肱이 《活人書》를 지을 때에 도리어 仲景의 본뜻을 잃어서 陰陽이라는 글자를 寒熱로 해석하였으니, 이는 微細한 차이 때문에 크게 잘못되게 된 것이다."라고 말한 뜻과 일치하게 된다. 그러나 《傷寒直格方》의 〈提要〉에 "《醫鑒》又云: '完素著《六經傳變直格》一部하니 計一萬七千零九字라. 又於《宣明論》中에 集緊切藥方六十道하야 分六門하야 亦名《直格》이라.'하나, 此書는 有方有論호대 不分門類하니 不能確定原爲何種이라. 卷首에 又題爲'臨川 葛雍編이라.'하니, 蓋經後人竄亂이요 未必完素之舊矣리라." 즉 "(馬宗素의) 《傷寒醫鑒》에 또 이르기를: '完素는 《六經傳變直格》 一部를 著述하였으니 모두 17,009字이다. 또 《宣明方論》 중에서 要緊하고 切實한 藥方 六十道를 모아서 여섯 門으로 分類하여 또한 《直格》이라고 命名하였다.'라고 하였으나, 이 책은 處方도 있고 醫論도 있지만 門을 分類하지는 않았으니, 원래 어떤 種類였는지 確定할 수 없다. 책의 첫머리에 또 '臨川의 葛雍이 編하였다.'고 적었으니, 아마도 後人들의 竄亂(찬란: 제멋대로 編輯하여 어지럽힘)을 겪은 것이고, 반드시 完素의 舊本은 아닐 것이다."라는 말이 보이니, 《傷寒直格方》은 劉河間이 著述한 本來의 모습을 그대로 간직하고 있는 책은 아님도 유념해야 한다. 【寒類】의 "屈伸不便、厥逆禁固" 條에 "表裏之陰陽"과 "寒熱之陰陽"이라는 글이 보이니 같은 뜻이다.

것일 뿐이다.

如傷寒病日深[286]하야 表證已罷하고 而熱入於裏할새 若欲作大汗하면 則陽氣必須出之于外하고 鬱極乃發하야 而陽熱이 大作于裏하야 亢則害하고 承乃制라 故為戰慄이라. 而後에 陽氣出之于表하면 則蒸熱作而腠[287]理開[288]하야 大汗泄而病氣已矣라.

예컨대 傷寒을 앓은 날이 오래되어 表證은 이미 끝나고 熱이 裏로 들어갔을 때에, 만약 大量의 땀을 만들려고 하면 陽(熱)의 氣가 반드시 나와서 外表로 가야 하고, 鬱(熱)이 至極하여야만 마침내 發散할 수 있어서, 陽熱이 裏에서 크게 일어나서, 亢極하면 해치고 繼承한 것이 이에 制御하기 때문에 (水化로 因하여) 戰慄하는 것이다. 그런 뒤에 陽(熱)의 氣가 나와서 外表로 가면 蒸熱[289]이 일어나서 腠理가 열려서 大量의 땀이 排泄되고 病氣가 그친다.

或戰慄無汗而愈者는 必[290]因發汗、吐、下하야 亡津液過多니 則不能作汗하고 但熱退하면 氣[291]和而愈라.

간혹 戰慄만 하고 땀이 없는데도 낫는 것은 반드시 發汗과 嘔吐와 瀉下로 因하여 津液을 亡失시킨 것이 지나치게 많은 것이니, 그렇다면 땀을 만들 수가 없고, 다만 熱이 물러나면 氣가 和平해져서 낫는다.

或不戰慄而汗解者는 雖因日深表熱不罷[292]하야 內外俱熱이나 陽不并

---

286 "病日深"은 文理上 "病이 날로 깊어진다."라고 새길 수도 있지만, 뒤쪽에 나오는 "日深表熱不罷"라는 句節에 대비해볼 때 "病을 앓은 날이 오래되었다."는 뜻임을 알 수 있다. "深"은 "久"의 뜻으로 사용된 것이다.

287 "而腠"는 底本에 "缺" 즉 "빠진 글자"라고 표시되어 있지만, 《河間醫集》과 《素问玄机原病式注释本》에 의거하여 補入하였다.

288 "開"는 底本에 "闕"으로 되어 있으나, 바로 아래의 "大汗泄而病氣已矣"라는 말에 비추어 볼 때 誤謬가 분명하므로 《河間醫集》과 《素问玄机原病式注释本》에 의거하여 修正하였다.

289 "蒸熱"은 內部로부터 밖으로 나오는 찌는 듯한 熱을 말한다.

290 "者必"은 底本에 "缺" 즉 "빠진 글자"라고 표시되어 있지만, 《河間醫集》과 《素问玄机原病式注释本》에 의거하여 補入하였다.

291 "但熱退氣"는 底本에 "缺" 즉 "빠진 글자"라고 표시되어 있지만, 《河間醫集》과 《素问玄机原病式注释本》에 의거하여 補入하였다.

292 "深表熱不罷"는 底本에 "缺" 즉 "빠진 글자"라고 표시되어 있지만, 《河間醫集》과 《素问玄机原病式注

陰하야 而外氣不衰하고 裏無亢極이라 故無[293]害承乃制하니 則無戰慄也라.

간혹 戰慄하지 않았는데도 땀이 나고 解消되는 것은 비록 (앓은) 날이 오래되었지만 表熱이 아직 끝나지 않은 것에 因하여 內와 外가 모두 熱하지만 陽이 陰에 들어가지 않아서 外表의 氣가 衰하지 않고 裏에 亢極함이 없기 때문에 害치고 繼承한 것이 이에 制御하는 것이 없으니 그러면 戰慄함이 없는 것이다.

或不戰慄而亦無汗愈者는 陽不并陰而氣液虛損故也라.

간혹 戰慄하지도 않고 땀도 없이 낫는 것은 陽이 陰에 들어가지는 않았지만 氣와 液이 虛損하기 때문이다.

故諸戰慄者는 表之陽氣與邪熱이 并甚于裏하야 熱極而水化制之라 故寒慄也니, 雖爾나 為熱極于裏니 乃火極而似水化也라.

그러므로 諸般의 戰慄은 表의 陽氣와 邪熱이 裏에서 함께 甚해져서 熱이 至極하여졌을 때에 水化가 그것을 制御하기 때문에 추워하면서 떠는 것이니, 비록 그렇지만 熱이 裏에서 至極한 것이니 이는 바로 火가 亢極하여 水化와 비슷해진 것이다.

"驚"은 心卒動而不寧也니, 火主于動이라 故心火熱甚也라. 雖爾나 止為熱極於裏하야 乃火極似水니 則喜驚也라.

"驚"은 心(臟)이 갑자기 움직여서 편안하지 못한 것이니, 火가 動함을 主管하기 때문에 心火의 뜨거움이 甚한 것이다. 비록 그렇지만 다만 熱이 裏에서 至極하여 마침내 火가 亢極하여 水와 비슷해진 것이니 그러면 쉽게 놀란다.

反兼腎水之恐者는 亢則害承乃制故也라. 所謂[294]恐則喜驚者는 恐則

释本》에 의거하여 補入하였다.

293 "亢極故無"는 底本에 "缺" 즉 "빠진 글자"라고 표시되어 있지만, 《河間醫集》과 《素问玄机原病式注释本》에 의거하여 補入하였다.

294 "所謂"는 "所以、所爲"와 같으니, "……하는 까닭"이라는 뜻이다. 자세한 내용은 前述한 "所謂風氣甚而

傷腎而水衰하야 心火自甚이라 故喜驚也라.

도리어 腎水의 恐을 兼하는 것은 亢極하면 해치고 繼承한 것이 이에 制御하기 때문이다. 두려워하면 쉽게 놀라는 까닭은 두려워하면 腎을 損傷시켜서 水가 衰弱해져서 心火가 저절로 甚하여지기 때문에 쉽게 놀라는 것이다.

"惑"은 疑惑猶預濁亂하야 而志不一也니, 象[295]火參差[296]而惑亂이라. 故火實則水衰하야 失志而惑亂也니, 志者는 腎水之神也라.

"惑"은 疑心하고 망설이고 어지러워서 意志가 한결같지 못한 것이니, 火가 고르지 못하고 어지러운 것과 닮았다. 본래 火가 實하면 水가 衰하여 意志를 잃고 어지러워지니, 志는 腎水의 神이다.

"悲"는 金肺之志也라. 金本[297]燥나 能令燥者는 火也라. 心火主于熱하야 喜痛이라. 故悲痛苦腦者는 心神煩熱燥亂[298]而非清淨也라. 所以悲哭而五液俱出者는 火熱亢極하야 而反兼水化하야 制之故也라. 夫五藏者는 肝心脾肺腎也요 五藏之志者는 怒喜悲思恐也니, "悲"는 一作憂라. 若志過度則勞하고 勞則傷本藏하니, 凡五志所傷은 皆熱也라.

"悲"는 肺金의 情志이다. 金은 본래 燥한 것이지만 燥하게 할 수 있는 것은 火이다. 心火는 熱을 主管하여 쉽게 아프게 한다. 그러므로 悲痛하고 苦腦하는 것은 心神이 熱로 괴로워하고 어지러워서 清淨하지 못한 것이다. 그러므로 슬퍼서 哭을 할 때에 五液이 함께 배출되는 것은 火熱이 亢極하여 도리어 水化를 兼하여 그것을 制御하기 때문이

頭目眩運者"의 脚註를 參照하라.

295 "象"은 "像"과 같으니 "似"의 뜻이다.

296 "參差(참치)"는 들쑥날쑥하여 고르지 못한 것이다.

297 "本"은 底本에 "木"으로 되어 있으나 文義에 맞지 않으므로 《素问玄机原病式注释本》과 《河間醫集》에 의거하여 修正하였다.

298 "燥亂"은 "躁亂" 즉 "어지럽다."는 뜻이다.

다. 무릇 五藏은 肝、心、脾、肺、腎이고, 五藏의 情志는 怒、喜、悲、思、恐이니, "悲"는 憂라고 하기도 한다. 만약 情志가 過度하면 疲勞하고 疲勞하면 本藏을 損傷시키니, 무릇 五志에 損傷된 것은 모두 熱(證)이다.

如六欲者는 眼耳鼻舌身意也요 七情者는 喜怒哀懼愛惡欲이니, 一作好愛惡라. 情[299]之所傷은 則皆屬火熱이라. 所謂[300]陽動陰静이라 故形神勞則躁不寧하고 静則清平也라. 是故上善若水요 下愚如火라. 先聖曰: "六欲七情은 為道之患이라."하니 屬火故也라.

예컨대 六欲은 眼、耳、鼻、舌、身、意이고, 七情은 喜、怒、哀、懼、愛、惡、欲이니, 好、愛、惡라고 하기도 한다. 情志가 損傷시킨 것은 모두 火熱에 屬한다. 陽은 動하고 陰은 静하기 때문에 形과 神이 수고로우면 어지러워서 편안하지 못하고 静하면 맑고 和平하다. 이 때문에 최고로 훌륭한 것은 물과 같은 것이고, 최고로 어리석은 것은 불과 같은 것이다. 先代의 聖人께서 말씀하시기를: "六欲과 七情은 道의 근심거리이다." 하였으니 火에 屬하는 것이기 때문이다.

如中風偏枯[301]者는 由心火暴甚호대 而水衰하야 不能制之니 則火能尅金호대 金不能尅木하면 則肝木自甚하고 而兼于火熱하면 則卒暴僵仆하니, 多因五志七情過度하야 而卒病也라.

예컨대 中風의 半身不遂는 心火가 갑자기 甚해지되 水가 衰弱하여 制御하지 못하는 것에 말미암은 것이니, 火는 金을 尅할 수 있지만 金은 木을 尅하지 못하면 肝木이 저절로 甚해지고 火熱을 兼하면 갑자기 뻣뻣해져 쓰러지니, 대부분 五志와 七情이 過度한 것에 因하여 갑자기 병드는 것이다.

又如酒醉而熱하면 則五志七情競起라. 故經曰: "戰慄、驚、惑、悲、笑、

---

299 "情"은 底本에 "肝"이라고 되어 있으나, 《素问玄机原病式注释本》의 校勘과 《河間醫集》의 校勘에 의거하여 修正하였다.

300 "所謂"는 "所以"와 같으니 여기서는 "…… 때문에"라는 뜻이다.

301 "偏枯"는 半身不遂를 가리킨다.

譫、妄、歌唱、罵詈、癲狂은 皆為熱也라." 故熱甚癲狂者는 皆此證也라.

또 예컨대 술에 醉하여 熱이 나면 五志와 七情이 다투어 일어난다. 그러므로 經典에 이르기를: "戰慄、驚、惑、悲、笑、譫、妄、歌唱、罵詈、癲狂은 모두 熱(證)이다." 하였다. 그러므로 熱이 甚하여 癲狂하는 것은 모두 이 病證이다.

笑: 蕃茂、鮮淑、舒榮、彰顯은 火之化也[302]라. 故喜는 為心火之志也요 喜極而笑者는 猶燔爍火喜[303]而鳴이니 火[304]之象也라. 故病笑者는 火之甚也라.

笑: 繁盛하고 茂盛하며, 鮮明하고 맑으며, 펼쳐져 繁榮하며, 밝게 드러나는 것은 火의 變化이다. 그러므로 喜는 心火의 情志이고, 喜가 至極하여 笑하는 것은 뜨겁게 타오르는 火가 밝고 소리를 내는 것과 같은 것이니 火의 象이다. 그러므로 웃는 病을 앓는 者는 火가 甚한 것이다.

或心本不喜로대 因侮戲而笑者는 俗謂之冷笑라하니, 由[305]是違己心則[306]喜笑는 涉[307]人非道而伐之하야 使慚然失志라.

간혹 心은 본래 기쁘지 않지만 侮辱이나 戲弄에 因하여 웃는 것은 世俗사람들이 冷笑라고 하니, 이와 같이 자기의 마음에 거슬리는데도 쉽게 웃는 것은 다른 사람이 道理에 맞지 않게 (자신을) 攻擊하여 하

302《素問》〈氣交變大論〉에 "南方生熱 熱生火 其德彰顯 其化蕃茂 其政明曜 其令熱 其變燔焫"이라는 글이 보인다.

303 "喜"는 "熙"와 같으니 "밝게 빛난다."는 뜻이다.

304 "火"는 底本에 "笑"로 되어 있고, 諸本들도 모두 "笑"로 적고 있지만, 이럴 경우 전체적인 文脈이 "笑는 …… 笑의 象이다."가 되어버려서 어색하고, "火의 象"이라는 말은 익숙한 용어이지만 "笑의 象"이라는 말은 낯설므로 "火"로 修正하였다.

305 "由"는 "猶" "若"의 뜻이 있으므로 이때의 "由是"는 문맥상 "이와 같이"라는 뜻으로 사용된 것으로 보인다.

306 "則"은 "而"와 같으니 여기서는 逆接의 뜻을 가진다.

307 "涉"은 "……과 관련되다."의 뜻이다.

여금 慚然[308]하게 意志를 잃게 한 것과 관계되는 것이다.

或[309]以輕手擾[310]人頸、腋、腹、脇、股、膕、足趺로 令人痒而笑者는 由動亂擾撓가 火之用也일새라. 靜順[311]淸謐[312]은 水之化也요; 皮膚彰顯之分은 屬于火也요; 嫩薄隱藏之分은 屬于水也니, 以火用으로 擾其水分하야 使人慚然失志而痒하면 則水衰火旺하야 而為笑也라.

또 가볍게 손으로 다른 사람의 목덜미、겨드랑이、배、옆구리、허벅지、오금、발등을 문지르는 방법으로 다른 사람으로 하여금 가려워서 웃게 하는 것은 문질러 움직여서 어지럽히는 것이 火의 作用이기 때문이다. 고요하고 順應하고 깨끗한 것은 水의 造化이고; 皮膚의 밝게 드러나는 部分은 火에 屬하는 것이고; 얇고 감춰진 部分은 水에 屬하는 것이니, 火의 作用으로 그 水의 部分을 어지럽혀서 다른 사람으로 하여금 慚然하게 意志를 잃고 가렵게 하면 水는 衰弱해지고 火는 旺盛해져서 웃게 되는 것이다.

以手自擾而不笑者는 不羞不痒故也라. 然羞慚而痒者는 心火之化也라. 人失信志則羞慚者는 水衰火實故也라. 志與信者는 腎水之化**也**[313]라. 但痒而不羞와 羞而不痒이 皆不能為笑者는 化微**不能**[314]變動故也라.

손으로 스스로 문질러도 웃지 않는 것은 부끄럽지도 않고 가렵지도 않기 때문이다. 그렇다면 부끄러워하고 가려워하는 것은 心火의 造

308 "慚然"은 부끄러워하는 모양이다.

309 "或"은 "又"의 뜻이다.

310 "擾"는 "撫"의 뜻이다.

311 《素問》〈五常政大論〉에 "水曰靜順"이라 하였는데, 王冰의 注에 "水는 體淸靜하고 順於物也라."라는 글이 보인다.

312 《素問》〈氣交變大論〉에 "北方生寒 寒生水 其德淒滄 其化淸謐"이라 하였는데, 王冰의 注에 "謐은 靜也라." 하였으니 "淸謐"은 "淸靜"의 뜻이다.

313 "**也**"는 底本에 "缺" 즉 "빠진 글자"라고 표시되어 있지만, 《河間醫集》과 《素问玄机原病式注释本》에 의거하여 補入하였다.

314 "**不能**"은 底本에 "缺" 즉 "빠진 글자"라고 표시되어 있지만, 《河間醫集》과 《素问玄机原病式注释本》에 의거하여 補入하였다.

化이다. 사람이 信과 志를 잃으면 부끄러운 것은 水는 衰해지고 火는 實해지기 때문이다. 志와 信은 腎水의 造化이다. 다만 가렵기만 하고 부끄럽지 않은 것과 부끄럽기만 하고 가렵지 않은 것이 모두 웃게 만들지 못하는 것은 造化가 微微하여 變動시킬수 없기 때문이다.

"譫"은 多言也라. 言은 為心聲이니 猶火燔而鳴이라. 故心火熱則多言[315]은 猶醉而心熱이라 故多言也라.

"譫"은 말이 많은 것이다. 말은 心의 소리이니 火가 타서 소리를 내는 것과 같다. 그러므로 心火가 뜨거우면 말이 많은 것은 醉하였을 때에 心이 뜨겁기 때문에 말이 많은 것과 같다.

或寐而多言者는 俗云睡語[316]니 熱之微也라. 若熱甚하면 則雖睡寤라도 而神昏不清하니 則譫語[317]也라. 自汗、驚悸、咬牙도 皆然이라. 所謂寐則榮衛不能宣行于外하야 而氣鬱于內라. 是故裏熱發也라.

혹 잠을 잘 때에 말이 많은 것은 世俗사람들이 睡語라고 말하는 것이니 熱이 微弱한 것이다. 만약 熱이 甚하면 비록 잠이 깨더라도 精神이 어둡고 맑지 못하니, 그러면 譫語이다. 自汗과 驚悸와 咬牙[318]도 모두 그러하다. 잠이 들면 榮과 衛가 外表로 宣行할 수 없기 때문에 氣가 內部에 쌓인다. 이 때문에 裏熱이 發生한다.

夫上善若水요 下愚如火라. 故六欲七情은 上善은 遠之하고 而下愚는 遷之라.

무릇 최고로 훌륭한 것은 물과 같은 것이고 최고로 어리석은 것은 불과 같은 것이다. 그러므로 六欲과 七情은 최고로 훌륭한 사람은 멀리

315 "熱則多言"은 底本에 "缺" 즉 "빠진 글자"라고 표시되어 있지만, 《河間醫集》과 《素问玄机原病式注释本》에 의거하여 補入하였다.

316 "云睡語"는 底本에 "缺" 즉 "빠진 글자"라고 표시되어 있지만, 《河間醫集》과 《素问玄机原病式注释本》에 의거하여 補入하였다.

317 "語"는 底本에 "妄"으로 되어 있고, 《河間醫集》에도 "妄"으로 되어 있지만, 아래에 "妄"의 條文이 따로 나오고 있어서 잘못이 분명하므로 《素问玄机原病式注释本》에 의거하여 修正하였다.

318 "咬牙"는 이를 가는 것이다.

하고 최고로 어리석은 사람은 옮겨간다.

其夢中의 喜、怒、哀、樂、好、惡、愛之七情이 非分而過하야 其不可勝者는 寐則內熱鬱甚故也라.

그 꿈속의 喜、怒、哀、樂、好、惡、愛의 七情이 分數가 아닌데도 지나쳐서 그것을 이겨낼 수 없는 것은 잠이 들면 內熱의 쌓임이 甚해지기 때문이다.

凡人夢者는 乃俗云夢中之夢이니 離道愈遠이요; 夢之覺者는 尚為道之夢也라. 故成道는 是為大覺이니 則六欲七情이 莫能干也라.

무릇 사람이 꿈을 꾸는 것은 바로 俗人들이 꿈속의 꿈이라고 하는 것이니 道로부터의 거리가 더욱 먼 것이고; 꿈을 깨는 것은 아직도 道의 꿈이다. 그러므로 道를 完成하는 것은 크게 깨어남이니, 그러면 六欲과 七情이 關與하지 못한다.

古人言: "夢者는 神迷也라."하니, 病熱而能遷七情者는 水衰道遠故也라.

古人이 말하기를: "꿈은 精神이 昏迷한 것이다." 하였으니, 熱病을 앓을 때에 七情으로 옮겨갈 수 있는 것은 水가 衰하고 道가 멀기 때문이다.

"妄"은 虛妄也라. 火為陽이라 故外清明而內濁昧요, 其主動亂이라 故心火熱甚하면 則腎水衰하야 而志不精一하야 虛妄見聞하야 而自為問答하니 則神志失常하야 如見鬼神也라.

"妄"은 虛妄함이다. 火는 陽이기 때문에 外部는 밝지만 內部는 어두운 것이고, 그것이 主管하는 것은 어지럽게 움직이는 것이기 때문에, 心火의 뜨거움이 甚하면 腎水가 衰하여서 志가 精密하고 한결같지 못하여 虛妄한 것을 보고 들어서 스스로 묻고 답하니, 神志가 常度를 잃어서 마치 鬼神을 보는 것과 같은 것이다.

或以"鬼神為陰而見之는 則為陰極脫陽而無陽氣"者는 妄意之言也라.

혹자가 "鬼神은 陰인데도 그것을 보는 것은 陰은 至極하고 陽을 虛脫하게 해서 陽氣가 없는 것이다."라고 말한 것은 제멋대로의 생각을 말한 것이다.

"衄衊血汙"는 血出也라. "汙"者는 濁也니, 心火熱極하면 則血有餘하고, 熱氣上甚하면 則為血溢하고, 熱勢亢極하면 則燥而汙濁하고, 害承乃制하면 則色兼黑而為紫也라.

"衄衊血汙"는 血이 排出되는 것이다. "汙"는 濁함이니, 心火의 뜨거움이 至極하면 血이 有餘하고, 熱氣가 上升하는 것이 甚하면 血이 넘치고, 熱의 氣勢가 亢極하면 乾燥해져서 濁하여지고, 害치고 繼承한 것이 이에 制御하면 (血의 붉은) 色이 黑色을 兼하여 紫色이 된다.

【濕類】

諸痙強直、積飮、痞、隔、中滿、霍亂吐下、體重、胕腫*~~肉如泥按之不起~~*[319]는 皆屬於濕이라.(**足太陰濕土**[320]이니 **乃脾胃之氣也**라.)

諸般의 筋이 굳세고 뻣뻣하며 부드럽지 못한 것과, 積飮과, 痞와, 隔과, 中滿과, 霍亂으로 吐하고 泄瀉하는 것과, 몸이 무거운 것과, 胕腫~~으로 살이 진흙과 같아서 눌렀을 때에 일어나지 않는 것~~은 모두 濕에 屬한다.(足太陰濕土이니 이는 바로 脾、胃의 氣이다.)

"諸痙強直"은 筋勁強直而不柔和也니, 土主安靜故也라. 陰[321]痙曰柔痓요 陽痙曰剛痓니, 亢則害承乃制라 故濕過極[322]하면 則反兼風化制之라. 然兼化者는 虛象이요 而實非風也라.

"諸痙強直"은 筋이 굳세고 뻣뻣하며 부드럽지 못한 것이니, 土는 便安하고 고요함을 主管하기 때문이다.[323] 陰痙을 柔痓라 하고 陽痙을 剛痓라 하니, 亢極하면 해치고 繼承한 것이 이에 制御하기 때문에 濕이 지나치게 極甚하면 도리어 風化의 制御를 兼하는 것이다. 그러나

---

319 "*~~肉如泥按之不起~~*" 七字는 衍文으로 보인다. 이 글은 劉河間이 〈原序〉에서 "二百七十七字"라고 말한 글자 數에 包含되는 것이지만, 이를 衍文으로 처리하지 않으면 아래에 보이는 "胕腫肉如泥按之不起泥之象也"라는 글은 "'胕腫肉如泥按之不起'는 泥之象也라." 즉 "'胕腫으로 肌肉이 진흙과 같아서 눌렀을 때에 일어나지 않는 것'은 진흙의 象이다."는 이상한 글이 되고 만다. 아래의 글은 "'胕腫'은 肉如泥니 按之不起가 泥之象也라." 즉 "'胕腫'은 肌肉이 진흙과 같은 것이니, 눌렀을 때에 일어나지 않는 것이 진흙의 象이다."라는 뜻이므로 이 글에서 "*~~肉如泥按之不起~~*" 七字는 著者가 잘못 넣은 것으로 보인다.

320 "土"는 底本에 "主"로 되어 있으나, 文義에 맞지 않으므로 《素问玄机原病式注释本》과 《河間醫集》과 《素问玄机原病式新解》에 의거하여 修正하였다.

321 "也陰" 二字는 底本에 "缺" 즉 "빠진 글자"라고 표시되어 있지만, 《河間醫集》과 《素问玄机原病式注释本》에 의거하여 補入하였다.

322 "極"은 底本에 "缺" 즉 "빠진 글자"라고 표시되어 있지만, 《河間醫集》과 《素问玄机原病式注释本》에 의거하여 補入하였다.

323 전후의 문맥을 고려하건대, "土는 便安하고 고요함을 主管하기 때문이다."라는 말은 "土는 便安하고 고요함을 主管하기 때문에 지나치게 極甚하면 風化의 制御를 兼하여 筋이 굳세고 뻣뻣하며 부드럽지 못하게 되는 것이다."라는 말이다. 《河間醫集》은 이 글이 위의 글과 이어지기 않기 때문에 위에 빠진 글이 있을 것이라고 疑心하였다.

(風)化를 兼한 것은 虛象이고 실제로는 風이 아니다.

"積飮"은 留飮積蓄而不散也라. 水得燥則消散이나 得濕則不[324]消하야 以為積飮也니, 土濕主否故也라.

"積飮"은 留飮이 蓄積되어 흩어지지 않는 것이다. 水는 燥를 얻으면 사그라져 흩어지지만, 濕을 얻으면 사그라지지 않아서 이 때문에 積飮이 되는 것이니, 土濕은 否塞을 主管하기 때문이다.

"痞"는 與否同하야 不通泰[325]也니, 謂精神榮衛와 血氣津液의 出入流[326]行之紋理가 閉密[327]하야 而為痞也라.

"痞"는 否와 같아서 잘 通하지 않는 것이니, 精神과 榮衛와 血氣와 津液이 出入하고 流行하는 紋理가 緻密하게 닫혀서 痞가 되는 것이다.

"隔"은 阻滯也니 謂腸胃隔絶하야 而傳化失其常也라.

"隔"은 阻滯[328]의 뜻이니, 腸과 胃가 離隔되어 끊어져서 傳達하고 變化시키는 것이 그 常度를 잃은 것이다.

中滿: 濕為積飮、痞、隔에 而土主形體하고 位在中央이라 故中滿也라.

中滿: 濕이 積飮과 痞와 隔이 될 때에 土는 形體를 主管하고 位置가 中央에 있기 때문에 속이 더부룩해지는 것이다.

---

324 "不"은 底本에 "缺" 즉 "빠진 글자"라고 표시되어 있지만, 《河間醫集》과 《素问玄机原病式注释本》에 의거하여 補入하였다.

325 "通泰"의 "泰"도 "通"의 뜻이므로 "通泰"는 同義連綿詞이다.

326 "流"는 底本에 "缺" 즉 "빠진 글자"라고 표시되어 있지만, 《河間醫集》과 《素问玄机原病式注释本》에 의거하여 補入하였다.

327 底本의 "密"은 《素问玄机原病式注释本》에 "塞"으로 되어 있고, 《河間醫集》과 《素问玄机原病式新解》는 底本과 같다.

328 "阻滯(조체)"는 同義連綿詞로서 "막히다."의 뜻이다.

霍亂吐下: 濕為留飮、痞、隔에 而傳化失常이라 故甚則霍亂吐瀉也라.

霍亂吐下: 濕이 留飮과 痞와 隔이 될 때에 傳達하고 變化시키는 것이 常度를 잃기 때문에 甚하면 霍亂으로 吐하고 泄瀉하는 것이다.

體重: 輕清為天이요 重濁為地라 故土濕為病은 則體重宜也[329]라.

體重: 가볍고 맑은 것은 天이 되고 무겁고 濁한 것은 地가 되기 때문에 土濕으로 病이 된 것은 몸이 무거운 것이 당연하다.

"胕腫"은 肉如泥니 按之不起가 泥之象也라. 土過濕則為泥라. 濕[330]為病也는 積飮、痞、隔、中滿、霍亂吐下、體重이라. 故甚則胕腫矣라.

"胕腫"은 肌肉이 진흙과 같은 것이니, 눌렀을 때에 일어나지 않는 것이 진흙의 象이다. 土가 지나치게 濕하면 진흙이 된다. 濕으로 病이 되는 것은 積飮과 痞와 隔과 中滿과 霍亂吐下와 體重이다. 그러므로 甚하면 붓는 것이다.

329 "也"는 底本에 "缺" 즉 "빠진 글자"라고 표시되어 있지만, 《河間醫集》과 《素问玄机原病式注释本》에 의거하여 補入하였다.

330 "濕"은 底本에 "缺" 즉 "빠진 글자"라고 표시되어 있지만, 《河間醫集》과 《素问玄机原病式注释本》에 의거하여 補入하였다.

【火類】

諸熱瞀、瘛、暴瘖、冒昧[331]、躁擾、狂越、罵詈、驚駭、胕腫、疼痠、氣逆衝上、禁慄如喪神守、嚏、嘔、瘡瘍、喉痺、耳鳴、耳聾、嘔涌(溢食不下라.)[332]**、目昧不明、暴注、瞤瘛[333]、暴病暴死**는 **皆屬于火**라.(**少陽相火之熱**이니 **乃心包絡三焦之氣也**라.)

諸般의 熱로 (精神이) 어두운 것과, (筋、脈이) 뛰어오르듯이 움직이는 것과, 갑자기 말을 하지 못하는 것과, (精神이) 흐리고 어두운 것과, (팔다리나 神志가) 躁急하게 움직이는 것과, 狂亂하여 常度를 뛰어넘는 행위를 하는 것과, 욕하며 꾸짖는 것과, 驚愕하는 것과, 붓는 것과, 시큰거리면서 아픈 것과, 氣가 거슬러서 위쪽으로 衝突하는 것과, 제 精神을 잃은 듯이 추워하면서 떠는 것과, 재채기를 하는 것과, 구역질을 하는 것과, 瘡瘍과, 목구멍이 부어오르는 것과, 귀가 우는 것과, 귀가 먹는 것과, 嘔吐物이 솟아 나오는 것(넘쳐 나오는 飮食物을 내려보내지 못하는 것이다.)과, 눈이 어두워져서 밝지 못한 것과, 갑자기 泄瀉하는 것과, (筋、脈이) 뛰어오르듯이 움직이는 것과, 갑자기 병들어 갑자기 죽는 것은 모두 火에 屬한다.(少陽相火의 熱이니 이는 바로 心包絡과 三焦의 氣이다.)

"瞀"는 昏也니 如酒醉而心火熱甚하면 則神濁昧而瞀昏也라.

"瞀"는 어두운 것이니, 예컨대 술에 醉하여 心火의 뜨거움이 甚하면 精神이 흐릿해지고 어두운 것과 같은 것이다.

---

331 "冒昧"는 河間의 解說을 읽어보면 사실상 "瞀"와 별 차이가 없는 證狀이다.

332 "嘔涌溢食不下" 六字도 劉河間이 〈原序〉에서 "二百七十七字"라고 말한 글자 數에 包含되는 것이지만, 이는 經文인 《素問》〈六元正紀大論〉의 "少陽所至엔 為喉痺、耳鳴、嘔涌이라."는 글의 "嘔涌"과 王冰의 注解인 "涌은 謂溢食不下也라."의 "溢食不下"가 합쳐진 것이라서 사실상 동일한 말의 重複이므로 "溢食不下" 四字는 注解로 處理하는 것이 옳을 것으로 보인다.

333 "瞤瘛"에 대한 河間의 說明은 사실상 "瘛"와 차이가 없는 것이다. "瞤瘛"의 "瞤"에 "目" 자가 들어 있는 것으로 봐서는 주로 눈 주변의 "瘛"를 說明하는 것으로 보이지만 河間의 說明에는 이런 差異가 보이지 않는다.

"瘛"는 動也니 惕跳[334]動瘛는 火之[335]體[336]也라.

"瘛"는 움직이는 것이니, 뛰어오르듯이 움직이는 것은 火가 體現된 것이다.

"暴瘖"은 猝瘂也니, 金肺主聲일새라. 故五行惟金響하니, 金應于乾하고 乾為天이라. 天為陽이니 為健、為動이요; 金本燥하니 為涸、為収、為斂[337]、為勁切[338]、為剛潔[339]이라. 故諸能鳴者는 無越此也라. 凡諸發語聲者는 由其形氣之鼓擊也니, 鼓擊者는 乃健、動之用也라.

"暴瘖(폭음)"은 갑자기 말을 하지 못하는 것이니, 肺金이 목소리를 主管하기 때문이다. 본래 五行에서 오직 金만 소리를 내니, 金은 乾卦와 相應하고, 乾은 하늘이다. 하늘은 陽이니 굳셈이고 動함이며; 金은 본래 燥하니 말림이고 거둠이고 모음이고 힘세고 세참이고 굳세고 깨끗함이다. 그러므로 諸般의 소리를 낼 수 있는 것들은 이것보다 뛰어난 것이 없다. 무릇 諸般의 말소리를 내는 것은 그것의 形과 氣가 두드림에 말미암는 것이니, 두드리는 것은 바로 굳셈과 動함의 作用이다.

---

334 "惕跳"는 "踢跳"와 같으니 "跳躍貌" 즉 "뛰어오르는 모양"이다.

335 이 "之" 자는 우리말의 주격조사처럼 새기면 된다. 《尙書》〈盤庚上〉에서 "若火之燎于原 不可嚮邇" 즉 "마치 불이 들판에서 타올라 가까이 할 수 없는 것과 같다."고 한 글에서의 "之" 자와 "邦之臧 惟汝衆" 즉 "나라가 잘 되는 것은 너희들 때문이다"라고 한 글에서의 "之" 자가 이와 같은 用法으로 쓰인 글자이다.

336 《性理大全》에 引用된 邵康節(1011~1077)의 글에 "薪은 火之體也요; 火는 薪之用也라. 火無體하야 待薪然後為體하고; 薪無用하야 待火而後為用이라." 즉 "땔감은 火의 體이고; 火는 땔감의 用이다. 火는 體가 없어서 땔감을 기다린 뒤에 體現되고; 땔감은 用이 없어서 火를 기다린 뒤에 이용된다."라는 말이 보이고, "火는 用을 本으로 삼고, 體를 末로 삼는다."라는 글이 보이니, 劉河間(略1120~1200)은 이런 邵雍의 말을 따라 "惕跳動瘛는 火의 用이 사람의 몸에서 體現된 것이다."라고 表現한 것으로 보인다. 이때의 "體"는 "體現되다."의 뜻이다.

337 "斂"은 底本에 "缺" 즉 "빠진 글자"라고 표시되어 있지만, 《河間醫集》과 《素问玄机原病式注释本》에 의거하여 補入하였다.

338 "勁切"은 힘세고 세찬 것이다.

339 "剛潔"은 意志가 굳세고 行實이 깨끗한 것이다.

所謂[340]物寒則能鳴者는 水實制火하야 火不尅金也일새라. 其或[341]火旺水衰하야 熱乘金肺하야 而神濁氣鬱하면 則暴瘖無聲也라. 故經言: "內奪而厥[342]하면 則為瘖俳[343]하니 此腎虛也라."하니라. "俳"者는 廢也라.

물건이 차가우면 소리를 낼 수 있는 까닭은 水가 實하면 火를 制壓하여 火가 金을 이기지 못하기 때문이다. 만약 火는 旺盛하고 水는 衰弱하여 熱이 肺金을 陵蔑하여 精神이 흐려지고 氣가 鬱滯되면 갑자기 목소리가 나오지 않는다. 그러므로 經典에 말하기를: "(腎의 氣가) 內部에서 減少되어 없어져서 순조롭게 흐르지 못하면 瘖[344]과 俳[345]가 되니, 이는 腎이 虛한 것이다."라고 한 것이다. "俳"는 廢의 뜻이다.

冒昧: 非觸冒요 乃昏冒也며, 昧는 昏暗也니, 氣熱則神濁冒昧는 火之體也라.

冒昧: (冒는) 觸冒[346]가 아니라 바로 昏冒[347]의 뜻이며, 昧는 昏暗의 뜻이니, 氣가 熱하면 精神이 흐리고 어두운 것은 火가 體現된 것이다.

"躁擾"는 躁動煩熱하며 擾亂而不寧이니 火之體也라. 熱甚于外하면 則支

---

340 "所謂"는 "所以、所爲"와 같으니, "……하는 까닭"이라는 뜻이다. 자세한 것은 五運主病의 脚註를 參照하라.

341 "其或"은 "만약"이라는 뜻이다.

342 "內奪而厥"은 《素問》〈脉解〉의 王冰注에 따르면 "腎氣內奪而不順" 즉 "腎氣가 內奪하여 (腎의 絡脈이) 순조롭게 흐르지 않는다."는 뜻이고, 〈通評虛實論〉의 王冰注에 "奪은 謂精氣減少如奪去也라." 즉 "奪은 精氣가 減少하여 마치 빼앗아 제거한 것과 같은 것이다." 하였으니, "內奪"은 "內部에서 減少되어 없어진다."는 뜻이다.

343 "瘖俳"는 《素問》〈脉解〉의 王冰注에 "舌瘖足廢"라고 하였으니, "목소리가 나오지 않고 걷지 못하는 것"이다.

344 "瘖(음)"은 여기서 "말을 하지 못하는 병"이라는 뜻이다.

345 "俳"는 여기서 "廢" 즉 "걷지 못하는 병"이라는 뜻이다.

346 "觸冒"는 "外邪를 犯한다."는 뜻이다.

347 "昏冒"는 뒤에 나오는 "昏暗"과 마찬가지로 "어둡다."는 뜻이다.

體[348]躁[349]擾[350]하고; 熱甚于內하면 則神志躁[351]動하야 返復癲狂하고(一作癲倒[352]라.) 懊憹[353]煩心[354]하야 不得眠也라.

"躁擾"는 躁急하게 움직이고 熱로 괴로워하며 어지러워서 便安하지 않은 것이니 火가 體現된 것이다. 熱이 바깥에서 甚하면 팔다리가 躁急하게 움직이고; 熱이 안에서 甚하면 神志가 躁急하게 움직여서 癲狂(어떤 板本은 癲倒라고 적었다.)을 返復하고 마음이 어지럽고 煩悶하여 잠을 자지 못한다.

或云[355]"嘔噦而心煩疼[356]為胃冷[357]"者는 非也라. 故煩心[358]、心痛은 腹空에 熱生而發하고; 得食에 熱退而減也라.

혹자가 "嘔吐와 딸꾹질에 가슴이 답답하고 아픈 것은 胃가 冷한 것이다."라고 말한 것"은 잘못이다. 본래 가슴이 답답하고 가슴이 아픈 것은 배가 비었을 때에 熱이 생겨나서 發生하고; 飮食을 먹은 뒤에 熱

348 "支體"는 "팔다리"만을 가리키기도 하고 "팔다리와 몸"을 가리키기도 한다.

349 "躁"는 底本에 "燥"로 되어 있으나, 《河間醫集》의 校勘과 《素问玄机原病式注释本》과 《素问玄机原病式新解》에 의거하여 修正하였다.

350 "躁擾"는 "躁動"과 같은 뜻이다.

351 "躁"는 底本에 "燥"로 되어 있으나, 《河間醫集》의 校勘과 《素问玄机原病式注释本》과 《素问玄机原病式新解》에 의거하여 修正하였다.

352 "癲倒"는 "顚倒"와 같으니 넘어진다는 뜻이다. 《素问玄机原病式注释本》은 吳勉學의 說을 따라 "癲狂"이 "癲倒"의 잘못이라고 하고, "返復癲倒" 즉 "返復顚倒"는 "坐臥不安" 즉 "앉아도 不安하고 누워도 不安한 症勢"라고 하였다.

353 "懊憹(오뇌)"는 《傷寒論注釋》의 成無己의 注에 "'懊憹'者는 俗謂'鶻突'이 是也라." 즉 "'懊憹'라는 것은 世俗사람들이 '鶻突'이라고 하는 것이 이것이다." 하였고; 《傷寒論注釋》의 【釋音】에 "心亂也라." 즉 "마음이 어지러운 것이다." 하였다. "鶻突"도 "混沌、驚慌" 즉 "어지럽거나 놀라서 唐惶하는 것"을 가리키므로 "懊憹"는 "마음이 어지러운 것"을 가리킨다고 보면 된다.

354 "煩心"은 "煩悶" 즉 "마음이 답답하여 괴롭다."는 뜻이다.

355 "云"은 底本에 "心"으로 되어 있으나, 文義에 맞지 않으므로 《素问玄机原病式注释本》의 校勘과 《河間醫集》의 校勘에 의거하여 修正하였다.

356 "心煩疼"은 뒤에 나오는 "煩心、心痛"을 합친 단어이다.

357 "心煩疼為胃冷"은 底本에 "為胃冷心煩疼"으로 되어 있으나 文理에 맞지 않고 뒤쪽의 글과도 순조롭게 이어지지 않으므로 修正하였다. "心煩疼"은 뒤쪽의 "煩心、心痛"과 사실상 같은 말이고 이 "煩心、心痛"의 원인을 熱이라고 하였으므로, 글자의 순서가 "心煩疼為胃冷者는 非也라."라고 되어야 文理에 맞는 글이 된다. 아마도 錯簡이 있었을 것이다.

358 "煩心"은 "心煩"과 같으니 가슴이 답답한 것이다.

이 물러나서 減少된다.

或逆氣動躁者를 俗謂咽喉(열후)[359]라하나 由水衰火旺이니 而[360]猶火之動也라. 故心胸躁動을 謂之怔忡이라하고 俗云心忪이라하나 皆為熱也라.

간혹 逆上하는 氣가 躁急하게 動하는 것을 世俗사람들은 咽喉(열후)라고 하지만, 水가 衰弱해지고 火가 旺盛해짐에 말미암은 것이니, 그렇다면 오히려 火가 動한 것이다. 그러므로 心胸이 躁急하게 動하는 것을 일러 怔忡이라 하고 世俗사람들은 心忪이라고 하지만 모두가 熱證이다.

狂越: "狂"者는 狂亂而無正定[361]也요 "越"者는 乖越禮法而失常也라. 夫外清而內濁하며 動亂参差(참치)가 火之體也요; 静順清朗하며 準則信平이 水之體也라. 由是腎水主志하고 而水火相反이라 故心火旺則腎水衰하야 乃失志而狂越也라.

狂越: "狂"은 狂亂하여서 반듯하고 安定됨이 없는 것이고, "越"은 禮法을 어겨서 常度를 잃는 것이다. 무릇 바깥은 清明하고 안은 濁하며 어지럽게 움직여서 고르지 않은 것이 火의 體이고; 고요하고 順하고 清朗하며 法則을 따라서 미덥고 고른 것이 水의 體이다. 이 腎水는 志를 主管하고 水와 火는 相反이기 때문에 心火가 旺盛하면 腎水가 衰하여서 마침내 志를 잃고서 狂越하는 것이다.

或云"重陽者狂、重陰者癲"[362]은 則**與**[363]《素問》之説不同也라. 經注曰:

---

359 "咽喉(열후)"의 "咽(열)"은 "因噎廢食"이라고 할 때의 "噎(열)"과 같은 뜻이니, "목이 메다."의 뜻이다. "목이 멘다."는 뜻인 "硬噎(경열)"을 "硬咽(경열)"이라고 쓰는 데에서도 "噎(열)"과 "咽(열)"이 같은 뜻임을 알 수 있다.

360 "而"는 "則"과 같다.

361 "正定"은 "端正하고 堅定하다."는 뜻이다.

362 "重陽者狂、重陰者癲"은《難經》二十難의 글이다.

363 "**與**"는 底本에 없는 글자이나,《河間醫集》의 校勘에 의거하여 補入하였다.

"多喜為癲이요 多怒為狂이라."[364]하니, 然[365]喜為心志라 故心熱甚하면 則多喜而為[366]癲也요; 怒為肝志요 火實制金하면 不能平木이라 故肝實하면 則多怒而為狂也라. 況五志所發은 皆為熱이라 故狂者는 五志間發이나 但怒多爾라.

> 혹자가 "重陽은 狂症이고 重陰은 癲症이다."[367]라고 말한 것은 《素問》의 말과 같지 않은 것이다. 經典의 注에 이르기를: "기뻐하는 경우가 많은 것이 癲이고, 화내는 경우가 많은 것이 狂이다."라고 하였으니, 그렇다면 喜는 心의 志이기 때문에 心의 熱이 甚하면 기뻐하는 경우가 많아서 癲이라고 한 것이고; 怒는 肝의 志이고 火가 實하여 金을 制壓하면 (金이) 木을 平定하지 못하기 때문에 肝이 實하면 화내는 경우가 많아서 狂이라고 한 것이다. 게다가 五志가 發生시키는 것은 모두 熱이기 때문에 狂症은 五志의 사이에서 發生되지만 怒에 의한 것이 많을 뿐이다.

凡熱干[368]中엔 則多干[369]陽明胃經也라. 經曰: "陽明之厥은 則癲疾欲走[370]하고 腹滿不得臥하고 面赤而熱하고 妄言이라."하고, 又曰: "陽明病은 洒洒振寒하고 善伸數欠하며, 或惡人與火커나 聞木音則惕然而驚하야 心欲動하고, 獨閉户牖而處하며, 欲上髙而歌하고, 棄衣而走하고, 賁響[371]

---

364 《素問》〈腹中論〉의 王冰의 注에 "多喜曰瘨、多怒曰狂"이라는 글이 보이니, 河間이 이 글의 "曰"을 "爲" 즉 "是"의 뜻으로 본 것이다.

365 "然"은 "然則"의 뜻이다.

366 "為"는 "以爲"의 뜻이다.

367 河間 이전의 《難經》 注解家인 鄭德用과 楊玄操에 따르면 "重陽"은 "關 이전이 이미 浮滑而長한데 實數을 겸한 것"이고, "重陰"은 "尺中이 沈短而濇한데 또 盛實하기도 한 것"을 가리킨다고 보았다. 그러나 문맥상 河間은 이들을 글자 그대로 "重疊된 陽"과 "重疊된 陰"이라는 뜻으로만 본 듯하다. 鄭德用과 楊玄操의 說은 《難經集註》에 자세히 보인다.

368 "干"은 底本에 "于"로 되어 있으나, 《河間醫集》에 의거하여 修正하였다.

369 "干"은 底本에 "于"로 되어 있으나, 《素问玄机原病式注释本》의 校勘과 《河間醫集》에 의거하여 修正하였다.

370 《素問》〈厥論〉에는 "癲疾欲走" 아래에 "呼" 자가 하나 더 있다.

371 "賁響"은 "腸胃雷鳴" 즉 "腸과 胃에서 우레소리가 나는 것"이니 "腸鳴"과 같은 뜻이다.

腹脹[372]하며 罵詈不避親疎[373]라."하다.

무릇 熱이 속을 침입할 때에는 陽明인 胃經을 침입하는 경우가 많다. (그래서) 經典에 이르기를: "陽明의 厥證은 癲疾로 달려가려고 하고, 배가 그득해서 눕지를 못하고, 얼굴이 붉고 뜨겁고, 妄言을 한다." 하였고, 또 이르기를: "陽明病은 오싹오싹 추워하면서 떨고 기지개 켜기를 좋아하고 하품을 자주하며, 혹 사람과 불을 (보기를) 싫어하거나, 나무 소리를 들으면 惕然하게 놀라서 가슴이 두근거리려고 하거나, 홀로 문과 창문을 닫고 居處하며, 높은 곳에 올라가서 노래를 부르려고 하고, 옷을 버리고 달려가고, 배에서 소리가 나고 배가 膨脹되며, 욕을 할 때에 親疎를 가리지 않는다." 하였다.

又經曰: "熱中、消中은 皆富貴人也라 今[374]禁膏粱[375]하면 是不合其心이요, 禁芳草、石藥하면 是病不愈니 願聞其說하노라. 岐伯曰: '芳草之氣美하고 石藥之氣悍하니 二者는 其氣急疾堅勁이라 故非緩[376]心和人이면 不可服此二者라. 夫熱氣慓悍이어늘 藥氣亦然이면 二[377]者相遇에 恐內傷脾라.'"[378]하야늘, 注曰: "'膏'는 謂油膩肥脂也요; '粱'은 糧米[379]也[380]라. '芳草'는 謂芳美之味也니, '芳'은 香美也라. '悍'은 利也요; '堅'은 固也[381]요; '勁'은

372 "洒洒振寒……賁響腹脹"은 《靈樞》〈經脈〉에 보이는 胃足陽明之脈의 是動病의 證狀이다. "洒洒振寒善伸數欠"은 《素問》〈至眞要大論〉에도 보이고, "惡人與火 聞木音則惕然而驚"은 《素問》〈陽明脉解〉와 〈脉解〉에도 보이고, "獨閉戶牖而處……棄衣而走"는 《素問》〈脉解〉에도 보이는 글이다.

373 "罵詈不避親疎"는 《素問》〈陽明脉解〉에 보이는 글이다.

374 "今"은 "若"과 같은 뜻이다.

375 "膏粱"은 《素問》〈腹中論〉에는 "高粱"으로 되어 있다.

376 "緩"은 底本에 "缺" 즉 "빠진 글자"라고 표시되어 있지만, 《河間醫集》과 《素问玄机原病式注释本》에 의거하여 補入하였다.

377 "二"는 底本에 "缺" 즉 "빠진 글자"라고 표시되어 있지만, 《河間醫集》과 《素问玄机原病式注释本》에 의거하여 補入하였다.

378 "熱中消中……恐內傷脾"는 《素問》〈腹中論〉에 보이는 글이다.

379 "米"는 底本에 "缺" 즉 "빠진 글자"라고 표시되어 있지만, 《河間醫集》과 《素问玄机原病式注释本》에 의거하여 補入하였다.

380 "膏 謂油膩肥脂也;粱 糧米也."는 《素問》〈腹中論〉의 王冰의 注에는 "高 膏 粱 米也."라고 되어 있다.

381 "堅固也" 三字는 底本에 "缺" 즉 "빠진 글자"라고 표시되어 있지만, 《河間醫集》과 《素问玄机原病式注

硬也요; '慓'는 疾也라."하니, 盖服膏粱、芳草、石藥하면 則熱氣堅勁[382]疾利하야 而為熱中消中하고 發為癲狂之疾이니 夫豈癲爲重[383]陰者歟아?

又 經典에 이르기를: "熱中과 消中[384]은 모두 富貴한 사람(이 걸리는 病)이라서, 만약 膏粱之味를 禁하면 이는 그 마음에 符合되지 않게 하는 것이고, 芳草[385]와 石藥[386]을 禁하면 이에 病이 낫지 않을 것이니, 그에 관한 말을 듣고 싶노라. 岐伯이 다음과 같이 對答하였다: '芳草의 氣는 美하고 石藥의 氣는 悍하니, 두 가지는 그 氣가 빠르고 굳세기 때문에, 마음이 느긋하고 和平한 사람이 아니면 이 두 가지를 服用해서는 안 된다. 무릇 熱氣가 慓悍하거늘 藥의 氣도 그렇다면 두 가지가 서로 遭遇하였을 때에 안으로 脾를 損傷시킬까 두렵다.'" 하였는데, 注에 이르기를: "'膏'는 기름진 것을 말하는 것이고; '粱'은 糧米이다. '芳草'는 향기롭고 맛있는 飮食이니, '芳'은 향기롭고 맛있는 것이다. '悍'은 재빠르다는 뜻이고; '堅'은 단단하다는 뜻이고; '勁'은 굳세다는 뜻이고; '慓'는 빠르다는 뜻이다." 하였으니, 膏粱之味와 芳草와 石藥을 服用하면 熱氣가 굳세고 빨라져서 熱中과 消中이 되고 癲과 狂의 疾病이 되는 것이니, 어찌 癲이 重陰이겠는가?

罵詈: 言은 為心之聲也요 罵詈는 言之惡也라. 夫水數一이니 道近而善이요; 火數二니 道遠而惡이라.

罵詈(매리): 말은 心의 소리이고 욕하고 꾸짖는 것은 말하는 것이 惡

釋本》에 의거하여 補入하였다.

382 "氣堅勁" 三字는 底本에 "缺" 즉 "빠진 글자"라고 표시되어 있지만, 《河間醫集》과 《素问玄机原病式注释本》에 의거하여 補入하였다.

383 "夫豈癲爲重" 五字는 底本에 "缺" 즉 "빠진 글자"라고 표시되어 있지만, 《河間醫集》과 《素问玄机原病式注释本》에 의거하여 補入하였다.

384 "熱中과 消中"은 "上消와 中消"를 가리킨다.

385 "芳草"는 王冰의 注에 "濃美"라고 하였으니 "진하고 맛있는 藥草"라는 뜻이고, 《類經》의 注에 "辛香之品"이라 하였으니 "맵고 향기로운 藥品"이라는 뜻이다.

386 "石藥"은 王冰의 注에 "英乳"라고 하였으니 아마도 "白石英을 牛乳에 타서 은은한 불에 졸인 것"을 말한 듯하고, 《類經》에 따르면 "煅煉金石之類" 즉 "불에 달군 돌과 금속성 약품"을 가리키는 것이다.

한 것이다. 무릇 水는 數가 一이니 道가 가까워서 善한 것이고; 火는 數가 二이니 道가 멀어서 惡한 것이다.

水者는 內清明而外不彰하며 器之方員과 物之氣味와 五臭五色을 從而不違하야 静順信平[387]하며 潤下而善利萬物하며 滌洗濁穢하야 以爲[388]清静이라. 故上善若水요 水火相反이니 則下愚如火也라.

水는 안은 淸明하고 바깥은 밝지 않으며, 그릇의 모나고 둥근 것과, 물건의 氣味와, 五臭와 五色을 따르고 어기지 않아서, 고요하고 順하며 미덥고 和平하며, 적시며 내려가서 萬物을 이롭게 하기를 잘하며, 더럽고 濁한 것을 씻어서 淸靜하게 한다. 그러므로 최고로 훌륭한 것은 水와 같은 것이고, 水와 火는 相反이니, 그렇다면 최고로 어리석은 것은 火와 같은 것이다.

火者는 外明耀而內煩濁하며, 燔炳萬物하야 為赤為熱하고 為苦為焦하야 以從其己하며, 躁亂参差하고 炎上而烈하야 害萬物하며 燻燎鮮明하야 以為昏昧라.

火는 바깥은 밝게 빛나고 안은 煩雜하고 濁하며, 萬物을 밝게 태워서 붉게 하고 뜨겁게 하고 쓰게 하고 그을리게 하여서 자기를 따르게 하며, 躁急하고 어지러워서 고르지 않고 타올라가고 猛烈하여 萬物을 해치며, 鮮明한 것을 그을려서 昏昧하게 한다.

水生于金이나 而復潤母燥하고; 火生于木이나 而反害母形이라. 故《易》曰: "潤萬物者는 莫潤乎水라."하고, 又言: "離火為戈兵이라."[389] 하다. 故火上有水하야 制之하면 則為既濟요; 水在火下하야 不能制火하면 為未濟也라. 是知水善火惡이라.

水는 金에서 생겨나지만 다시 母의 燥함을 적셔주고; 火는 木에서 생겨나지만 도리어 母의 形을 해친다. 그러므로 《易》에 이르기를: "萬物

387 "平"은 底本에 "于"로 되어 있으나, 《素问玄机原病式(注释本)》과 《河間醫集》에 의거하여 修正하였다.

388 "爲"는 底本에 없는 글자이나 《素问玄机原病式(注释本)》의 校勘과 《河間醫集》에 의거하여 補入하였다.

389 《易》〈說卦傳〉에 "離 爲火…… 爲戈兵……"이라는 글이 보인다.

을 적시는 것은 水보다 잘 적시는 것이 없다." 하였고, 또 말하기를: "離火는 창과 兵器이다." 하였다. 그러므로 火 위에 水가 있어서 制御하면 旣濟卦이고; 水가 火의 아래에 있어서 火를 制御하지 못하면 未濟卦이다. 이에 水는 善하고 火는 惡하다는 것을 알 수 있다.

而今病陽盛陰虛하면 則水弱火強하야 制金不能平木하고 而善去惡發하야 罵詈不避親疎하니 喜笑恚怒而狂은 本火熱之所生也라.

그러므로 만약 陽은 盛하고 陰은 虛한 病을 앓으면, 水는 弱하고 火는 強하여서, 金을 制御하야 (金이) 木을 平定하지 못하고, 善은 除去되고 惡이 發生하여, 욕하고 꾸짖을 때에 親疎를 가리지 않으니, 웃고 성내기를 잘하며 發狂하는 것은 본래 火熱이 發生시키는 것이다.

平人怒罵도 亦同이요, 或本心喜而無怒하야 以為戲弄之罵도 亦心火之用也라. 故怒罵者도 亦因[390]心喜罵于人也니, 怒而惡發하야 可嗔者는 內心喜欲怒于人也일새라.

(病에 걸리지 않은) 보통 사람이 화가 나서 욕하는 것도 같은 것이고, 혹 本心이 기쁘고 怒함이 없어서 이 때문에 장난으로 욕하는 것도 心火의 작용이다. 그러므로 怒하여 욕하는 것도 心이 다른 사람에게 욕하는 것을 좋아하는 것에 말미암은 것이니, 怒할 때에 惡이 發生하여 성낼 수 있는 것은 內心이 다른 사람에게 怒하려고 하기를 잘하기 때문이다.

驚駭: "駭"는 驚愕也니, 君火義同이라.

驚駭: "駭"는 驚愕(경악)하는 것이니, 君火의 理致[391]와 같다.

"胕腫"은 熱勝肉하야 而陽氣鬱滯故也야.

---

390 "因"은 底本에 "兼"으로 되어 있으나, 《河間醫集》에 의거하여 修正하였다. 《素问玄机原病式注释本》과 《素问玄机原病式新解》는 모두 四庫全書本과 같이 되어 있다.

391 【熱類】의 自註에서 熱을 "手少陰君火의 熱"이라고 하였고, "理致"는 發病機轉의 理致이므로, "君火의 理致"란 "【熱類】에 보이는 '驚'의 發病機轉의 理致"를 가리킨다.

"胕腫"은 熱이 肉을 이겨서 陽氣가 鬱滯되기 때문이다.

"疼痠"은 酸疼也니, 由火實制金하야 不能平木하면 則木旺而為兼化라 故言酸疼也라.

"疼痠(동산)"은 酸疼[392]이니, 火가 實하여 金을 制壓함에 말미암아 (金이) 木을 平定하지 못하면 木이 旺盛해져서 (火와) 變化를 함께 하게 되기 때문에 酸疼이라고 말한 것이다.

"氣逆衝上"은 火氣炎上故也라.

"氣가 거슬러서 위쪽으로 衝突하는 것"은 火의 氣가 타서 올라가기 때문이다.

禁慄如喪神守: "慄"은 戰慄也요; "禁"은 冷[393]也니, 又義見君火化中[394]이라. "禁"은 俗作噤이라. "如喪神守"者는 神能御形이어늘 而反禁慄하면 則如喪失保守形體之神也일새라.

禁慄如喪神守: "慄"은 戰慄하는 것이고; "禁"은 추워하는 것이니, 또 理致가 君火의 變化 중에 보인다. "禁"은 世俗에서 噤이라고 쓴다.[395] "마치 精神이 職分을 喪失한 것 같다."는 것은 精神은 形體를 制御할 수 있는 것이거늘 도리어 추워하면서 떨면 마치 形體를 지키는 精神을 喪失한 것과 같은 것이기 때문이다.

---

392 "酸疼(산동)"은 시큰거리면서 아픈 것이다.

393 "冷"은 여기서 "寒冷" 즉 "추워하는 것"이다. 이는 【熱類】 즉 少陰君火의 "寒慄" 條文을 자세히 읽어보면 알 수 있다.

394 이 【火類】 즉 少陽相火의 "禁慄"은 【熱類】 즉 少陰君火의 "寒慄"과 같고, 少陰君火의 "寒慄"에 "然寒慄者는 由火甚似水요 實非兼有寒氣也라." 즉 "그렇다면 추워하면서 떠는 것은 火가 甚하여 水와 비슷해졌기 때문이고, 실제로는 寒氣를 兼하여 가지고 있는 것이 아니다."라는 글이 보이니, "義見君火化中" 즉 "理致가 君火의 變化 중에 보인다."는 것은 이것을 가리키는 것이다.

395 "'禁'을 世俗에서 '噤'이라고 쓴다."는 것은 "世俗사람들은 '禁'이 추워한다는 뜻이라는 것을 모른다."는 말이다.

"嚏"는 鼻中因痒而氣噴하야 作于聲也라. 鼻為肺竅요 痒為火化니, 心火邪熱이 干於陽明하야 發于鼻而痒하면 則嚏也라. 或故以物擾之하면 痒而嚏者는 擾痒屬火故也라. 或視日而嚏者는 由目為五藏神華일새 太陽真火가 晃耀于目하면 則心神躁亂하야 而發熱于上하니 則鼻中痒而嚏也라. 傷寒病再經[396]衰而或嚏者는 由火熱已退하고 而虛熱為痒이니 痒發鼻則嚏也라. 或風熱上攻하야 頭鼻壅滞하고 脉浮而無他證者는 内[397]藥鼻中하야 得嚏하면 則壅滞開通而愈也라. 或有痛處가 因嚏而痛甚[398]不可忍者하니 因嚏之氣攻衝結痛하야 而不得通利故也라.

"嚏"는 콧속에서 가려움 때문에 氣가 噴出되어 소리를 만들어내는 것이다. 코는 肺의 竅이고 가려움은 火의 變化이니, 心火의 邪熱이 陽明을 侵犯하여 코로 發顯되어 가려우면 재채기를 한다. 간혹 故意로 물건을 가지고 (콧속을) 문지르면 가려워서 재채기를 하는 것은 문질러 간지럽히는 것이 火에 屬하기 때문이다. 간혹 해를 볼 때에 재채기를 하는 것은 눈은 五藏의 神華이기 때문에 眞火인 太陽이 눈에 밝게 빛나면 心神이 어지러워져서 위에서 熱을 發生시키니 그러면 콧속이 가려워서 재채기를 하는 것이다. 傷寒病이 再經으로 衰하여졌을 때에 간혹 재채기를 하는 것은 火熱이 이미 물러나고 虛熱이 가려움증을 일으키는 데 말미암은 것이니, 가려움증이 코에서 발생하면 재채기를 한다. 간혹 風熱이 위쪽으로 攻擊하여 머리와 코가 막히고 脈이 浮하되 다른 證狀이 없는 것은 콧속에 藥을 넣어서 재채기를 할 수 있으면 막힌 것이 開通되어서 낫는다. 간혹 아픈 곳이 재채기로 因하여 痛症이 甚해져서 참을 수 없는 경우가 있으니, 재채기의 氣가 鬱結되어 아픈 곳을 攻擊하여 衝突하여 (鬱結된 곳이) 잘 通하지 못하기 때문이다.

396 "再經"은 傷寒病이 7일이 되어도 낫지 않는 것을 가리킨다.

397 "内(납)"은 "納(납)"과 같다.

398 "甚"은 底本에 "其"로 되어 있으나, 《素问玄机原病式(注释本)》의 校勘과 《河間醫集》에 의거하여 修正하였다.

"嘔"와 "瘡瘍"은 君火化同이라.

"嘔"와 "瘡瘍"은 君火의 變化와 같다.

喉痺: "痺"는 不仁也라. 俗作閉하니 猶閉塞也일새라. 火主[399]腫脹이라 故熱伏上焦하면 而[400]咽嗌腫脹也라.

喉痺: "痺"는 不仁[401]의 뜻이다. 世俗사람들은 (喉)閉라고 쓰니 閉塞된 것과 같기 때문이다. 火는 腫脹을 主管한다. 그러므로 熱이 上焦에 潛伏하면 목구멍이 부어오르는 것이다.

"耳鳴"은 有聲이요 非妄聞也라. 耳為腎竅요 交會手太陽、少陽(一作[402]陰)、足厥陰、少陰、少陽之經하니 若水虛火實하야 而熱氣上[403]甚하야 客其經絡하야 衝于耳中하면 則鼓其聽户하야 隨其氣微[404]甚하야 而作諸音聲也라. 經言: "陽氣上甚而躍이라 故耳鳴이라."[405]하다.

"耳鳴"은 소리가 있는 것이고 터무니없이 듣는 것이 아니다. 귀는 腎의 竅이고 手太陽、少陽(어떤 版本은 陰이라고 썼다.)、足厥陰、少陰、少陽의 經脈과 交會하니, 만약 水는 虛하고 火는 實하여 熱氣가 위쪽에서 甚하여 그 經絡들을 侵入하여 귓속에서 衝突하면 그 聽戶를 鼓動시켜서 그 脈의 氣의 微弱함과 甚함을 따라서 여러 가지 音聲을 만들어낸다.

---

399 "主"는 底本에 "土"로 되어 있으나 文義에 맞지 않으므로 《素问玄机原病式注释本》과 《河間醫集》에 의거하여 修正하였다.

400 "而"는 "則"과 같다.

401 "不仁"은 피가 通하지 않는 느낌이 마치 政事에서 仁政이 멀리까지 펼쳐지지 않아서 괴로운 것과 같기 때문에 저린 느낌이 드는 것을 "不仁"이라고 表現한 것이다.

402 "少陽(一作)"은 底本에 "缺" 즉 "빠진 글자"라고 표시되어 있지만, 《河間醫集》과 《素问玄机原病式注释本》에 의거하여 補入하였다.

403 "氣上"은 底本에 "缺" 즉 "빠진 글자"라고 표시되어 있지만, 《河間醫集》과 《素问玄机原病式注释本》에 의거하여 補入하였다.

404 "氣微"는 底本에 "缺" 즉 "빠진 글자"라고 표시되어 있지만, 《河間醫集》과 《素问玄机原病式注释本》에 의거하여 補入하였다.

405 《素問》〈脉解〉에 "所謂耳鳴者는 陽氣萬物盛上而躍이라 故耳鳴也라."라는 말이 보인다.

經典에 말하기를: "陽氣가 위쪽에서 甚하여 躍動하기 때문에 귀가 우는 것이다." 하였다.

"聾"之為病은 俗醫率以熛悍[406]燥烈之藥制之하니 往往謂腎水虛冷故也라. 夫[407]豈知水火之陰陽과 心腎之寒熱과 榮衛之盛衰는 猶權衡也라 一上則必一下오? 是故高者抑之하고 下者舉之하니 此平治之道也라. 夫心火本熱하니 虛則寒矣어니와 腎水本寒하니 衰則熱矣라. 腎水既少어늘 豈能反為寒病[408]耶아?

"耳聾"이라는 病은 俗醫들이 대체로 慓悍하고 燥烈한 藥으로 다스리니 이따금 腎水가 虛冷한 것이라고 여기기 때문이다. 저들이 어찌 水火의 陰陽과 心腎의 寒熱과 榮衛의 盛衰는 저울대와 같은지라 한쪽이 올라가면 반드시 한쪽은 내려간다는 것을 알겠는가? 이 때문에 높은 것은 억누르고 낮은 것은 들어올리니, 이것이 고르게 다스리는 方道이다. 저 心火는 본래 熱하니 虛하면 寒해지지만, 腎水는 본래 寒하니 衰하면 熱하여진다. 腎水가 이미 적거늘 어찌 도리어 寒病이 될 수 있겠는가?

經言: "足少陰腎水虛하면 則腹滿、身重、濡瀉[409]하고 瘡瘍[410]流[411]水하고

---

406 "熛悍"은 "慓悍"과 같다. "熛"는 "火飛" 즉 "불똥이 날린다."는 뜻이지만 "慓"처럼 "迅疾" 즉 "빠르다."는 뜻도 가지고 있다.

407 "夫"는 "俗醫"를 가리킨다.

408 "病"은 底本에 "缺" 즉 "빠진 글자"라고 표시되어 있지만, 《河間醫集》과 《素问玄机原病式注释本》에 의거하여 補入하였다.

409 "濡瀉"는 《素問》〈氣交變大論〉에 "濡泄"로 되어 있다.

410 "瘡瘍"은 《素問》〈氣交變大論〉에 "寒瘍"으로 되어 있다. 王冰은 "寒瘍"에 注를 내지 않았지만, 後代의 《類經》의 注에 따르면 "寒瘍流水는 陰蝕、陰疽之類也라."라고 하였으니, 河間이 아마도 이렇게 읽혀질 것을 憂慮하여 "寒瘍"을 "瘡瘍"으로 修正하여 引用하고 "皆是熱證" 즉 "모두가 熱證이다."라고 결론지은 것으로 보인다. 그러나 역시 金나라 사람 劉完素가 지었다고 標題되어 전해지고 있는 《傷寒直格方》은 이를 《素問》과 같이 "寒瘍"이라고 쓰고 있어서 이 《素問玄機原病式》과 같지 않다. 이는 위쪽의 脚註에서도 이미 언급했듯이 現存하는 《傷寒直格方》은 後人들의 竄亂(찬란: 제멋대로 編輯하여 어지럽힘)을 겪은 것이어서 劉河間이 著述한 本來의 모습을 그대로 간직하고 있지 못하기 때문일 수도 있다.

411 "流"는 底本에 "缺" 즉 "빠진 글자"라고 표시되어 있지만, 《河間醫集》과 《素问玄机原病式注释本》에 의

腰股痛發하고 膕腨股膝不便하고 煩寃[412]하고 足痿、清厥[413]하며 意不樂[414]하고 大便難[415]하고 善恐、心惕如人將捕하며 口苦、舌乾、咽腫하며 上氣[416]하고 嗌乾及痛하며 煩心、心痛하며 黃疸하고 腸澼下血하며 脊臀股肉後廉痛하고 痿厥[417]하며 嗜臥하고 足下熱而痛[418]이라."하니, 以此로 見腎虛為病은 皆是熱證이라.

經典에 말하기를: "足少陰腎經의 水가 虛하면 배가 더부룩하고 몸이 무겁고 泄瀉를 하고, 瘡瘍이 膿水를 流出시키고, 허리와 허벅지에서 痛症이 發生하고, 오금과 장딴지와 허벅지와 무릎이 不便하고, 抑鬱함으로 괴로워하고, 발이 痿弱해지고 차가워지며, 기분이 좋지 않고, 排便이 어렵고, 마치 사람들이 잡으러 올 것처럼 쉽게 놀라고 두려워하며, 입이 쓰고, 혀가 마르고, 목구멍이 부으며, 숨을 헐떡이고, 목구멍이 마르고 아프며, 가슴이 답답하고 아프며, 黃疸이 생기고, 腸澼으로 下血하며, 등뼈와 엉덩이와 허벅지살의 뒤쪽이 아프고, 痿弱해지고 厥冷해지며, 드러눕기를 좋아하고, 발바닥이 뜨겁고 아프다." 하였으니, 이로써 腎이 虛하여 病이 된 것은 모두가 熱證임을 알 수 있다.

거하여 補入하였다.

412 "煩寃"에 대하여 王冰은 注를 낸 것이 없다. 《類經》에 따르면 "寃은 抑鬱不舒也라." 즉 "寃은 抑鬱함이 풀리지 않는 것이다." 하였으니, "煩寃"은 "煩悶"과 비슷한 말임을 알 수 있다.

413 "腹滿、身重……足痿、清厥"은 《素問》〈氣交變大論〉에 보이는 글이다. 王冰의 注에 "清厥은 謂足逆冷也라." 하였다.

414 "意不樂"은 《素問》〈藏氣法時論〉에 보이는 글이다.

415 "大便難"은 《素問》〈至眞要大論〉에 보이는 글이다.

416 《周禮》〈天官冢宰·疾醫〉의 鄭玄注에 "上氣는 逆喘也라."라는 글이 보이니 "上氣"는 숨을 헐떡이는 것이다.

417 《素問》〈陰陽別論〉의 王冰의 注에 "痿는 無力也요; 厥은 足冷即氣逆也라."라는 말이 보이니, 痿厥은 痿弱無力하고 厥冷氣逆한 것이다.

418 "善恐、心惕……足下熱而痛"은 《靈樞》〈經脈〉에 보이는 글이다. 물론 "腸澼"이 "腸澼"이라고 되어 있는 등 약간의 差異는 있지만 大同小異하다.

經又曰: "有[419]所遠行勞倦[420]이면 逢大熱而渴[421]하나니, 渴은 則陽氣內伐이요, 內伐은 則熱舍于腎이라. 腎者는 水藏也어늘 今水不勝火하니 則[422]骨熱[423]而髓[424]虛라 故發骨痿라."[425]하야늘, 注에 言: "'陽氣內伐'은 謂伐腹中之陰氣也요; '水不勝火'는 以熱舍于腎中也라."하다.

經典에 또 이르기를: "먼 길을 가서 疲勞해지면 큰 熱을 만나서 渴症을 느끼나니, 渴症을 느낀다는 것은 陽氣가 內部를 攻擊한 것이고, (陽氣가) 內部를 攻擊했다는 것은 熱이 腎에 머문다는 것이다. 腎은 水의 藏이거늘 지금 水가 火를 이기지 못하니 그러면 骨이 熱하여지고 髓가 虛하여지기 때문에 骨痿를 發生시킨다." 하였는데, 注에 말하기를: "'陽氣가 內部를 攻擊했다는 것'은 뱃속의 陰氣를 攻擊했다는 것을 말하는 것이고; '水가 火를 이기지 못한다.'는 것은 熱이 腎 속에 머물기 때문이다." 하였다.

---

419 "有"는 接續詞로서 "만약 ……하면" "설령 ……하더라도"와 같은 文章을 이끈다.

420 《素問》〈調經論〉의 王冰의 注에 "甚用其力하야 致勞倦也라." 즉 "그 힘을 甚하게 사용하여 勞倦을 招來한 것이다."는 말이 보이니 "勞倦"은 "疲勞"를 가리킴을 알 수 있다.

421 《類經》〈痿證〉에 "遠行勞倦하면 最能生熱이라." 즉 "먼 길을 가서 疲勞해지면 熱을 제일 잘 발생시킨다."라는 말이 보이니, 또한 "逢大熱而渴"을 "有所遠行勞倦"의 結果로 본 것이다.

422 "今水不勝火則" 六字는 底本에 없으나, 河間이 바로 뒤에 經文의 "水不勝火"를 解說하는 王冰의 注는 引用하고 있어서 앞뒤의 文脈이 잘 이어지지 않으므로 《素問》〈痿論〉에 의거하여 補入하였다.

423 "骨熱"은 《素問》〈痿論〉에 "骨枯"로 되어 있다.

424 "髓"는 底本에 "體"로 되어 있으나 《素問》〈痿論〉에 의거하여 修正하였다.

425 "有所遠行勞倦……故發骨痿."는 《素問》〈痿論〉에 보이는 글이다. 《素問》〈痿論〉에 "黃帝問曰: '五臟이 使人痿는 何也오?' 岐伯對曰: '……중략…… 腎氣熱하면 則腰脊不擧하야 骨枯而髓減하야 發爲骨痿라.' 帝曰: '何以得之오?' 岐伯曰: '……중략…… 有所遠行勞倦이면 逢大熱而渴하나니, 渴은 則陽氣內伐이요 內伐은 則熱舍於腎이라. 腎者는 水藏也어늘 今水不勝火하니 則骨枯而髓虛라 故足不任身하야 發為骨痿라.'" 즉 "黃帝가 물었다: '五臟이 사람으로 하여금 痿가 되게 하는 것은 어째서인가?' 岐伯이 대답하였다: '……중략…… 腎氣가 熱하면 腰脊을 擧動하지 못하여 骨이 마르고 髓가 減少하여 發病하여 骨痿가 됩니다.' 黃帝가 물었다: '그런 病을 어떻게 얻는가?' 岐伯이 대답하였다: '……중략…… 遠行을 하여 疲困하게 함이 있으면 大熱을 만나서 渴症을 느끼나니, 渴症을 느끼는 것은 陽氣가 안쪽을 친 것이고, 안쪽을 친 것은 熱이 腎에 侵入한 것입니다. 腎은 水의 臟이거늘 지금 水가 火를 이기지 못하였으니, 그러면 骨이 마르고 髓가 虛하여지기 때문에 足이 身을 支撑하지 못하여 發病하여 骨痿가 됩니다.'"라는 글이 보이니, 이와 같은 전체적인 文脈을 알지 못하면 이 부분만의 글로는 정확한 理解가 힘들다.

經又曰: "骨痿者는 生于大熱也라."[426]하고; 又曰: "腎熱者는 色黑而齒槁라."하니, 凡色黑齒槁之人은 必身瘦而耳焦[427]也라. 所以然者는 水虛則火實하고 而熱亢極하면 則害하며 承乃制일새라. 故反兼水之黑也라. 腎水既少하야 不能潤澤이라 故黑乾焦槁也요; 齒耳屬腎이라 故甚也라. 如瘡瘍熱極無液하면 則肉乾焦而色黑也니, 然則水衰為熱明矣어늘 豈可反言寒耶아?

經典에 또 이르기를: "骨痿는 큰 熱에서 發生하는 것이다." 하였고; 또 이르기를: "腎이 熱한 者는 (顔)色이 검고 齒牙가 마른다." 하였으니, (顔)色이 검고 齒牙가 마른 모든 사람들은 반드시 몸이 瘦瘠해지고 귀가 마른다. 그렇게 되는 까닭은 水가 虛해지면 火가 實해지고, 熱이 亢極해지면 해치고, 繼承하는 것이 이에 (해치는 것을) 制御하기 때문이다. 그러므로 도리어 水의 검은 色을 兼하는 것이다. 腎의 水가 이미 적어서 濕潤하게 하지 못하기 때문에 검게 마르는 것이고; 齒牙와 귀는 腎에 屬하는 것이기 때문에 甚한 것이다. 예컨대 瘡瘍의 熱이 至極하여 膿液이 없으면 肌肉이 마르고 色이 검은 것과 같은 것이니, 그렇다면 水가 衰한 것은 熱(證)임이 分明하거늘 어찌 도리어 寒(證)이라고 말할 수 있겠는가?

故仙經[428]은 以息으로 為六字之氣하야 應于三陰三陽藏府之六氣하야 實則行其本化之字하야 瀉之하고 衰則行其勝己之字하야 瀉之하니, 是為殺其鬼賊也라.

그러므로 仙經은 呼吸을 가지고 六字之氣를 만들어서 三陰三陽인 藏府의 六氣에 對應하게 하여 實하면 그 本化의 글자를 行하여 瀉하고 衰하면 그 勝己의 글자를 行하여 瀉하니, 이는 그 鬼賊을 죽이는 것이다.

426 "骨痿者 生于大熱也"도《素問》〈痿論〉의 글이다.

427 "耳焦"는 "耳焦枯"와 같고 "焦枯"는 "乾枯" 즉 "마른다."는 뜻이다.

428 "仙經"은 道家의 經典을 가리킨다.

所謂六字之氣者는 肝吁、心呵、相火唏、脾呼、肺呬[429]、腎本吹也라. 故吹去腎寒則生熱하고 呵去心熱則生寒이라. 故曰: "春不呼하고 夏不呬하고 秋不吁하고 冬不呵라. 四時에 常有唏는 謂三焦無不足이요; 八節[430]에 不得吹는 謂腎狀難得實일새라."

이른바 六字之氣라는 것은 肝의 吁와 心의 呵와 相火의 唏와 脾의 呼와 肺의 呬와 腎本의 吹이다. 본래 吹는 腎의 寒을 除去하니 그러면 熱을 發生시키고, 呵는 心의 熱을 除去하니 그러면 寒을 발생시킨다. 그래서 이르기를: "봄에는 呼하지 않고, 여름에는 呬하지 않고, 가을에는 吁하지 않고, 겨울에는 呵하지 않는다. 四季節에 늘 唏함이 있는 것은 三焦에는 不足함이 없기 때문이고; 여덟 節氣에 吹하지 못하는 것은 腎의 證狀은 實해지기 어렵기 때문이다." 하였다.

然以吹驗之하면 吹去腎水寒氣하면 則陽熱暴甚하야 而目瞑昏眩하니 虛為熱證明矣어늘 豈可反言腎虛為寒하고 而以熱藥養水邪아? 況水少不能勝火어늘 又服熱藥하면 寧無損歟아?

그렇다면 吹를 가지고 徵驗해보면 吹가 腎水의 寒氣를 除去하면 陽熱이 갑자기 甚해져서 눈이 어둡고 어지러우니, (腎)虛는 熱證이 分明하거늘, 어찌 도리어 腎虛는 寒(證)이라 말하고 熱한 藥으로 水를 기를 수 있겠는가? 게다가 水가 적으면 火를 이기지 못하거늘, 또 熱한 藥을 服用하면 어찌 損傷시킴이 없겠는가?

經言: "以寒治熱이라."[431]하니 謂寒養水而勝火요; "以熱治寒이라."[432]하니

---

429 《雲笈七籤》의 注에 "呬는 丑利와 許氣의 二反이라." 하였으니, "呬"는 "치"로도 읽고 "히"로도 읽는 것이다.

430 河間의 《宣明方論》에 "夫風寒者는 百病之始也니 是는 四時八節不正疫癘之氣라." 하였고; 이 "八節不得吹"는 위의 "四時常有唏"와 對句임을 考慮한다면, 河間은 "八節"을 人體의 關節이 아니라 四季節의 여덟 節氣를 가리키는 말로 사용하고 있음을 알 수 있다. 《類經圖翼》의 〈氣數統論〉에 "由四季而分為八節하면 則春秋엔 有立而有分하고 夏冬엔 有立而有至라." 하였으니, 이때의 "八節"은 곧 "立春、立夏、立秋、立冬과 春分、秋分과 夏至、冬至"를 가리키는 것이다.

431 "以寒治熱"은 《素問》〈五常政大論〉과 〈至眞要大論〉에 모두 "治熱以寒"으로 되어 있다.

432 "以熱治寒"은 《素問》〈五常政大論〉과 〈至眞要大論〉에 모두 "治寒以熱"로 되어 있다.

謂熱助火而耗水也라.

經典에 말하기를: "寒으로 熱을 다스린다." 하였으니 寒이 水를 길러서 火를 이기기 때문이고; "熱로 寒을 다스린다." 하였으니 熱이 火를 도와서 水를 消耗시키기 때문이다.

經雖或言: "以熱治熱이라."[433]하나, 謂病氣熱甚하야 能與寒藥交爭하야 而寒藥難下라 故反熱服하야 順其病熱이니, 熱體[434]既消에 寒性乃發하면 則病熱除愈라. 如承氣湯寒藥을 反以熱服之類가 是也니, 傷寒同法이요; 經曰: "寒因熱用하고 熱因寒用이라."하니, 亦是治熱類也라. 故治病之道는 瀉實補衰하야 平而已矣라.

經典이 비록 간혹 말하기를: "熱로 熱을 다스린다."[435]고 하였지만, 病氣의 熱이 甚하여 寒한 藥과 (病氣가) 서로 다툴 수 있어서 寒한 藥을 服用하기 어렵기 때문에 도리어 熱하게 服用하여 그 病의 熱을 順하게 따르게 하는 것을 말한 것이니, 熱體가 사그라진 뒤에 寒性이 마침내 發顯하면 病의 熱이 除去되고 낫는 것이다. 예컨대 承氣湯과 같은 寒한 藥을 도리어 熱하게 하여 服用하는 部類와 같은 것이 이것이니, 傷寒도 方法이 같은 것이고; 經典에 이르기를: "寒한 것은 熱에 依支하여 사용하고, 熱한 것은 寒에 依支하여 사용한다." 하였으니, 또한 熱을 다스리는 部類이다. 그러므로 病을 다스리는 方道는 實한 것은 瀉하

433 《黃帝內經》에 "以熱治熱"이라는 글은 없지만, 〈五常政大論〉에 "治熱以寒엔 温而行之하고; 治寒以熱엔 涼而行之라."라는 말이 보이고, 〈至眞要大論〉에 "熱因寒用하고 寒因熱用이라."라는 말이 보이니, 河間이 이런 글에서 뜻을 取한 것으로 보인다.

434 "體"는 底本에 "病"으로 되어 있으나 文義에 맞지 않고, 《素問》〈至眞要大論〉의 王冰의 注에 "熱物冷服하면 下嗌之後에 冷體既消에 熱性便發이라." 즉 "熱한 藥物을 冷하게 服用하면 목구멍을 내려간 뒤에 冷體가 사그라진 뒤에 熱性이 곧바로 發顯된다."라는 말이 보이며; 《普濟方》의 〈傷寒總論〉에 "其藥性寒을 熱服하면 下咽之後에 熱體既消에 寒性乃發하야 由是病氣隨愈하니, 其餘는 皆倣此라." 즉 "그 藥性이 寒한 것을 熱服하면 목구멍을 내려간 뒤에 熱體가 사그라진 뒤에 寒性이 마침내 發顯하여 이 때문에 病氣가 따라서 나으니, 그 나머지는 모두 이와 같다."라는 말이 보이니, "熱病既消"는 문맥상 "熱體既消"의 잘못이 분명하므로 修正하였다.

435 《黃帝內經》에 "熱로 熱을 다스린다."는 글은 없지만, 〈五常政大論〉에 "熱을 寒으로 다스릴 때에는 温하게 하여 行하고; 寒을 熱로 다스릴 때에는 涼하게 하여 行한다."는 말이 보이고, 〈至眞要大論〉에 "熱한 것은 寒에 依支하여 사용하고, 寒한 것은 熱에 依支하여 사용한다."는 말이 보이니, 河間이 이런 글에서 "熱로 熱을 다스린다."는 뜻을 取한 것으로 보인다.

고 衰한 것은 補하여 고르게 할 뿐인 것이다.

或謂[436]病熱為火實水虛호대 反言"腎虛為冷이라."하면, 心迷正理하야 不[437]敢用對證寒藥하고, 誤以食前엔 服其助陽熱藥하야 欲令下[438]部水勝하야 退上焦心火하며, 食後엔 兼服微涼之藥하야 而退火[439]熱하나니, 豈知十益不及一損也아?

혹자는 熱病을 앓는 것은 火가 實하고 水가 虛한 것이라고 생각하되, (다른 사람이) 도리어 "腎이 虛하여 冷證이 된 것이다."라고 말하면, 마음속으로 바른 理致를 疑心하여 감히 病證에 對應하는 寒한 藥을 사용하지 못하고, 잘못하여 食前에는 그 陽을 돕는 熱한 藥을 服用하여 下部의 水를 優勢해지게 해서 上焦의 心火를 敗退시키려고 하며, 食後에는 조금 涼한 藥을 兼하여 服用하여 火熱을 敗退시키려고 하니, 어찌 열 번 더하는 것이 한 번 덜어내는 것에 미치지 못함을 알겠는가?

病本熱而無寒이어늘 又得熱[440]藥하면 則病熱轉甚하니, 食後에 雖服大寒之藥이라도 亦難解其熱之甚也어늘 況以微涼乎아? 豈不詳熱藥證[441]中止言治寒助熱가? 安有養水瀉火之言哉아?

病이 본래 熱하고 寒이 없는 것이거늘, 또 熱한 藥을 얻으면 熱病을 앓는 것이 더욱 甚해지니, 食後에 비록 크게 寒한 藥을 服用하더라도 그 熱의 甚함을 解消시키기 어려울 것이거늘 하물며 조금 涼한 藥에 있어서이겠는가? 熱한 藥의 (適應)證 속에는 다만 寒을 다스리고 熱을 돕는다고만 말하고 있다는 것을 어찌 자세히 살펴보지 않는가? 어

436 "謂"는 "以爲"와 같으니 "……라고 생각하다."라는 뜻이다.

437 "迷正理不" 四字는 底本에 "缺" 즉 "빠진 글자"라고 표시되어 있지만, 《河間醫集》과 《素问玄机原病式注释本》에 의거하여 補入하였다.

438 "藥欲令下" 四字는 底本에 "缺" 즉 "빠진 글자"라고 표시되어 있지만, 《河間醫集》과 《素问玄机原病式注释本》에 의거하여 補入하였다.

439 "微涼之藥而退火" 七字는 底本에 "缺" 즉 "빠진 글자"라고 표시되어 있지만, 《河間醫集》과 《素问玄机原病式注释本》에 의거하여 補入하였다.

440 "又得熱" 三字는 底本에 "缺" 즉 "빠진 글자"라고 표시되어 있지만, 《河間醫集》과 《素问玄机原病式注释本》에 의거하여 補入하였다.

441 "熱藥證"은 "熱藥의 適應證"을 가리킨다.

디에 水를 길러서 火를 瀉한다고 말한 것이 있는가?

經言: "五藏은 以平為期라."[442]하고, 及夫一法하야는 無問五藏生剋興衰하고 一槩言"熱為實、寒為虛"者는 通[443]言陽氣之興衰也라.

經典에 말하기를: "五藏(을 治療하는 것)은 고르게 되는 것을 限度로 삼는다." 하였고, 하나의 方法에 이르러서는 五藏의 生、剋과 興、衰를 묻지 않고 한결같이 "熱은 實(證)이고 寒은 虛(證)이다."라고 말한 것은 모두가 陽氣의 興、衰를 말한 것이다.

假令下部寒者는 謂下焦火氣之虛也라. 故以熱藥補之요 非助腎水之藥爾니, 由水虛不能反為寒也일새라.

가령 下部가 寒한 것은 下焦의 火氣가 虛하기 때문이다. 그러므로 熱한 藥으로 그것을 補하는 것이고, (熱한 藥은) 腎水를 돕는 藥이 아니니, 水가 虛하면 도리어 寒(證)이 될 수 없기 때문이다.

凡諸疾之所起也엔 不必藏府興衰變動相乘[444]而病이요 但乘[445]內外諸邪所傷이라도 即成病矣라.

무릇 諸般의 疾病들이 일어날 때에는 반드시 藏과 府의 興하고 衰하는 變動이 相對를 凌蔑하여야만 病이 되는 것은 아니고, 다만 內外의 諸般의 邪氣에 損傷된 것에 因하여서도 곧바로 病이 된다.

大凡治病엔 必求所在하야 病在上者는 治其上하고 病在下者는 治其下하니, 中外、藏府、經絡이 皆然이라.

무릇 病을 다스릴 때에는 반드시 (病이) 있는 곳을 찾아서 病이 上部에 있는 者는 그 上部를 다스리고, 病이 下部에 있는 者는 그 下部를 다스리니, 中外와 藏府와 經絡(의 病)이 모두 그러하다.

---

442 "以平為期"는 《素問》〈三部九候論〉과 〈六元正紀大論〉과 〈至眞要大論〉에 보이는 글이지만, "五藏以平為期"와 일치하는 句節은 보이지 않으니, 河間이 《黃帝內經》의 뜻을 取한 것이다. 王冰에 따르면 "期"는 "期準"의 뜻이라고 하였지만 "한도"라는 뜻으로 보는 것이 옳다.

443 "通"은 "皆"의 뜻이다.

444 이때의 "乘"은 "凌、陵"의 뜻이다.

445 이때의 "乘"은 "因"의 뜻이다. 《孟子》〈公孫丑上〉에 "雖有智慧라도 不如乘勢라."라는 말이 보인다.

病氣熱則除其熱하고 寒則退其寒하니 六氣同法이라. 瀉實補虛하며 除邪養正하며 平則守常이 醫之道也라.

病氣가 熱하면 그 熱을 除去하고, 寒하면 그 寒을 敗退시키니, 六氣는 方法이 같다. 實한 것을 瀉하고 虛한 것을 補하며, 邪氣를 除去하고 正氣를 기르며, 和平하면 常度를 지키는 것이 醫術의 方道이다.

豈可見病已熱而反用熱藥하고 復言養水而勝心火者아? 可謂道在邇而求諸遠이요 事在易而求諸難이니 深可[446]戒哉인저!

어찌 病이 이미 熱한 것을 보고도 도리어 熱한 藥을 사용하고, 다시 水를 길러서 心火를 이긴다고 말할 수 있겠는가? 道는 가까이 있는데도 멀리서 찾는 것이고, 일이 쉬운 곳에 있는데 어려운 곳에서 찾는 것이라고 말할 만하니, 깊이 마땅히 警戒해야 할 것이리라!

所以或言"腎虛而下部冷"者는 非謂腎水虛也요 所謂腎有兩枚일새라. 經曰: "七節之傍엔 中有小心이라."하야늘, 楊上善注《太素》曰: "人之脊骨엔 有二十一節하니 從下第七節之傍[447]은 左者為腎이요 右者為命門이니 命門者는 小心也라."[448]하고; 《難經》言: "心之原[449]은 出于太陵[450]이라."[451]하다.

그러므로 혹자가 "腎이 虛하여 下部가 冷하다."고 말한 것은 腎水가

446 "可"는 "宜"의 뜻이다.

447 明나라 사람 孫一奎가 지은 《醫旨緒餘》에 "命門穴은 乃十四椎間이니 即以下逆數之라도 亦在第八節矣요 非第七節也라." 즉 "命門穴은 바로 十四椎間이니 아래로부터 거꾸로 세더라도 第八節에 있는 것이고, 第七節에 있는 것이 아니다." 하였고; "此揚上善之悞라. 故後人이 即以命門為小心하고 認小心為少火하고 認少火為相火하야 顛倒無限은 皆由此一悞也라." 즉 "이는 揚上善의 잘못이다. 그러므로 後人들이 命門을 小心이라 하고, 小心을 少火라 하고, 少火를 相火라고 하여 顚倒되기가 限이 없었던 것은 모두 이 하나의 잘못에 말미암은 것이다." 하였다.

448 "左者為腎 右者為命門"은 《太素》의 注가 아니라 《難經》〈三十六難〉의 글이고; "命門者 小心也"도 《太素》의 注가 아니다. 《素問》의 "小心"은 《太素》에 "志心"으로 되어 있다.

449 《難經》〈六十六難〉에 "臍下腎間動氣는 人之生命也요 十二經之根本也라 故名曰原이라." 즉 "배꼽 아래 腎臟의 사이에서 動하는 氣는 사람의 生命이고 十二經의 根本이기 때문에 이름을 原이라고 한다."는 말이 보이니, "原"은 "原氣"를 가리키는 말이다.

450 "太陵"은 手厥陰心包經의 "大陵"을 가리킨다.

451 "心之原 出于太陵"은 《難經》〈六十六難〉에 보이는 글이다.

虛하기 때문이 아니고 腎臟은 두 개가 있기 때문이다. 經曰: "일곱 번째 마디의 곁에는 그 속에 小心이 있다." 하였는데, 楊上善이 《太素》에 注를 내어 이르기를: "사람의 등뼈에는 스물한 개의 마디가 있으니, 아래로부터 일곱 번째 마디의 곁은 左側의 것은 腎이고 右側의 것은 命門이니, 命門은 小心이다."[452] 하였고; 《難經》에 말하기를: "心의 原氣는 太陵에서 나온다." 하였다.

然太陵穴者는 屬手厥陰包絡하니 相火小心之經也요; 《玄珠》言刺太陵[453]穴에 曰: "此는 瀉相火小心之原也라."[454]하니, 然則右為命門、為小[455]心이니 乃手厥陰相火包絡之藏也라.

그러나 太陵穴은 手厥陰包絡에 屬하니 相火인 小心의 經이고; 《玄珠密語》가 太陵[456]穴을 刺鍼하는 것을 말한 곳에 이르기를: "이는 相火인 小心의 原(穴)을 瀉하는 것이다." 하였으니, 그렇다면 右側의 것은 命門이고 小心이니, 이는 바로 手厥陰相火인 包絡의 藏이다.

仙經曰: "先生右腎則為男이요 先生左腎則為女라."하니, 謂男為陽火요 女為陰水故也라.

仙經에 이르기를: "먼저 생기는 것이 右腎이면 男子가 되고 먼저 생기는 것이 左腎이면 女子가 된다." 하였으니, 男子는 陽火이고 女子는 陰水이기 때문이다.

或言"女子는 左腎이 為命門"者는 誤也라. 《難經》止言"右腎為命門이니 男子以藏精하고 女子以繫胞라."하니 豈相反也아?

혹자가 "女子는 左腎이 命門이다."라고 말한 것은 잘못이다. 《難經》

---

452 모두가 《太素》의 注와 일치하는 말은 아니다. 자세한 것은 原文의 脚註를 參照하라.

453 "之經也玄珠言刺太陵" 九字는 底本에 "缺" 즉 "빠진 글자"라고 표시되어 있지만, 《河間醫集》과 《素问玄机原病式注释本》에 의거하여 補入하였다.

454 "此瀉相火小心之原也."는 《玄珠密語》의 〈迎隨補瀉紀篇〉에 보이는 글이다.

455 "為小" 二字는 底本에 "缺" 즉 "빠진 글자"라고 표시되어 있지만, 《河間醫集》과 《素问玄机原病式注释本》에 의거하여 補入하였다.

456 "之經也玄珠言刺太陵" 九字는 底本에 "缺" 즉 "빠진 글자"라고 표시되어 있지만, 《河間醫集》과 《素问玄机原病式注释本》에 의거하여 補入하였다.

은 다만 "右腎이 命門이니 男子는 이로써[457] 精을 갈무리하고 女子는 이로써 胞를 매어둔다." 하였으니 어찌 서로 反對이겠는가?

然右腎命門小心은 為手厥陰包絡之藏이라. 故與手少陽三焦로 合為表裏하야 神脉同出하야 見手右尺也라.

그렇다면 右腎、命門、小心은 手厥陰包絡의 藏이다. 그러므로 手少陽三焦와 配合하여 表、裏가 되어서 神脈이 함께 나와서 手의 右尺에 나타나는 것이다.

二經은 俱是相火요 相行君命이라 故曰命門爾라. 故仙經曰: "心為君火요 腎為相火라."하니, 是言右腎屬火而不屬水也라. 是以右腎火氣虛하면 則為病寒也니, 君相은 雖為二火나 論其五行之氣하면 則一於為熱也라.

두 經脈은 모두 相火이고, 相은 君主의 命令을 施行하기 때문에 命門이라고 한 것이다. 그러므로 仙經에 이르기를: "心은 君火이고, 腎은 相火이다." 하였으니, 이는 右腎이 火에 屬하고 水에 屬하지 않는다는 것을 말한 것이다. 이 때문에 右腎의 火氣가 虛하면 寒證을 앓게 되니, 君火와 相火는 비록 두 가지 火이지만, 그 五行의 氣를 論하면 熱이 되는 것은 마찬가지이다.

夫五行之理는 陰中有陽하고 陽中有陰하며; 孤陰不長하고 獨陽不成하야, 但有一物이라도 全備五行하나니, 遞相[458]濟養이면 是謂和平이요; 交互剋伐이면 是謂興衰요; 變亂失常하면 災害由生이라.

무릇 五行의 理致는, 陰 속에 陽이 있고 陽 속에 陰이 있으며; 외로운 陰은 자라나지 못하고 홀로인 陽은 成長하지 못하여서, 다만 하나의 물건이 있더라도 五行을 모두 갖추고 있으니, 번갈아 서로 救濟하고 길러주면 이는 和平한 것이고; 서로 이기고 征伐하면 이는 (어느 한 쪽이) 興하고 衰한 것이고; 變하여 어지러워지고 常度를 잃으면 災害

457 "이로써"는 《難經本義》의 注를 따른다면 "여기에"가 되어야 할 것이다.

458 "相"은 底本에 "有"로 되어 있으나, 이 部分이 뒤쪽의 "交互剋伐"과 對句임을 고려하여 《素问玄机原病式注释本》과 《河間醫集》을 따라 修正하였다.

가 이 때문에 發生한다.

是以水少火多하면 為陽實陰虛하야 而病熱也요; 水多火少하면 為陰實陽虛하야 而病寒也라. 故俗以熱藥欲養腎水하야 勝退心火者는 豈不誤歟아?

이 때문에 水가 적고 火가 많으면 陽이 實하고 陰이 虛하여져서 熱證을 앓고; 水가 많고 火가 적으면 陰이 實하고 陽이 虛하여져서 寒證을 앓는다. 그러므로 世俗사람들이 熱한 藥으로 腎水를 길러서 心火를 이겨서 물리치려고 하는 것은 어찌 잘못이 아니겠는가?

至如或因恣慾而即病커나 或因久而成病者를 俗以為元氣虛損而病寒者도 皆誤也라. 然諸所動亂勞傷은 乃為陽火之化라.

혹 放恣하게 慾心대로 한 것에 因하여 곧바로 病이 되거나, 혹 오래됨에 因하여 病이 된 것을 世俗사람들이 元氣가 虛損해져서 寒證을 앓는 것이라고 여기는 것과 같은 것에 이르러서도 모두 잘못이다. 그렇다면 諸般의 動하여 어지러워지는 것과 過勞로 損傷되는 것은 바로 陽火의 造化이다.

神狂[459]氣亂하면 而為病熱者多矣라. 故經言: "消癉熱中이라."[460]하고, 及夫[461]熱病[462]에 陰陽變易[463]은 房勞之病證也니, 所以熱病未復과 及大醉[464]

459 "狂"은 "亂"과 같다.

460 《靈樞》〈本藏〉과 《太素》〈五臟命分〉에 "心脆則善病消癉熱中"이라는 글이 보인다. 이 책에서는 "消癉熱中"의 뜻을 斷章取義하여 "消癉은 熱中이라." 즉 "消癉은 (胃)中이 熱한 것이다."는 정도의 뜻으로 사용한 것으로 보인다. "消癉"은 "消渴"을 가리킨다.

461 "夫"는 底本에 "大"로 되어 있으나 《素问玄机原病式注释本》과 《河間醫集》에 의거하여 修正하였다.

462 "病"은 底本에 "缺" 즉 "빠진 글자"라고 표시되어 있지만, 《河間醫集》과 《素问玄机原病式注释本》에 의거하여 補入하였다.

463 "陰陽變易"은 前後의 文脈으로 볼 때 《傷寒論》의 "陰陽易"과 같으니, 《巢氏諸病源候論》의 說明에 따르면 "陰陽易病(음양역병)"이라는 것은 男子와 婦人이 傷寒病이 이제 막 나아서 아직 고르게 回復되지 않았을 때에, 성관계를 하여 病을 얻는 것을 가리키는 것이다. 男子의 病이 이제 막 나아서 아직 고르게 回復되지 않았을 때에 婦人이 이 男子와 성관계를 가져서 病을 얻는 것은 陽易(양역)이라 하고, 그 반대의 경우를 陰易(음역)이라 한다.

464 "醉"는 底本에 "缺" 즉 "빠진 글자"라고 표시되어 있지만, 《河間醫集》과 《素问玄机原病式注释本》에 의거하여 補入하였다.

에 以不禁入房而為禍甚速者는 陽熱易為暴甚故也라.

神이 어지럽고 氣가 어지러우면 熱證을 앓게 되는 者가 많다. 그래서 經典에 말하기를: "消癉은 (胃의) 속이 熱한 것이다." 하였고, 그리고 저 熱病에 陰、陽이 變易하는 것[465]은 房勞의 病證이니, 熱病이 아직 回復되지 않았을 때와 크게 醉하였을 때에 房事를 禁하지 못하여 禍가 되는 것이 매우 빠른 것은 陽熱은 쉽게 매우 사나워지기 때문이다.

夫太乙天真元氣는 非陰非陽이며 非寒非熱也라. 是以精中生氣하고 氣中生神하고 神能御其形也라. 由是精為神氣之本이라 形體之充固하면 則衆邪難傷하고 衰하면 則諸疾易染하니 何止[466]言"元氣虛而為寒"爾오?

무릇 太乙[467]이요 天眞[468]인 元氣[469]는 陰도 아니고 陽도 아니며 寒도 아니고 熱도 아니다. 이 때문에 精 속에서 氣가 생겨나고 氣 속에서 神이 생겨나고 神은 그 形을 制御할 수 있다. 이 때문에 精은 神과 氣의 根本이기 때문에 (精이) 形體를 堅固하게 채우면 여러 邪氣들이 (形體를) 損傷시키기 어렵고 (精이) 衰하면 여러 가지 疾病에 쉽게 感染되니 어찌 다만 "元氣가 虛하면 寒證이 된다."고만 말하겠는가?

故老人之氣衰하면 多病頭目昏眩하며 耳鳴或聾하고 上氣喘欬하고 涎吐稠粘하고 口苦舌乾하고 咽嗌不利하고 支體焦痿하고 筋脉拘倦[470]하며 中外燥澁하야 便溺閟結하니 此皆陰虛陽實之熱證也라.

그러므로 老人의 氣가 衰弱해지면, 머리와 눈이 어둡고 어지러우며, 귀가 울거나 어두워지며, 숨을 헐떡이고 기침을 하며, 痰涎을 吐하는

465 "熱病에 陰、陽이 變易(변역)하는 것"은 "陰陽易病(음양역병)"의 "陰易(음역)과 陽易(양역)"을 가리킨다. 자세한 것은 原文의 脚註를 參照하라.

466 "止"는 底本에 "正"으로 되어 있으나 文義에 맞지 않으므로 《素问玄机原病式注释本》과 《河間醫集》의 校勘에 의거하여 修正하였다.

467 "太乙"은 "太一"과 같고 "太"는 "乙(一)"을 높이는 修飾語이다. 그러므로 "太乙" 즉 "太一"은 宇宙萬物의 本原을 가리킨다.

468 "天眞"은 "날 때부터 타고 나는 참된 것"이라는 뜻이다.

469 "元氣"의 "元"은 "으뜸、根源、本原"이라는 뜻이다.

470 "拘倦"은 "拘捲"과 같으니 당겨지고 구부러지는 것이다.

것이 稠粘하며, 입이 쓰고 혀가 마르며, 목구멍이 편안하지 않으며, 肢體가 까매지고 痿弱해지며, 筋과 脈이 당겨지고 구부러지며, 겉과 속이 燥澁해져서 大小便이 잘 나오지 않는 病을 앓는 경우가 많으니, 이는 모두 陰은 虛하고 陽은 實한 熱證이다.

俗悉言"老弱為虛冷而無熱也라."하며, 縱見熱證하면 雖[471]云"少水不勝多火라."하나, 而反言"腎水虛則為寒이라."하니, 此乃舉世受誤之由也라.

世俗사람들이 모두 "늙어서 弱해지면 虛冷해져서 熱(證)이 없다."고 말하며, 가령 熱證을 보면 비록 "少量의 水는 多量의 火를 이기지 못한다."고 말하기는 하지만, 도리어 "腎水가 虛하면 寒證이 된다."고 말하니, 이것이 바로 온 世上사람들이 잘못된 治療를 받게 되는 까닭이다.

但須臨時識其陰陽虛實하면 則無橫夭[472]之冤이리니 慎不可妄以熱藥養其真氣하니 則真氣何由生也리오?

다만 모름지기 때에 臨하여 그 陰、陽의 虛、實을 알기만 하면 非命橫死하는 冤痛함이 없을 것이니, 삼가 제멋대로 熱한 藥으로 그 眞氣를 기르려고 해서는 안 되니, 그렇게 하면 眞氣가 무슨 緣由로 생겨나겠는가?

故《西山記》曰: "餌之金石하면 當有速亡之患이라."하고, 《內經》言: "石藥發癲狂이라."[473]하니 熱甚之所致也라.

그러므로 《西山記》에 이르기를: "金石을 服用하면 마땅히 速히 죽는 근심이 있을 것이다." 하였고, 《內經》에 말하기를: "石藥은 癲狂을 發生시킨다." 하였으니, 熱이 甚한 것이 招來하는 것이다.

或欲以温藥平補者엔 經言: "積温成熱하면 則變生多[474]疾이라."하다. 故

---

471 "雖"는 底本에 "誰"로 되어 있으나, 《素问玄机原病式注释本》의 校勘에 의거하여 修正하였다.

472 "橫夭"는 뜻밖의 災殃으로 일찍 죽는 것을 가리킨다.

473 《素問》〈腹中論〉에 "石藥發瘨 芳草發狂"이라는 글이 보인다.

474 "多"는 《素问玄机原病式注释本》과 《河間醫集》에 모두 "熱"로 되어 있으나 따르지 않았다. 成無己의 《傷寒明理論》에 "四逆者는 ……중략…… 積凉成寒하고 積温成熱하니 非一朝一夕之故라." 즉 "四肢

藥物은 不可妄服也라.

혹 (熱한 藥이 아니라) 溫한 藥으로 和平하게 補하려는 것에 대해서는 經典이 말하기를: "溫을 쌓아서 熱을 이루면 變하여 多樣한 疾病을 發生시킨다." 하였다. 그러므로 藥物은 함부로 服用해서는 안 되는 것이다.

夫養眞氣之法은 飮食有節하고 起居有常하고 不妄作勞하야 無令損害니 陰陽和平하면 自有益[475]矣라.

무릇 眞氣를 기르는 方法은 飮食을 節度 있게 하고 起居를 恒常함이 있게 하고 함부로 過勞하지 않아서 덜어내고 해치지 않는 것이니, 陰과 陽이 和平하면 저절로 더하여짐이 있다.

仙經에 雖有服餌之說이나 非其人이면 不可也라. 況乎齊於[476]氣味平和無毒之物하면 但以調其氣爾아? 眞[477]修道者는 以[478]內事爲功[479]하고 外事爲行하니 非服餌而望成於道也라. 故仙[480]經又曰: "服餌不備五味四氣하야 而偏食之久하면 則府藏偏傾하야 而生其病矣라."하니 然則豈可誤服熱藥而求其益가?

仙經에 비록 服餌의 說이 있지만 그 사람이 아니면 안 되는 것이다.

逆冷한 것은 ……중략…… 凉을 쌓아서 寒을 이루고 溫을 쌓아서 熱을 이루니 一朝一夕의 일이 아니다."라는 말이 보이지만, 《內經》에는 "積溫成熱 則變生多疾"이라는 글이 보이지 않는다. 劉河間이 《內經》의 文章이 아니라 뜻을 取한 것으로 보인다.

475 "益"은 底本에 "缺" 즉 "빠진 글자"라고 표시되어 있지만, 《河間醫集》과 《素问玄机原病式注释本》에 의거하여 補入하였다.

476 "乎齊於" 三字는 底本에 "缺" 즉 "빠진 글자"라고 표시되어 있지만, 《河間醫集》과 《素问玄机原病式注释本》에 의거하여 補入하였다.

477 "爾眞" 二字는 底本에 "缺" 즉 "빠진 글자"라고 표시되어 있지만, 《河間醫集》과 《素问玄机原病式注释本》에 의거하여 補入하였다.

478 "者以" 二字는 底本에 "缺" 즉 "빠진 글자"라고 표시되어 있지만, 《河間醫集》과 《素问玄机原病式注释本》에 의거하여 補入하였다.

479 "功"은 底本에 "缺" 즉 "빠진 글자"라고 표시되어 있지만, 《河間醫集》과 《素问玄机原病式注释本》에 의거하여 補入하였다.

480 "非服餌而望成於道也故仙" 十一字는 底本에 "缺" 즉 "빠진 글자"라고 표시되어 있지만, 《河間醫集》과 《素问玄机原病式注释本》에 의거하여 補入하였다.

하물며 氣味가 和平하고 無毒한 藥物을 調劑하면 다만 그 氣를 調和되게 할 뿐임에 있어서이겠는가? 참된 修道者는 內事를 功(績)으로 여기고 外事를 (德)行으로 여기니, 服餌로써 道를 이루기를 바라는 자가 아니다. 그러므로 仙經에 또 이르기를: "服餌는 五味와 四氣를 갖추지 못하여 偏食하기를 오래하면 府와 藏이 치우치고 기울어져서 疾病을 發生시킨다." 하였으니, 그렇다면 어찌 熱한 藥을 잘못 服用하고도 그것이 有益하기를 바랄 수 있겠는가?

所謂聾者는 由水衰火實하야 熱鬱于上하야 而使聽户玄府[481]壅塞하야 神氣不得通泄也일새라. 其所驗[482]者는 仙經言"雙手閉耳如鼓音"이요 是謂"鳴天鼓"也니, 由脉氣流行이라가 而閉之于耳하야 氣不得泄하야 衝鼓耳中이라 故聞之也라.

귀가 어두워지는 까닭은 水가 衰하여지고 火가 實하여서 熱이 上部에서 鬱結되어 聽戶의 玄府가 막히게 하여 神氣가 通하지 못하기 때문이다. 그 徵兆는 仙經에서 "두 손으로 귀를 막으면 마치 북소리와 같다."고 말한 것이고, 이를 일러 "鳴天鼓"라 하니, 脈氣가 흘러가다가 귀에서 막혀서 氣가 通하지 못하여 귓속에서 부딪쳐 소리를 내기 때문에 그런 소리를 듣는 것이다.

或有壅滯하면 則天鼓微聞이어니와 天鼓無聞하면 則聽户玄府閉絶하야 而耳聾無所聞也라. 故一法은 含浸針砂[483]酒하고 以磁石附耳니 欲導其

481 "玄府"는 醫書에서 보통 "땀구멍"으로서 땀을 排出하는 機能을 하는 곳을 가리키는 말이지만, 아래에 "欲以開發玄府하야 而令耳中鬱滯通泄也라." 즉 "이로써 玄府를 열어서 귓속의 鬱滯로 하여금 通하게 하려는 것이다."는 말이 보이니, 문맥상 분명하게 땀구멍의 뜻으로만 사용된 것이 아니다. 저 아래의 글에 따르면 皮膚의 汗孔은 여러 가지 異名을 가지고 있는데, "一名 玄府라고도 하니, 玄妙하고 隱微한 府이기 때문이다."는 趣旨의 글이 보이고, "玄府는 가지고 있지 않는 물건이 없어서, 사람의 臟腑와 皮毛와 肌肉과 筋膜과 骨髓와 손톱과 齒牙로부터 世上의 萬物에 이르기까지 모두 다 그것을 가지고 있으니, 이는 바로 氣가 出入하고 升降하는 道路이고 門戶이다."는 글도 보이니, 劉河間은 "汗孔" 즉 "玄府"는 단순히 땀만 排出하는 器官으로 본 것이 아니다. 그러므로 劉河間은 땀구멍처럼 작아서 잘 보이지는 않지만 玄妙한 作用을 하는 玄府가 人體와 萬物의 모든 器官과 部位에 分布해 있고, 그곳에서 氣의 出入과 升降이 일어나서 해당 器官과 部位의 機能이 發揮되게 하는 것으로 생각한 것이다.

482 "驗"은 "兆" 즉 "徵兆"의 뜻이다.

483 "針砂"는 쇠를 갈아서 針을 만들 때 떨어져 나오는 모래처럼 고운 쇳가루를 가리킨다.

氣令通泄也라.

만약 막힘이 있으면 天鼓(소리)가 微弱하게 들리겠지만 天鼓(소리)가 들리지 않으면 聽戶의 玄府가 완전히 막혀서 귀가 먹어서 들리지 않는 것이다. 그러므로 한 가지 方法은 針砂를 담갔던 술을 (입에)머금고 磁石을 귀에 붙이는 것이니, 그 氣를 引導하여 通하게 하려는 것이다.

或問曰: 聾既為熱이어늘 或服乾蝎、生薑、附子、醇酒之類辛熱之物하고 而或愈者는 何也오?

혹자가 물었다: 耳聾은 이미 熱證이거늘 혹자는 乾蝎、生薑、附子、醇酒처럼 辛熱한 藥物을 服用하고, 그래도 간혹 낫는 것은 어째서인가?

答曰: 欲以開發玄府하야 而令耳中 鬱滯通泄也라. 故《養生方》言: "藥中하면 其效는 則如聞百攢[484]樂(音岳)音이라."하니 由陽氣開[485]衝耳中也일새라.

다음과 같이 대답하였다: (혹자가 辛熱한 藥物을 服用하는 것은) 이로써 玄府를 열어서 귓속의 鬱滯로 하여금 通하게 하려는 것이다. 그러므로《養生方》에 말하기를: "藥이 的中하면 그 效果는 마치 온갖 樂器가 한꺼번에 내는 소리를 듣는 듯하다." 하였으니, 陽氣가 열려서 귓속에 부딪치기 때문이다.

凡治聾者는 適其所宜니, 若熱證已退而聾不已者면 當以辛熱發之호대 三兩服不愈者는 則不可久服이니 恐熱極而成他病耳라. 若聾有熱證相兼者면 宜以退風散熱涼藥調之니 熱退結散而愈라. 然聾甚閉絶은 亦為難矣니, 慎不可攻之過極하야 反傷正氣라.

무릇 耳聾을 다스리는 것은 그 마땅함에 符合하게 하는 것이니, 만약 熱證이 이미 물러났는데도 耳聾이 낫지 않는 것이면 마땅히 辛熱한 藥으로 發散시키되, 두세 번 服用해도 낫지 않는 것은 오래 服用해서는 안 되는 것이니 熱이 至極하여 다른 病을 形成할까 두렵기 때문이다.

---

484 "攢" 즉 "攢"은 "聚"의 뜻이니 "百攢樂音(백찬악음)"은 "온갖 樂器(악기)가 한꺼번에 내는 소리"라는 뜻이다.

485 "開"는 底本에 "聞"으로 되어 있으나《素问玄机原病式(注释本)》과《河間醫集》의 校勘에 의거하여 修正하였다.

만약 耳聾이 熱證을 兼하여 가지고 있는 것이면 마땅히 退風散熱하는 서늘한 藥으로 調節해야 하니, 熱이 물러나면 鬱結이 풀어져서 낫는다. 그러나 耳聾이 甚하여 완전히 막힌 것은 또한 難治이니, 삼가 攻擊하기를 지나치게 極甚하게 하여 도리어 正氣를 損傷시켜서는 안 된다.

若非其病이면 不可服其藥이니 飮食同法이라. 當所宜者도 過度하면 則反傷正氣하니 病已則止藥은 欲求不病無損[486]而已[487]矣라.

만약 그 病이 아니면 그 藥을 服用해서는 안 되니 飮食도 같은 原則이다. 마땅한 것에 해당하는 것도 過度하면 도리어 正氣를 損傷시키니, 病이 나으면 (服)藥을 中止하는 것은 (더 이상) 病도 앓지 않고 損傷시킴도 없을 때에 그치기를 追求하려는 것이다.

故經云: "大毒治病엔 十去其六하고; 常[488]毒治病엔 十去其七하고; 小[489]毒治病엔 十去其八하고; 無毒治病엔 十去其九하고; 穀肉菓菜食養[490]盡之[491]엔 勿令過度하야 反傷其正하며, 不盡이면 行復如法하니이다. ~~故曰~~[492]必先歲氣하야 無伐天和하며; 無實實[493]하고 無虛虛하야 而遺夭[494]殃하며;

486 "不病無損"의 "不"과 "無"는 사실상 같은 뜻이니, "求不病無損"은 "不病과 無損을 바란다."는 뜻이다.

487 "而已"는 보통 "……일 뿐이다."의 뜻으로 사용되지만, 여기서는 문맥상 "……할 때에 그치다."의 뜻으로 사용된 것이다.

488 "常"은 底本에 "小"로 되어 있으나 《素問》〈五常政大論〉에 의거하여 修正하였다.

489 "小"는 底本에 "常"으로 되어 있으나 《素問》〈五常政大論〉에 의거하여 修正하였다.

490 "食養(사양)"은 同義連綿詞이니 "기르다."의 뜻이다. 《荀子》〈富國〉에 "可以相食養者를 不可勝數也라. 夫天地之生萬物也는 固有餘하야 足以食人矣라." 즉 "(이 땅에서) 기를 수 있는 것을 이루 헤아릴 수가 없다. 무릇 天地가 萬物을 낳는 것은 진실로 남음이 있어서 족히 사람을 기를 수 있다."라는 말이 보이니 이때의 食(사)와 같은 뜻이다.

491 《素問》〈五常政大論〉의 王冰의 注에 "服至約(張景岳曰:約은 度也라.)已하면 則以五穀、五肉、五果、五菜로 隨五藏宜者食之하야 已盡其餘病이라." 즉 "(前述한 有毒、無毒의 藥을) 服用하는 것이 限度에 이르러 그치면 五穀、五肉、五果、五菜를 五藏의 마땅함에 따라 먹어서 그 남은 病을 다 낫게 한다."고 하였고, 張景岳은 "病已去其八九而有餘未盡者는 則當以穀肉果菜飮食之類로 培養正氣하면 而餘邪自盡矣리라." 즉 "病이 (열 중에) 이미 여덟아홉이 除去되었지만 남음이 있어서 다 除去되지 않은 것은 마땅히 穀肉果菜의 飮食들로 正氣를 培養하면 남은 邪氣가 저절로 除去될 것이다."라고 하였으니 모두 "盡"의 뜻을 "病을 除去하여 없앤다."는 뜻으로 봤음을 알 수 있다.

492 "~~故曰~~" 二字는 衍文이다.

493 "實實"은 《素問》〈五常政大論〉에 "盛盛"으로 되어 있다.

494 "夭"는 底本에 "天"으로 되어 있으나 문맥상 誤謬가 分明하므로 修正하였다.

無致邪하고 無失正하야 絶人長命이니이다. 帝曰: 其久病者에 有氣從[495] 而不康하고 病去而瘠은 柰何오? 岐伯曰: 昭乎哉라! 聖人之問也여! 化不可代[496]하며 時不可違니이다. 夫經絡以[497]通하고 氣血以從[498]하야 復其不足이면 與衆齊同하니, 養之和之하야 静以待時[499]하고, 謹守其氣하야 無使傾移하면, 其形乃彰[500]하고 生氣乃長하리니, 命曰聖王이니이다. 故《大要》에 曰: '無伐化하고 無違時하며 必養必和하야 待其來復이라.'하니 此之謂也니이다." 하니라.

그러므로 經典에 이르기를: "大毒으로 病을 다스릴 때에는 열 중에 그 여섯을 除去하고; 常毒으로 病을 다스릴 때에는 열 중에 그 일곱을 除去하고; 小毒으로 病을 다스릴 때에는 열 중에 그 여덟을 除去하고; 無毒으로 病을 다스릴 때에는 열 중에 그 아홉을 除去하고; 穀食과 肉類와 과일과 菜蔬로 길러서 (남은 病을) 다 除去할 때에는 過度하게 먹어서 도리어 그 正氣를 損傷시키지 말며, (이렇게 하여도) 다 除去되지 않으면 行하기를 다시 (前述한) 方法대로 합니다. ~~그러므로 이르기를~~ 반드시 먼저 歲時의 氣變을 알아서 天和를 해치지 않으며; 實한 것을 實하게 하고 虛한 것을 虛하게 하여 일찍 죽는 災殃을 남기지 말며; 邪氣를 至極하게 하고 正氣를 잃게 하여 사람의 긴 壽命을 꺾지 말아야 합니다. 黃帝가 물었다: 그 오랫동안 病을 앓은 者 중에 氣는 順調로운데도 (몸이) 便安하지 않고 病은 除去되었는데

495 王冰注曰: "'從'은 謂'順'也라."

496 王冰은 "'化'는 謂'造化'也라. 代大匠斲하야도 猶傷其手어늘, 況造化之氣를 人能以力代之乎아?" 즉 "'化'는 '造化'를 말한다. 大木을 대신하여 (나무를) 깎더라도 오히려 그 손을 다치거늘, 하물며 造化의 氣를 사람이 힘으로 대신할 수 있겠는가?" 하였으나, 張景岳은 "造化의 道는 衰하고 旺함에 같지 않음이 있어서 서로 대신할 수 없기 때문에 '化不可代'라고 한 것이다. 아래의 글에 또 이르기를 '그것을 기르고 그것을 和平하게 한다.'고 말하고 있으므로 諸家의 註가 모두 '天地에는 저절로 그리되는 造化가 있어서 사람의 힘으로는 대신할 수 없기 때문에 化不可代라고 하였다.'고 말한 것은 잘못된 것이다." 하였다.

497 "以"는 "已"와 같다.

498 "從"은 底本에 "復"으로 되어 있으나 《素問》〈五常政大論〉에 의거하여 修正하였다.

499 "時"는 底本에 "之"로 되어 있으나 《素問》〈五常政大論〉에 의거하여 修正하였다.

500 "彰"은 蓄盛하다의 뜻이다.

도 (몸이) 瘦瘠한 者가 있는 것은 어째서인가? 岐伯이 對答하였다: 밝도다! 聖人의 물음이여! 造化는 대신할 수 없으며 季節은 어길 수가 없습니다. 무릇 經絡이 이미 通하고 氣、血이 이미 順調로워서 그 不足함을 回復하면 무리들과 같아지니, 기르고 和平하게 하여 고요히 때를 기다리고, 삼가 그 氣를 지켜서 기울어지고 옮겨가지 않게 하면, 그 形이 마침내 蓄盛하고 生氣가 마침내 자라날 것이니, (이렇게 되게 하는 사람을) 命名하여 聖王이라고 합니다. 그러므로 《大要》에 이르기를: '(造)化를 해치지 말고 때를 어기지 말며, 반드시 기르고 반드시 和平하게 하여, 그것이 와서 回復되기를 기다린다.'라고 하였으니, 이 것을 말한 것입니다." 하였다.

"嘔涌"은 溢食不下니, 火氣炎上하야 胃膈熱甚하면 則傳化失常故也라.

"嘔涌"은 넘쳐 나오는 飮食物을 내려보내지 못하는 것이니, 火의 氣가 타올라서 胃膈의 熱이 甚해지면 傳達하고 變化시키는 것이 常度를 잃기 때문이다.

"目眛(莫貝切이라.)不明"과 目赤腫痛과 翳膜、眥瘍은 皆為熱也요; 及目瞑[501]도 俗謂之眼黑이니 亦為熱也라. 或[502]平白[503]目[504]無所見者도 熱氣鬱

---

501 "瞑"은 底本에 "瞙"으로 되어 있으나 《素问玄机原病式注释本》과 《河間醫集》의 校勘에 의거하여 修正하였다. "目瞑"은 눈을 뜨지 못하는 것을 가리키는 경우도 있고, 잠이 드는 것을 가리키는 경우도 있지만, 이 책에서는 문맥상 눈이 어두운 것이 심하여 캄캄해져서 보이지 않는 것을 가리키는 뜻으로 사용한 것이다. 張景岳의 《類經》은 《素問》〈六元正紀大論〉의 "其病眩掉"라는 句節의 注에 "目不開曰瞑" 즉 "눈을 뜨지 못하는 것을 目瞑이라 한다." 하였고, 《普濟方》도 〈禁鬼邪法〉에 "或目瞑不開"라고 하였으니 "目瞑"을 張景岳의 注解와 같은 뜻으로 본 것이고, 《靈樞》〈口問〉에 "陽氣盡하고 陰氣盛하면 則目瞑하고; 陰氣盡하고 而陽氣盛하면 則寤矣라." 하였으니 이때의 "目瞑"은 문맥상 눈을 감고 잠이 드는 것임을 알 수 있다.

502 "或"은 底本과 《素问玄机原病式注释本》과 《素问玄机原病式新解》에 모두 "然"으로 되어 있으나, 《河間醫集》의 校勘에 의거하여 修正하였다.

503 전체적인 文脈으로 볼 때 "平白"의 "平"은 "瞖膜이 없는 것"을 "白"은 "붉지 않은 것"을 가리키는 말로 使用된 것이다. 飜譯에서는 글자 그대로 逐字飜譯을 해둔다.

504 "目"은 底本에 "日"로 되어 있으나 《素问玄机原病式注释本》과 《河間醫集》의 校勘에 의거하여 修正하

之甚也라.

“目昧(莫과 具의 反切音[505]이다.)로 눈이 밝지 못한 것”과, 눈이 붉고 붓고 아픈 것과, 翳膜이 눈동자를 가리는 것과 눈초리가 가려운 것은 모두 熱(證)이고; 그리고 目瞑도 世俗사람들이 眼黑이라고 일컫는 것이니 또한 熱(證)이다. 혹 和平하고 흰색인데 눈에 보이는 것이 없는 것도 熱氣의 鬱結이 甚한 것이다.

或言“目昧為肝腎虛冷”者는 誤也라. 是는 以妄謂“肝主於目하고 腎主童子[506]라.”할새 故妄言“目昧為虛而冷”也라. 然腎水는 冬陰也니 虛則當熱하고; 肝木은 春陽也니 虛則當寒[507]하니, 腎陰肝陽이 豈能同虛而為冷者歟아?

혹자가 “目昧는 肝腎이 虛冷한 것이다.”라고 말한 것은 잘못이다. 이는 제멋대로 “肝은 目을 主管하고, 腎은 瞳子를 主管한다.”고 생각하였기 때문에 “目昧는 虛하여 冷한 것이다.”라고 함부로 말한 것이다. 그러나 腎水는 冬陰이니 虛하면 마땅히 熱하여지고; 肝木은 春陽이니 虛하면 마땅히 寒하여지니, 腎陰과 肝陽이 어찌 함께 虛하여 冷(證)이 될 수 있는 것이겠는가?

或通言“肝腎之中에 陰實陽虛라.”하나 而無由[508]目昧也라. 俗妄謂“肝腎之氣衰少하야 而不至於目也라.”하나, 不知經言“熱甚目瞑”이 “眼黑”也니

였다.

505 “反切音(번절음)”은 앞 글자의 初聲과 뒷 글자의 中聲 및 終聲을 結合하여 漢字의 音을 表示하는 方法을 가리키는 말이다.

506 “童子”는 “瞳子”와 같으니 “童”과 “瞳”은 通用하던 글자이다. 《漢書》의 〈陳勝項籍傳〉의 贊에 “周生도 亦有言호대: ‘舜蓋重童子리라.’하야늘, 項羽도 又重童子니 豈其苗裔邪인저!”라는 말이 보이는데 顏師古의 注에 “‘童子’는 目之眸子라.” 즉 “‘童子’는 눈의 눈동자이다.”라고 한 것에서 알 수 있다.

507 底本의 “寒”은 《素问玄机原病式注释本》과 《河間醫集》과 《素问玄机原病式新解》의 校勘에 모두 “本”자로 되어 있던 것을 “凉(涼)”으로 바로 잡았다고 되어 있으나, 이들의 底本은 《古今醫統正脉》本과 宣德本이라서 《四庫全書》本에 “寒”으로 되어 있는 것과는 差異가 있었던 것으로 보이지만, 현존 《四庫全書》本의 “寒” 자도 다른 페이지의 “寒” 자와는 조금 모양이 다르니, 後人들이 손을 대어 修正한 것일 수도 있겠다는 생각이 든다.

508 “無由”는 “沒有門徑; 沒有辦法” 즉 “……할 길이 없다. ……할 방법이 없다.”는 뜻이다. 여기서는 潤文하여 “……의 원인이 되지 못한다.”라고 새겨둔다.

豈由寒爾리오?

혹자는 "肝과 腎에서 陰은 實하고 陽은 虛한 것이다."라고 통틀어 말하지만 目昧의 原因이 되지 못한다. 世俗사람들은 "肝과 腎의 氣가 衰하여 적어져서 눈에 이르지 못하기 때문이다."라고 함부로 말하지만, 經典에서 "熱이 甚하여 눈이 어두워지는 것"을 말한 것이 "眼黑"임을 알지 못하는 것이니, 어찌 寒에 말미암는 것이겠는가?

又如仲景言"傷寒病에 熱極하면 則不識人"은 乃目盲也요; 《正理》[509]曰: "由熱甚怫鬱於目하야 而致之然也라."하니, 然하다.

또 예컨대 仲景이 "傷寒病에 熱이 至極하면 사람을 알아보지 못한다."고 말한 것과 같은 것은 이는 바로 目盲이고; 《正理傷寒論》에 이르기를: "熱이 甚하여 눈에 鬱滯됨에 말미암아 그렇게 된 것이다." 하였으니, 그러하다.

皮膚之汗孔者는 謂泄氣液之孔竅也니, 一名氣門은 謂泄氣之門也요; 一名腠理者는 謂氣液出行之腠道紋理也요; 一名鬼神門者는 謂幽冥之門也요; 一名玄府者는 謂玄微府也라.

皮膚의 汗孔은 氣와 液을 排泄하는 구멍을 말하는 것이니, 一名이 氣門인 것은 氣를 排泄하는 門이기 때문이고; 一名이 腠理인 것은 氣와 液이 나와서 돌아다니는 腠道[510]의 紋理[511]이기 때문이고; 一名이 鬼

---

509 《正理》는 失傳된 《正理傷寒論》을 가리킨다. 丹波元堅의 《醫籍考》의 卷二十九의 方論七에 "《正理傷寒論》: 佚이라. 按컨대 是書는 諸家簿錄에 失載하고, 唯王冰《素問次注》와 成無己《傷寒論注解》引之라." 즉 "《正理傷寒論》: 散佚되었다. 살피건대 이 책은 諸家들의 記錄에는 記載되어 있지 않고, 오직 王冰의 《素問次注》와 成無己의 《傷寒論注解》만이 引用하였다."는 글이 보인다. 《傷寒論注解》는 《傷寒論注釋》을 말한다. 成無己가 劉完素(1120~1200)보다 대략 54~65년 앞서 태어났고, 王冰은 唐나라 때 사람이므로, 劉完素가 이 두 사람의 책에서 《正理傷寒論》의 引用文을 보았을 수도 있겠지만, 《素問次注》와 《傷寒論注釋》을 찾아봐도 《素問玄機原病式》이 引用하고 있는 글은 보이지 않는다. 그러므로 劉河間이 이들의 책을 再引用한 것이 아니라 직접 본 것임을 알 수 있고, 丹波元堅이 "오직 王冰의 《素問次注》와 成無己의 《傷寒論注解》만이 引用하였다."고 한 말도 正確한 것은 아님을 알 수 있다. 王冰의 《素問次注》는 이 책의 이름을 《正理傷寒論》이라고 부르기도 하고 《正理論》이라 부르기도 했으며, 成無己는 《正理論》이라고 부르고 있다.

510 "腠道"는 "살결에 난 길"이라는 뜻이다.

511 "紋理"는 "무늬"라는 뜻이다.

神門인 것은 幽冥[512]의 門이기 때문이고; 一名이 玄府인 것은 玄妙하고 隱微한 府이기 때문이다.

然玄府者는 無物不有하야 人之藏府、皮毛、肌肉、筋膜、骨髓、爪牙로 至于世之萬物히 盡皆有之하니 乃氣出入升降之道路門户也라.

그렇다면 玄府는 (그것을) 가지고 있지 않는 물건이 없어서 사람의 臟腑와 皮毛와 肌肉과 筋膜과 骨髓와 손톱과 齒牙로부터 世上의 萬物에 이르기까지 모두 다 그것을 가지고 있으니 이는 바로 氣가 出入하고 升降하는 道路이고 門戶이다.

夫氣者는 形之主요 神之母요 三才之本이요 萬物之元이요 道之變也라. 故元陽子解《淸静經》하야 曰: "大道無形하야 非氣면 不足以長養萬物이라. 由是氣化則物生하고 氣變則物易하고 氣甚即物壯하고 氣弱即物衰하고 氣正即物和하고 氣亂即物病하고 氣絶即物死라."하니라.

무릇 氣는 形의 주인이고 神의 어미이고 三才의 根本이고 萬物의 根源이고 道의 變化이다. 그러므로 元陽子가 《淸静經》을 解說하여 이르기를: "大道는 形體가 없어서 氣가 아니면 萬物을 기를 수 없다. 이 때문에 氣가 化하면 물건이 생겨나고, 氣가 變하면 물건이 變易하고, 氣가 甚하면 물건이 굳세고, 氣가 弱하면 물건이 衰弱하고, 氣가 바르면 물건이 和平하고, 氣가 어지러우면 물건이 병들고, 氣가 끊어지면 물건이 죽는다." 하였다.

經曰: "出入[513]廢[514]하면 則神機[515]化滅하고; 升降息하면 則氣立[516]孤危

512 "幽冥"은 "저승"이라는 뜻이다.

513 《素問》〈六微旨大論〉의 王冰注에 "出入은 謂喘息也라." 즉 "出入은 呼吸을 말한다." 하였고, 後代의 張景岳은 "飮食과 呼吸의 出入"을 "出入"이라고 보았다.

514 "廢"는 "止" 즉 "멈추다."의 뜻이다.

515 王冰의 注에 따르면 "神機"는 "神을 動하고 靜하는 機能의 主體로 삼는 것"이니 動物을 가리키는 말로 본 것이다. 하지만 河間은 아래의 "暴病暴死" 條에서 "動物은 神機為根하니 在于中이라." 즉 "動物은 神機를 根本으로 삼으니 (神機는) 中央에 있다."는 말을 사용하고 있으므로 "神機"를 "動物"이라는 뜻이 아니라 "(動物의) 神妙한 機能"이라는 정도의 뜻으로 본 것이다. "暴病暴死" 條의 "神機"의 脚註도 함께 參照하라.

516 "立"은 底本에 "力"으로 되어 있으나 잘못이므로 《素問》〈六微旨大論〉에 의거하여 修正하였다. "氣立"

라. 故非出入이면 則無以生、長、化、收、藏[517]이라. 是以升降出入은 無器不有라."[518]하니, 人之眼、耳、鼻、舌、身、意、神識[519]이 能為用者는 皆由升降出入之通利也요 有所閉塞者는 不能為用也라.

經典에 이르기를: "(呼吸과 飮食의) 出入이 멈추면 (動物의) 神妙한 機能이 消滅되고; (陽氣와 陰氣의) 升降이 멈추면 (金石과 草木처럼) 氣가 세우는 것이 孤立되고 위태로워진다. 그러므로 出入이 아니면 나고 자라고 變化하고 거두고 갈무리할 수 없다. 이 때문에 升降과 出入은 지니고 있지 않는 器物이 없다." 하였으니, 사람의 眼識、耳識、鼻識、舌識、身識、意識、神識이 作用할 수 있는 것은 모두 升降과 出入이 通利함에 말미암는 것이고, 閉塞된 바가 있는 것은 作用하지 못한다.

若目無所見과 耳無所聞과 鼻不聞臭와 舌不知味와 筋痿、骨痺[520]와 齒腐[521]와 毛髮墮落과 皮膚不仁과 腸不能滲泄者는 悉由熱氣怫鬱하야 玄府閉密하야 而致氣液、血脈、榮衛、精神不能升降出入故也니, 各隨鬱結微甚하야 而察[522]病之輕重也라.

눈이 보지 못하는 것과, 귀가 듣지 못하는 것과, 코가 냄새 맡지 못하

은 王冰의 注에 따르면 "바깥의 氣를 빌려서 成立하는 것"이라는 뜻이니 金石草木을 가리키는 말로 본 것이다. 河間이 "神機"를 "動物"이라고 새기지 않은 점을 고려하여 여기서는 "氣立"을 "(金石과 草木처럼) 氣가 세우는 것"이라고 새겨 둔다.

517 "故非出入則無以生長化收藏"은 《素問》〈六微旨大論〉의 "故非出入則無以生長壯老已 非升降則無以生長化收藏"을 축약한 글이다.

518 "出入廢……無器不有"는 《素問》〈六微旨大論〉에 보이는 글이다.

519 佛敎에서는 客觀的 萬有의 對象인 色、聲、香、味、觸、法의 六境(六塵)에 대하여 眼、耳、鼻、舌、身、意의 六根이 見、聞、臭、味、覺、知하는 認識作用을 眼識、耳識、鼻識、舌識、身識、意識 즉 六識이라 하고, 心識을 神識이라 한다. 底本의 "眼、耳、鼻、舌、身、意、神識"은 문맥상 六根과 神識이 아니라 六識과 神識을 가리키는 것이고, 전체적으로 "사람의 모든 認知機能"이라는 뜻으로 使用된 것이다.

520 《素問》〈長刺節論〉에 "骨重不可擧 骨髓酸痛 寒氣至 名曰骨痺"라는 글이 보이니, "뼈가 무거워서 들지 못하고, 骨髓가 시큰거리며 아프고, 寒氣가 至極한 것"을 骨痺라고 한 것이다.

521 "齒腐"는 "齲齒腐朽" 즉 "齒牙가 벌레 먹어서 썩는 것"을 가리키는 말이니, 지금의 "蟲齒"에 해당하는 말이다.

522 "察"은 "著" 즉 "드러나다. 드러내다."의 뜻이다. 《中庸》에 "言其上下察也라."라는 글이 보이는데, 朱子의 注에 "察은 著也라." 하였으니, 이때의 "察"과 쓰임이 같은 것이다.

는 것과, 혀가 맛을 알지 못하는 것과, 筋痿、骨痺와, 蟲齒와 脫毛와 皮膚의 感覺이 둔한 것과 腸이 滲泄하지 못하는 것[523]과 같은 것은 모두 熱氣가 鬱結되어 玄府가 緻密하게 닫혀서 氣液과 血脈과 榮衛와 精神이 升降、出入하지 못하게 하기 때문이니, 各各(의 證狀들)은 鬱結의 微、甚을 따라 病의 輕、重을 나타낸다.[524]

故知熱鬱于目하면 無所見也요; 故目微昏者가 至近하면 則轉難辯物은 由目之玄府閉小也니 隔緗視物之象也요; 或視如蠅翼[525]者는 玄府有所閉合[526]者也라.

그러므로 熱이 눈에 鬱結되면 보이는 것이 없다는 것을 알 수 있고; 그러므로 눈이 조금 어두운 者가 가까이 이르면 물건을 辨別하기가 더욱 어려워지는 것은 눈의 玄府가 닫혀서 작아짐에 말미암는 것이니 비단 장막을 隔하여 물건을 보는 象이고; 간혹 파리의 날개와 같은 것을 보는 것은 玄府에 닫힌 곳이 있는 것이다.

或目昏而見黑花者는 由熱氣甚하야 而發之於目이니, 亢則害하고 承乃制하야 而反出其泣하면 氣液眛之[527]하고 以其至近이라 故雖視而亦見如黑花也라.

간혹 눈이 어둡고 黑花를 보는 것은 熱氣가 甚하여 눈에 發顯됨에 말미암은 것이니, 亢極하면 해치고 繼承한 것이 이에 制御하여 도리어

523 "腸이 滲泄하지 못하는 것"은 "腸이 津液을 膀胱 속으로 스며들어가게 하지 못하는 것"을 말한다. 古人들은 津液에서 걸러져 나온 別汁이 腸에서 스며 나와 下焦를 거쳐 膀胱으로 들어가서 小便이 된다고 생각하였다. 《靈樞》〈營衛生會〉에 자세히 보인다.

524 "各各(의 證狀들)은 鬱結의 微、甚을 따라 病의 輕、重을 나타낸다."는 것은 "熱氣의 鬱結이 甚하면 前述한 각각의 證狀들이 重하게 나타나고, 熱氣의 鬱結이 微弱하면 前述한 각각의 證狀들이 가볍게 나타난다."는 말이다.

525 "視如蠅翼"은 逐字飜譯하면 "보는 것이 파리의 날개와 같은 것"이 되지만, 아래에 보이는 "見如黑花"와 文章의 構造가 같고, "見如黑花"는 "보는 것이 黑花와 같다."라는 뜻이라기보다는 "黑花와 같은 것을 본다."는 뜻으로 사용된 것이 분명하므로, "視如蠅翼"도 "파리의 날개와 같은 것을 본다."고 새기는 것이 劉河間의 文套에 맞는 것이 된다.

526 "閉合"은 同義連綿詞로서 "닫다."의 뜻이다.

527 "眛之"의 "眛"는 "昏"의 뜻이고 "之"는 "目"을 가리키는 지시대명사이다.

그 눈물을 排出하면 (熱)氣와 (淚)液이 그것[528]을 어둡게 하고, 그것[529]이 지극히 가깝기 때문에 비록 보더라도 마치 黑花와 같은 것을 보는 것이다.

及衝風泣[530]而目暗者는 由熱甚而水化制之也라. 故經言: "厥則目無所見이라. 夫人厥則陽氣并[531]于上하고 陰氣并于下하나니, 陽氣并于上하면 則火獨光也하고; 陰氣并于下하면 則足寒하니, 足寒하면 則腫[532]也라. 夫一水不勝五火라 故目眥𠕋盲[533]하고 是以衝風泣下而不止라. 夫風之中於[534]目也엔 陽氣內守於睛[535]하니 是는 火氣燔目이라 故見風泣下라."[536]

바람을 마주하였을 때에 눈물이 나오며 눈이 어두워지는 것은 熱이 甚하여 水化[537]가 그것을 制御하기 때문이다. 그러므로 經典에 말하기를: "厥證이 생기면 눈에 보이는 것이 없다. 무릇 사람이 厥證에 걸리면 陽氣는 上部에 合하여지고 陰氣는 下部에 合하여지니, 陽氣가

528 "그것"은 "눈"을 가리킨다.

529 "그것"은 "눈물" 또는 "눈물과 눈"을 가리키는 말이다.

530 "泣"은 "淚"의 뜻이다.

531 "并"은 "合"의 뜻이다. 아래의 "并"들도 마찬가지이다. 《類經》의 注에 "并은 偏聚也라." 즉 "并은 한쪽으로 모인다는 뜻이다."라고 하였으니 같은 뜻이다.

532 "腫"은 《素問》〈解精微論〉에 "脹"으로 되어 있으니, "脹"은 文脈에 따라 "脹滿"의 뜻일 때도 있고, "膨脹" 즉 "腫脹"의 뜻일 때가 있으므로, 단순한 誤謬가 아니라 劉河間이 이때의 "脹"을 "腫脹"의 뜻으로 봐서 "脹"을 "腫"으로 修正하여 引用한 것으로 보인다. 이런 例는 위에서 《素問》〈氣交變大論〉의 "寒瘍"을 "瘡瘍"으로 修正하여 引用한 것에서도 살펴볼 수 있다. 《素问玄机原病式注释本》과 《河間醫集》등의 解說書들은 모두 《素問》을 따라 "脹"으로 고치고 뜻도 《類經》을 따라 "脹滿"의 뜻이라고 봤고, 郭靄春의 《黄帝内经素问语译》도 "脹滿"의 뜻으로 보고 있으나, 劉河間의 의도적인 修正이라고 봐서 그대로 두고 "腫脹"의 뜻으로 새겨둔다. 《史記》와 같은 책도 經典을 引用할 때 當代의 文套로 고쳐서 引用한 경우가 많이 있다.

533 底本의 "眥𠕋盲"의 "𠕋"는 《素問》〈解精微論〉에 없는 글자이고 文義에도 맞지 않으므로 衍文으로 처리한다. 王冰의 注에 "眥는 視也요; 一水는 目也요; 五火는 謂五藏之厥陰也라."라는 글이 보인다. 《類經》에 "五火는 即五藏之厥陽이 并於上者也라." 하였으니, 王冰注의 "厥陰"을 "厥陽"의 잘못이라고 본 것이다. 이때의 "盲"은 "冥" 즉 "어둡다."는 뜻이다.

534 底本의 "於"는 《素問》〈解精微論〉에 없는 글자이지만, 文義에는 어긋나지 않으므로 그대로 둔다.

535 底本의 "睛"은 《素問》〈解精微論〉에 "精"으로 되어 있으니, 劉河間이 "精"을 "睛"의 뜻이라고 본 것이다.

536 "厥則目無所見……故見風泣下"는 《素問》〈解精微論〉에 보이는 글이다.

537 "水化"는 "水로 변화하여 작용하는 것"을 가리킨다.

上部에 合하여지면 火가 홀로 빛나고; 陰氣가 下部에 合하여지면 발이 차가와지니, 발이 차가와지면 붓는다. 무릇 하나의 水는 다섯 火를 이기지 못하기 때문에 눈이 어두워지고, 이 때문에 바람을 마주하면 눈물이 흘러내려서 그치지 않는 것이다. 무릇 風이 눈을 的中시킬 때에는 陽氣가 眼睛을 안에서 지키니, 이는 火氣가 눈을 굽는 것이기 때문에 바람을 만나면 눈물이 흘러내리는 것이다."

"暴注"는 卒瀉이니 君火義同[538]이라.

"暴注"는 갑자기 泄瀉하는 것이니 君火의 理致와 같다.[539]

"瞤瘛"는 惕跳動[540]也라. 火主動이라 故夏熱엔 則脉洪大而長하니 瞤瘛之象也라. 况脉者는 心火之所養也아?

"瞤瘛"는 (筋、脈이) 뛰어오르듯이 움직이는 것이다. 火는 動함을 主管하기 때문에 여름에 더울 때에는 脈이 洪大하고 長하니 瞤瘛의 象이다. 하물며 脈은 心火가 기르는 것임에 있어서이겠는가?

"暴病暴死"는 火性疾速故也라. 斯[541]由平日衣服飮食과 安處[542]動止[543]와 精魂神志와 性情好惡가 不循其宜而失其常이니 久則氣變興衰하야 而為病也라.

538 【火類】의 "暴注"에 "'暴注'는 卒暴注泄也니, 腸胃熱甚하야 而傳化失常이라. 火性疾速이라 故如是也라."라는 글이 보인다.

539 "君火의 理致와 같다."는 것은 "腸胃의 熱이 甚하면 火의 성질은 빠르기 때문에 傳化가 常度를 잃어서 갑자기 泄瀉를 하는 것이다."는 뜻이다.

540 "惕跳"는 "踢跳"와 같으니, "跳躍貌" 즉 "뛰어오르는 모양"이라는 뜻이므로, "惕跳動"은 "뛰어오르듯이 움직이는 것"을 가리킨다.

541 "斯"는 "暴病暴死"를 가리킨다.

542 "安處"는 "居處"이다.

543 "動止"는 "行動擧止"이다.

"暴病暴死"[544]는 火의 性質이 빠르기 때문이다. 이는 平素의 衣服과 飮食과 居處와 行動擧止와 精神의 魂志와 性情이 좋아하고 싫어하는 것이 그 마땅함을 따르지 않아서 그 常度를 잃은 것에 말미암은 것이니, 오래되면 氣가 變하여 興하기도 하고 衰하기도 하여서 病이 된다.

或心火暴甚호대 而腎水衰弱하야 不能制之하야 熱氣怫鬱하야 心神昏冒하면 則筋骨不用하고 卒倒而無所知하니 是為僵仆也라. 甚則水化制火하야 熱甚而生涎하고 至極則死나, 微則發過如故하고 至微者는 但眩瞑而已라 俗云暗風이니, 由火甚制金하야 不能平木이라 故風木自甚也라.

만약 心火가 갑자기 甚해지지만 腎水가 衰弱하여서 그것을 制御하지 못하여 熱氣가 鬱滯되어 心神이 어두워지면 筋、骨을 쓰지 못하고 갑자기 쓰러져서 知覺하는 바가 없으니, 이것이 僵仆[545]이다. 甚하면 水化가 火를 制御하여 熱이 甚한데도 涎沫을 發生시키고 極에 이르면 죽지만, 微弱하면 發作이 지나가면 本來와 같아지고, 지극히 微弱한 것은 다만 어지러울 뿐이라서 世俗사람들이 暗風이라고 하는 것이니, 火가 甚하여 金을 制壓하여 (金이) 木을 平定하지 못하기 때문에 風木이 자연히 甚해지는 것이다.

或風熱甚而筋惕[546]瘛瘲[547]커나 僵仆하고 口出涎沫하면 俗云風癎病也니, 欲[548]知病有兼風者는 陰陽變化之道也라. 故陰陽相搏하고 剛柔相摩하며 五行相錯하고 六氣相盪하야 變而為病하면 則無窮矣라.

만약 風熱이 甚하여 筋이 벌떡거리고 당기고 늘어지거나 뻣뻣해져 쓰

544 "暴病暴死"는 "갑자기 병들어 갑자기 죽는다."는 뜻이다.

545 "僵仆"는 王冰의 注에 "筋骨強直而不用하고 卒倒而無所知也라." 즉 "筋骨이 強直해져서 사용하지 못하고, 갑자기 쓰러져서 知覺하는 바가 없는 것이다." 하였다.

546 "筋惕"의 "惕"은 "踢"과 같으니 "筋、脉이 뛰는 것"이다.

547 《類經》의 注에 "筋脉引急曰瘛요 弛長曰瘲이라." 즉 "筋、脉이 당겨져 팽팽해지는 것이 瘛이고 늘어나 길어지는 것이 瘲이다." 하였다.

548 "欲"은 "須要" 즉 "……할 필요가 있다." 또는 "반드시 ……해야 한다."는 뜻이다.

러지고 입으로 涎沫을 排出하면 世俗사람들이 風癎病이라고 하는 것이니, 病에 風을 兼하는 것이 있는 것은 陰陽이 變化하는 道임을 알아야 한다. 그러므로 陰과 陽이 서로 부딪치고 剛과 柔가 서로 摩擦하며 五行이 서로 섞이고 六氣가 서로 움직여서 變하여 病이 되면 (病이) 無窮하다.

大法은 我子能制鬼賊이면 則己[549]當自實이나, 而與子同為病者는 不必皆然이니 由乎六氣陰陽同異不等故也라.

基本法則은 나의 子息이 鬼賊을 制御할 수 있으면 自己가 마땅히 자연히 實하여지지만, 子息과 함께 病이 된 것은 반드시 모두 그런 것은 아니니, 六氣와 陰陽의 同異가 같지 않기 때문이다.

故經曰: "風、熱、火는 同[550]陽也요; 寒、燥、濕은 同陰也나, 又燥、濕은 小異也라."[551]하니라. 然[552]燥金雖屬秋陰이나 而異于寒濕이라 故反同[553]其風熱也라.

그러므로 經典에 이르기를: "風、熱、火는 모두 陽이고; 寒、燥、濕은 모두 陰이지만, 또 燥와 濕은 조금 다른 것이다." 하였다. 그렇다면 燥金이 비록 秋陰에 屬하기는 하지만 寒濕과는 다르기 때문에 도리어 그 風熱과 和合하는 것이다.

故火熱勝하야 金衰而風生하면 則風能勝濕하고 熱能耗液하야 而反燥[554]하며; 陽實陰虛하면 則風熱勝于水濕하야 而為燥也라.

그러므로 (陽인) 火熱이 優勢하여 金이 衰하여져서 風이 發生하면 風

549 "己"는 底本에 "已"로 되어 있으나 잘못이 분명하므로 修正하였다. 古代에는 "己、已、巳"를 混用하는 경우가 많았으므로 앞으로는 새로 발견되더라도 일일이 脚註를 달지는 않는다.

550 이 "同"은 "皆"와 같다.

551 "風、熱、火……小異也"는 經典의 어느 부분을 引用한 것인지 確實하지 않다. 河間이 經典의 趣旨라고 생각되는 글을 記錄한 것으로 보인다.

552 "然"은 "然則"의 뜻이다.

553 이 "同"은 "和合"의 뜻이다.

554 "燥"는 底本에 "寒"으로 되어 있으나 전후의 文脈에 어긋나므로 《素问玄机原病式注释本》과 《河間醫集》의 校勘에 의거하여 修正하였다.

은 濕을 이길 수 있고 熱은 液을 耗損시킬 수 있어서 도리어[555] 燥하여지며; 陽이 實하고 陰이 虛하면 風熱이 水濕을 이겨서 燥하여진다.

凡人風病은 多因熱甚하고 而風燥者는 為其兼化니 以熱為其主也라. 俗云風者는 言末而忘其本也라.

무릇 사람의 風病은 대부분 熱이 甚한 것에 起因하고, 風과 燥는 그것[556]이 兼하여 變化하는 것이니, 熱을 그것[557]의 主體로 삼는 것이다. 世俗사람들이 風(病)이라고 말하는 것은 末葉을 말하고 그 根本을 잊은 것이다.

所以中風癱瘓者는 非謂肝木之風實甚하야 而卒中之也요; 亦非外中于風爾며; 由乎將息[558]失宜하야 而心火暴甚하고 腎水虛衰하야 不能制之면 則陰虛陽實하야 而熱氣怫鬱하야 心神昏冒하고 筋骨不用이라가 而卒倒無所知也니, 多因喜怒思悲恐之五志有所過極이라.

그러므로 中風의 癱瘓은 肝木의 風이 實함이 甚하여 갑자기 的中되었기 때문이 아니고; 또한 바깥에서 風에 的中된 것도 아니며; 養生法이 마땅함을 잃은 것에 말미암아 心火가 갑자기 甚해지고 腎水가 虛衰해져서 그것[559]을 制御하지 못하면 陰은 虛해지고 陽은 實해져서 熱氣가 鬱滯되어 心神이 어두워지고 筋、骨을 쓰지 못하다가 갑자기 쓰러져서 知覺하는 바가 없는 것이니, 喜、怒、思、悲、恐의 五志가 지나치게 極甚함이 있는 것에 起因하는 것이 많다.

而[560]卒中者는 由五志過極이니 皆為熱甚故也요; 若微하면 則但僵仆하니 氣血流通하야 筋脉不攣緩者는 發過如故라.

---

555 위에서 火와 熱은 陽이라 하였고, 燥는 陰이라 하였는데, 火熱이 優勢할 때에 燥하여지기 때문에 "도리어"라고 한 것이다.

556 "그것"은 "熱"을 가리킨다.

557 "그것"은 "風病"을 가리킨다.

558 "將息"의 "將"은 "養"과 같은 뜻이고 "息"은 "生"과 같은 뜻이니, "將息"은 "養生"과 같은 뜻이다.

559 "그것"은 "心火"이다.

560 "而"는 "因而、所以" 즉 "그러므로、그래서"의 뜻이다.

그러므로 卒中風은 五志가 지나치게 極甚함에 말미암는 것이니 모두 熱이 甚하기 때문이고; 만약 (熱이) 微弱하면 다만 뻣뻣해져 쓰러지기만 하니, 氣血이 流通되어서 筋脈이 攣縮되거나 弛緩되지 않는 者는 發作이 지나가면 本來와 같아진다.

或熱氣太甚하야 鬱結壅滯하야 氣血不能宣通하야 陰氣暴絶하면 則陽氣後竭而死하나니 俗謂"中"은 不過爾[561]라.

만약 熱氣가 너무 甚하여 鬱結되고 壅滯되어서 氣、血이 通하지 못하여 陰氣가 갑자기 끊어지면 陽氣가 나중에 枯渴되어 죽으니, 世俗사람들이 "(風에) 的中되었다."고 말하는 것은 이와 같은 것에 지나지 않는다.

或即不死而偏枯者는 由經絡左右雙行이나 而熱甚鬱結하야 氣血不得宣通하야 鬱極乃發에 若一側得通이면 則痞者痺而癱瘓也라.

간혹 곧바로 죽지 않고 半身不遂가 되는 것은, 經絡이 左右로 雙으로 運行하지만 熱이 甚하여 鬱結되어 氣、血이 通하지 못함에 말미암아, 鬱結이 至極하여 마침내 發病할 때에 만약 한쪽만이 通할 수 있다면, 막힌 쪽이 痺가 되고 癱瘓이 되는 것이다.

其[562]人已有怫熱鬱滯하야 而氣血偏行이라도 微甚不等이라. 故經言: "汗出偏沮[563]하면 令[564]人偏枯라."하나, 然汗偏不出者는 由怫熱鬱結하야 氣血壅滯故也니, 人卒中하면 則氣血不通하야 而偏枯也라.

만약 사람이 이미 怫熱이 鬱滯되어 氣、血이 치우쳐 運行되더라도 微微하고 甚한 것은 같지 않다. 그러므로 經典에 말하기를: "땀이 排出되어 한쪽만 적시면 사람으로 하여금 半身不遂가 되게 한다." 하였으

561 "爾"는 "如此"의 뜻이다. 《孟子》〈告子上〉에 "富歲엔 子弟多賴하고; 凶歲엔 子弟多暴하나니 非天之降才爾殊也라." 즉 "豊年일 때에는 子弟들이 懶怠해지는 경우가 많고; 凶年일 때에는 子弟들이 暴惡해지는 경우가 많으니, 하늘이 재주를 내려준 것이 이와 같이 다른 것은 아니다."는 글이 보이니, 이 글의 "爾"도 "如此"의 뜻이다.

562 "其"는 "若"과 같으니 "만약"이라는 뜻이다.

563 "沮"는 "濕"의 뜻이다.

564 "令"은 《素問》〈生氣通天論〉에 "使"로 되어 있다.

나, 땀이 한쪽으로 排出되지 않는 것은 怫熱이 鬱結되어 氣、血이 壅滯되었기 때문이니, 사람이 갑자기 的中되면 氣、血이 通하지 않아서 半身不遂가 되는 것이다.

所謂肥人多中風者는 盖人之肥瘦는 由血氣虛實使之然也일새라.

살찐 사람에게 中風이 많은 까닭은 사람이 살찌고 마르는 것은 血과 氣의 虛하고 實함이 그렇게 되게 하는 데 말미암는 것이기 때문이다.

氣為陽而主輕微하고 血為陰而主形體라. 故西方金、北方水는 為陰而剛也요; 東方木、南方火는 為陽而柔也라. 故血實氣虛則肥하고 氣實血虛則瘦라.

氣는 陽이라서 輕微함을 主管하고 血은 陰이라서 形體를 主管한다. 그러므로 西方金과 北方水는 陰이라서 剛한 것이고; 東方木과 南方火는 陽이라서 柔한 것이다. 그러므로 血이 實하고 氣가 虛하면 살이 찌고, 氣가 實하고 血이 虛하면 마른다.

所以肥者能(音柰라. 以下皆讀作柰라.)寒不能熱하고 瘦者能熱不能寒은 由寒則傷血하고 熱則傷氣일새니, 損其不足하면 則陰陽愈偏이라 故不能也하고; 損其有餘者하면 平調라 是故能之矣라.

살찐 사람은 추위는 견디지만((能는) 音이 柰이다. 이하(의 能)도 모두 읽을 때에 柰라고 읽는다.) 더위는 견디지 못하고 마른 사람은 더위는 견디지만 추위는 견디지 못하는 까닭은 추위는 血을 損傷시키고 더위는 氣를 損傷시키기 때문이니, 그 不足한 것을 損傷시키면 陰과 陽이 더욱 치우치기 때문에 견디지 못하는 것이고; 그 有餘한 것을 損傷시키면 고르게 되기 때문에 견디는 것이다.

故瘦者는 腠理疎通하야 而[565]多汗泄하면 血液衰少하야 而為燥熱이라 故多為勞嗽[566]之疾也라. 俗以為卒暴病甚而為熱勞[567]라하고 徐久病微而

565 "而"는 "若"과 같으니 "만약 ……하면"이라는 뜻이다.

566 "勞嗽"의 "勞"는 "癆"와 같으니, "勞嗽"는 "癆瘵로 인한 咳嗽"를 가리킨다.

567 "熱勞"의 "勞"는 "癆"와 같다. "冷勞"의 "勞"도 마찬가지다.

為冷勞者는 是以遲緩為言이요 而病은 非冷也니, 識其證候하면 為熱明矣요 但熱有微甚而已라.

본래 마른 사람은 腠理가 잘 通하여, 만약 땀을 많이 排出하면 血液이 衰少해져서 燥熱하게 되기 때문에 勞嗽의 疾病이 되는 경우가 많다. 世俗사람들이 갑작스럽고 病이 甚하면 熱勞라 하고 서서히 오래되고 病이 微微하면 冷勞라고 하는 것은 느리고 緩慢한 것을 가지고 말하는 것이고 病이 冷證인 것은 아니니, 그 證候를 識別해보면 熱證이 분명한 것이고, 다만 熱證에 微微한 것과 甚한 것이 있을 뿐이다.

或言"肥人多中風은 由氣虛."는 非也니, 所謂腠理緻密하야 而多鬱滯하야 氣血이 難以通利일새라. 若陽熱又甚하면 而鬱結이라 故卒中也라.

혹자가 "살찐 사람에게 中風이 많은 것은 氣가 虛하기 때문이다."라고 말한 것은 잘못이니, (살찐 사람에게 中風이 많은 것은) 腠理가 緻密하여 鬱滯되는 경우가 많아서 氣와 血이 잘 通하기 어렵기 때문이다. 만약 陽熱이 또 甚하면 鬱結되기 때문에 卒中風에 걸리는 것이다.

故肥人反勞[568]者는 由暴然亡液하야 損血過極故也요; 瘦人反中風者는 由暴然陽熱太甚하야 而鬱結不通故也라.

그러므로 살찐 사람이 도리어 癆瘵에 걸리는 것은 갑자기 津液을 亡失하여 血을 損傷시킴이 지나치게 極甚하기 때문이고; 마른 사람이 도리어 中風에 걸리는 것은 갑자기 陽熱이 너무 甚하여 鬱結되어 通하지 않기 때문이다.

所謂中風에 口噤하고 筋脉緊急者는 由陽熱暴甚于內하야 亢則害하고 承乃制요; 津液涌溢하야 聚于胸膈하면 熱燥가 以[569]為痰涎이라. 初虞世[570]言: "涎者는 乃我[571]身之脂脉津液也라."하다.

568 이때의 "勞"도 "癆"와 같으니 "癆瘵"를 가리킨다.

569 "以"는 "用"의 뜻이니, "津液을 가지고, 津液을 사용하여"라는 뜻이다.

570 初虞世(略1037~1100)는 字가 和甫이고 北宋의 著名한 醫學家이니《養生必用方》十六卷을 著述하였다.

571 "我"는《素问玄机原病式注释本》에는 "遍"으로《河間醫集》에는 "徧"으로 되어 있다.

中風에 입을 꽉 다물고 筋脈이 緊急한 까닭은 陽熱이 內部에서 갑자기 甚해져서 亢極하면 해치고 繼承한 것이 이에 制御하기 때문이고[572]: 津液이 넘쳐서 胸膈에 모이면 熱燥가 이것을 痰涎으로 만든다. (그래서) 初虞世가 말하기를: "(痰)涎은 바로 우리 몸의 脂와 脈의 津液이다." 하였다.

然陽實陰虛하야 而風熱太甚하야 以勝水濕하면 因而成燥하고; 肝主于筋하야 而風氣自甚이어늘 又燥熱加之하야 液還聚[573]于胸膈하면 則筋太燥也라. 然燥金主于收斂하야 勁切緊澁이라 故為病筋脈勁強緊急而口噤也라.

그렇다면 陽은 實하고 陰은 虛하여 風熱이 너무 甚하여 水濕을 이기면 이 때문에 燥가 되고; 肝은 筋을 主管하여 風氣가 자연히 甚한데 또 燥熱이 加勢하여 (津)液이 胸膈에 쌓이면 筋이 지나치게 燥해진다. 그러면 燥金이 收斂을 主管하여 굳세고 팽팽하게 하기 때문에 筋脈이 굳세고 팽팽해져서 입을 꽉 다무는 病을 앓게 된다.

或破傷中風이라도 亦同이나 但以[574]從微至甚而不偏枯也라. 夫破傷中風之由者는 因瘡熱甚하야 鬱結하야 而榮衛不得宣通이니, 怫熱因之偏體라 故多發白痂하고, 是時엔 瘡口閉塞하야 氣難通泄이라 故陽熱易為鬱結하야 而熱甚則生風也라.

만약 破傷中風이라도 또한 같지만, 다만 또 微微한 때로부터 甚함에 이르기까지 半身不遂가 되지는 않는다. 무릇 破傷中風의 緣由는 瘡의 熱이 甚하여 鬱結되어 榮、衛가 通하지 못함에 因한 것이니, 怫熱이 이 때문에 몸에 두루 퍼지기 때문에 白色痂皮를 發生시키는 경우가 많고, 이때에는 瘡口가 閉塞되어 氣가 通하기 어렵기 때문에 陽熱이 쉽게 鬱結되어 熱이 甚해지면 風(證)을 發生시키는 것이다.

---

572 中風은 陽熱이 원인인 病이라고 하였는데, "口噤하고 筋脈이 緊急한 것은" 水化의 病證이기 때문에 "亢則害、承乃制"로 理由를 說明한 것이다.

573 "還聚"의 "還"은 "積"의 뜻이므로, "還聚"는 同義連綿詞로서 "쌓다、모이다"의 뜻이다.

574 "以"는 "亦、又、却"의 뜻으로도 사용되므로 문맥에 따라 적당히 새기면 된다.

不已則表傳于裏하고 亦由[575]面首觸冒寒邪하야 而怫熱鬱甚엔 周身이 似為傷寒之疾이나, 不解則表傳于裏者也도 但有風濕微甚兼化라 故殊異矣라.

낫지 않으면 表가 裏로 傳해지고, 또한 얼굴과 머리가 寒邪를 觸冒[576] 하였을 때와 같아서, 怫熱의 鬱滯가 甚할 때에는 온몸이 마치 傷寒의 疾病에 걸린 것 같지만, 낫지 않으면 表가 裏로 傳해지는 것도 다만 風、濕의 微、甚이 兼하여 變化함이 있기 때문에 (證狀이) 다르다.

大法은 破傷中風에 風熱燥甚이나 怫鬱在表하고 而裏氣尚平者는 善伸數欠하며 筋脉拘急하며 或時惡寒하고 或筋惕而搐하며 脉浮數而弦也하니, 宜以辛熱治風之藥으로 開衝結滯라야 榮衛宣通而愈하니, 由[577]傷寒表熱怫鬱에 而以麻黃湯辛熱發散者也라.

基本法則은 破傷中風에 風、熱、燥가 甚하지만 鬱滯된 것이 表에 있고 裏의 氣는 아직도 和平한 者는, 기지개를 잘 켜고 하품을 자주하며, 筋、脈이 팽팽하게 당겨지며, 간혹 때때로 惡寒하기도 하고, 간혹 筋이 뛰고 攣縮되기도 하며, 脈이 浮數하고 弦하니, 마땅히 辛熱한 風을 다스리는 藥으로 結滯를 衝擊하여 열어야만 榮、衛가 通하여 나으니, 傷寒의 表熱이 鬱滯되었을 때에 麻黃湯의 辛熱함으로 發散시키는 것과 같다.

凡用辛熱開衝風熱結滯에 或以寒藥佐之하면 猶良[578]免致藥不中病而風熱轉甚也하니, 猶《傷寒論》熱藥發表不中效則熱轉甚也라. 故夏熱에 用麻黃、桂枝湯類熱藥發表엔 須加寒藥이니 不然則熱甚發黃或斑出

575 "由"는 猶와 같다.

576 "觸冒(촉모)"는 接觸하거나 犯하는 것을 가리킨다.

577 "由"는 猶와 같다.

578 "良"은 "能"과 같은 뜻이다. 《左傳》 昭公十八年에 "民震動하고 國幾亡이나 吾身泯焉하야 弗良及也리라."라는 글이 보이는데, 服虔이 이르기를 "弗良及者는 不能及也라." 하였으니 "良"을 "能"의 뜻으로 본 것이다. 唐나라 사람 孔穎達은 "良은 語辭이다. 服虔이 '弗良及은 不能及의 뜻이라고 한 것은 妄言일 뿐이다." 하였으나, 《素問玄機原病式》의 이 句節은 문맥으로 볼 때 河間이 "良"을 "能"의 뜻으로 사용한 것으로 보인다.

矣라.

무릇 風熱의 結滯를 衝擊하여 여는 辛熱한 藥을 사용할 때에, 만약 寒한 藥으로 도우면, 오히려 藥이 病에 的中하지 않았을 때에 風熱이 도리어 甚해지게 하는 것을 免할 수 있으니, (藥이 病에 的中하지 않았을 때에 風熱이 도리어 甚해지는 것은)《傷寒論》의 熱藥이 發表시킬 때에 的中하여 效果를 내지 못하면 熱이 도리어 甚해지는 것과 같다. 그러므로 여름철 더울 때에 麻黄湯、桂枝湯 등의 熱한 藥으로 發表시킬 때에는 반드시 寒한 藥을 더하여야 하니, 그러지 않으면 熱이 甚해져서 黃疸을 發生시키거나, 斑疹이 나타나기도 한다.

故發表諸方에 佐以黄芩、石膏、知母、柴胡、地黄、芍藥、梔子、茵陳、葱白、豆豉之類寒藥하야 消息[579]用之라.

그러므로 發表시키는 여러 處方에 黃芩、石膏、知母、柴胡、地黄、芍藥、梔子、茵陳、葱白、豆豉 등의 寒한 藥으로 도와서 增補하여 사용한다.

如世以甘草、滑石、葱、豉寒藥發散이 甚妙하니, 是는 以甘草甘能緩急하고 濕能潤燥하며; 滑石淡能利竅하고 滑能通利하며; 葱辛甘微寒하고; 豉鹹寒潤燥[580]일새니 皆散結緩急하며 潤燥除熱之物이라.

예컨대 世俗에서 甘草、滑石、葱、豉 등의 寒한 藥으로 發散시키는 것이 매우 妙하니, 이는 甘草의 甘味는 팽팽한 것을 느슨하게 할 수 있고 濕한 性質은 乾燥한 것을 濕潤하게 할 수 있으며; 滑石의 淡味는 竅를 순조롭게 할 수 있고 滑한 性質은 잘 通하게 할 수 있으며; 葱은 辛、甘、微寒하고 豉는 鹹、寒하여 乾燥한 것을 濕潤하게 할 수 있기 때문이니, 모두가 結滯를 풀고 팽팽한 것을 느슨하게 하며 乾燥한 것을 濕潤하게 하고 熱을 除去하는 藥物들이다.

因熱服之하면 因熱而玄府鬱結宣通하야 而怫熱無由再作하며; 病勢雖

---

579 "消息"은 "變化시키다、斟酌하다、增補하다"의 뜻이다.

580 "燥"는 底本에 "濕"으로 되어 있으나 文義에 맞지 않으므로《河間醫集》의 校勘과《素问玄机原病式注释本》에 의거하여 修正하였다.

甚하야 而不得頓愈者라도 亦獲小效하고 而無加害爾라. 此方散結은 無問上下中外하고 但有益而無損矣니, 結散之方이 何必辛熱而已耶아?

뜨거울 때에 服用하면 뜨거움 때문에 玄府의 鬱結이 疏通되어서 怫熱이 말미암아 다시 일어날 곳이 없어지며; 病勢가 비록 甚하여 대번에 낫게 하지 못하는 者라도 작은 效果는 거두고 害를 가하는 것은 없다. 이 處方이 結滯를 푸는 것은 上下中外와 상관없이 다만 도움만 있고 損害는 없으니, 結滯를 푸는 處方이 어찌 반드시 辛熱한 것들일 뿐이겠는가?

若破傷中風에 表不已而漸入于裏하면 則病勢漸甚이라.

만약 破傷中風에 表가 낫지 않아서 점차 裏로 들어가면 病勢가 점점 甚해진다.

若裏未太甚하야 而脉在肌肉者는 宜以退風熱、開鬱滯之寒藥調之호대 或以微加治風辛熱이라도 亦得[581]이나, 以意消息을 不可忘[582]也라. 此는 猶傷寒病勢半在表半在裏에 而以小柴胡湯和解之也라.

만약 裏가 아직 지나치게 甚하지는 않아서 脈(象)이 肌肉에 있는 것은 마땅히 風熱을 물리치고 鬱滯를 열어주는 寒한 藥으로 調節하되, 간혹 風을 다스리는 辛熱한 藥을 조금 더하더라도 괜찮지만, 마음으로 變化를 斟酌하는 것을 잊어서는 안 된다. 이는 傷寒의 病勢가 半은 表에 있고 半은 裏에 있을 때에 小柴胡湯으로 和解시키는 것과 같다.

若裏勢已甚하면 而[583]舌強口噤하고 項背反張하고 驚搐惕搦[584]하고 涎唾稠粘하고 胸腹滿塞하고 而或便溺閟結커나 或時汗出하고 脉洪數而弦也라.

만약 裏의 症勢가 너무 甚하면, 혀가 뻣뻣해지고 입을 꽉 다물며, 목

---

581 "得"은 "可"와 같으니 "괜찮다."는 뜻이다.

582 底本의 "忘"은 《素问玄机原病式注释本》과 《河間醫集》과 《素问玄机原病式新解》가 모두 "妄"의 잘못으로 보았으나 따르지 않았다.

583 "而"는 "則"과 같다.

584 "惕搦"의 "惕"은 위에서 "筋惕"의 뜻으로 쓰이고 있고, "搦"은 "누르다."의 뜻이므로 筋肉이 痙攣으로 因하여 솟아오르기도 하고 가라앉기도 하는 모양을 形容한 것으로 보인다.

덜미와 등이 뒤집어져 펼쳐지고, 놀라며 攣縮되어 (筋肉이) 솟기도 하고 눌려지기도 하며, 涎唾가 끈끈하고, 가슴과 배가 더부룩하게 막히고, 간혹 大小便이 閟結되거나, 혹은 때때로 땀이 排出되기도 하고, 脈이 洪數하고 弦하다.

然汗出者는 由風熱鬱甚于裏하고 而表熱稍罷니 則腠理疎泄하고 而心火熱甚이라 故汗出也라.

그러나 땀이 나는 것은 風熱의 鬱結이 裏에서 甚하고 表의 熱은 조금 덜해진 것 때문이니, 그렇다면 腠理는 疏通되고 心火의 熱은 甚하기 때문에 땀이 排出되는 것이다.

大法은 風熱怫鬱은 因汗當解어늘 今不解者는 若裏熱이 出之于表하야 因汗而結散熱去하면 則氣和而愈也로대, 今[585]風熱은 鬱甚于裏하야 而非出之于表라 故雖汗泄而熱不退니 則不能解也는 猶陽明證熱甚于裏하야 而日晡潮熱하고 大汗雖出이라도 熱不退而不能解也라 故當大承氣湯下之其中[586]熱也라.

基本法則은 風熱이 鬱結된 것은 땀에 의하여 마땅히 解消되어야 하는 것이거늘 지금 解消되지 않는 것은, 만약 裏熱이 表에서 排出되어 땀에 의하여 鬱結이 풀려서 熱이 除去되면 氣가 和平해져서 낫겠지만, 이 風熱은 裏에 鬱結된 것이 甚하여 表에서 排出될 것이 아니기 때문에 비록 땀은 排出되지만 熱이 물러나지 않는 것이니, 그렇다면 (破傷中風에 땀이 風熱을) 解消시키지 못하는 것은 (傷寒의) 陽明證에 熱이 裏에서 甚하여 해가 저물 무렵에 潮熱이 밀려오고 大量의 땀이 비록 排出되더라도 熱이 물러나지 않아서 (땀으로) 解消시킬 수 없는

585 "今"은 "此"의 뜻이다. 《左傳》 襄公二十九年에도 "今是長亂之道也" 즉 "이것은 禍亂을 助長하는 方道이다."라는 글이 보이니, 이때의 "今"도 "此"의 뜻이다.

586 "中"은 《素问玄机原病式注释本》과 《河間醫集》과 《素问玄机原病式新解》에 모두 "裏"로 되어 있다. 그리고 《素问玄机原病式注释本》과 《河間醫集》은 "故當大承氣湯下之"와 "其裏熱也"를 두 개의 句로 보았으나, 《素问玄机原病式新解》는 하나의 句로 보았는데, 《素问玄机原病式新解》가 옳은 것으로 보인다.

것과 같다. 그러므로 마땅히 大承氣湯으로 그 裏의 熱을 瀉下시켜야 한다.

是는 以亢則害하고 承乃制할새 而今火熱極甚호대 筋勁急而口噤爾요; 風熱加之라 故驚而搐也요; 風熱燥并鬱甚于裏라 故煩滿而或悶結也라.

이는 亢極하면 해치고 繼承한 것이 이에 制御하기 때문에 지금 火熱이 極甚하지만 筋이 굳세고 팽팽해져서 입을 꽉 다무는 것이고; 風熱이 더하기 때문에 놀라며 攣縮되는 것이고; 風、熱、燥가 裏에서 함께 鬱結됨이 甚하기 때문에 더부룩한 것을 괴로워하고 간혹 (大小便이) 悶結하기도 한 것이다.

法宜除風散結이니 寒藥下之하야 以使鬱滞流通하고 而後에 以退風熱、開結滞之寒藥으로 調之하야 而熱退結散하면 則風自愈矣라. 嗚呼라! 俗醫所治破傷中風은 不明淺深하야 但以辛[587]熱燥藥에 任其天命而已라.

(治療)法은 마땅히 風을 除去하고 鬱結을 풀어야 하니, 寒한 藥으로 瀉下시켜서 鬱滞로 하여금 流通되게 하고, 그런 뒤에 風熱을 물리치고 結滞를 열어주는 寒한 藥으로 調節하여 熱이 물러나고 鬱結이 풀어지면 風이 저절로 治愈된다. 오호라! 俗醫들이 破傷中風을 治療하는 것은 (病의) 淺、深을 밝게 알지 못하여 다만 辛熱하고 燥한 藥에 그 天命을 맡길 뿐이다.

若始覺風熱鬱結于表하고 而裏尚平하야 未傳也엔 或以寒物佐之라도 亦佳라. 如靈[588]寶丹은 治風痺에 雖用硫黄、鍾乳、木香、桂心之類辛熱이나 是亦能令開結也요. 佐以牛黄、腦子[589]、苦參、芒硝[590]之類寒物하야

---

587 "辛"은 底本에 "半"으로 되어 있으나 《素问玄机原病式注释本》과 《河間醫集》의 校勘에 의거하여 修正하였다.

588 "靈"은 底本에 "至"로 되어 있으나 《素问玄机原病式注释本》의 校勘에 의거하여 修正하였다. 靈寶丹과 至寶丹은 모두 《太平惠民和劑局方》의 卷一에 보이는 處方이다.

589 "腦子"는 "冰片"이라고도 하니 龍腦의 別稱이다.

590 "芒硝"는 靈寶丹에도 至寶丹에도 들어 있지 않은 藥物이다.

以使結散而無怫鬱也하며; 況至寶丹은 乃散風熱鬱痺之寒藥也니, 凡治風熱結滯엔 宜戒熱藥過甚이라.

만약 처음으로 風熱이 表에 鬱結되고 裏는 아직 和平하여 傳하지 않은 것을 느낄 때에는 혹 寒한 藥物로 도와도 좋다. 예컨대 靈寶丹은 風痺를 治療할 때에 비록 硫黃、鍾乳、木香、桂心 등의 辛熱한 藥物을 사용하지만, 이 또한 鬱結을 열게 할 수 있는 것들이고; 牛黃、龍腦、苦參、芒硝 등의 寒한 藥物로 도와서 鬱結로 하여금 풀어져서 鬱滯됨이 없게 하며; 게다가 至寶丹은 바로 風熱의 鬱滯로 인한 痺證을 풀어주는 寒한 藥이니, 무릇 風熱의 結滯를 治療할 때에는 마땅히 熱한 藥의 過甚함을 警戒해야 한다.

凡破傷中風엔 宜早令導引摩按하고 自不能者는 令人以屈伸按摩挽之하야 使筋脉稍得舒緩하고 而氣得通行하며 及頻以橜[591]斡[592]牙關하야 勿令口噤하고 若緊噤之면 則常[593]以橜當之하고 及頻斡之호대 勿損牙齒하야 免致口噤不開하야 而粥藥不能下也라.

무릇 破傷中風에는 마땅히 일찍이 導引按摩를 하게 하고, 스스로 할 수 없는 者는 다른 사람으로 하여금 屈伸按摩로 挽回하게 하여, 筋脈이 조금씩 느슨하게 펴질 수 있게 하고 氣가 通行할 수 있게 하며, 그리고 자주 재갈을 어금니 사이에 물리고 돌려서 입을 꽉 다물지 못하게 하고, 만약 꽉 다물었으면 일찌감치 재갈을 물리고 頻煩하게 돌리되 齒牙는 損傷시키지 않게 하여, 입을 꽉 다물고 열지 못하여 粥과 藥을 삼키지 못하게 되는 것을 免하게 해야 한다.

及風癇之發作者는 由熱甚而風燥為其兼化하야 涎溢胸膈하고 燥爍하야 而瘛瘲、昏冒、顛仆也요; 或[594]驚風者도 亦由心火暴甚而制金하야 不能

591 "橜"은 "橛"과 같으니 "곧고 짧은 나무토막"을 가리키는 말이다. "말뚝"이나 "말의 재갈"을 가리키는 말로도 사용된다.

592 "斡"은 "轉"의 뜻이다.

593 "常"은 "嘗"과 같은 뜻이다.

594 "或"은 "又"의 뜻이다.

平木[595]이라. 故風火相搏하야 而昏冒、驚悸、潮搐也니, 凡此諸證은 皆由熱甚而生風燥나 各有異者는 由風熱燥各微甚不等故也라.

그리고 風癎이 發作하는 것은 熱이 甚하고 風、燥가 그것과 兼하여 變化하는 것이 됨에 말미암아 痰涎이 胸膈에 넘치고 乾燥하고 뜨거워서 瘛瘲、昏冒、顚仆하는 것이고; 또 驚風도 心火가 갑자기 甚해져서 金을 制壓하여 (金이) 木을 平定하지 못함에 말미암는 것이다. 그래서 風、火가 서로 부딪쳐서 昏冒、驚悸、潮搐하는 것이니, 무릇 이러한 여러 가지 證狀들은 모두 熱이 甚하여 風、燥를 發生시킴에 말미암는 것이지만, 각기 다름이 있는 것은 風、熱、燥가 각기 微微하고 甚함이 같지 않기 때문이다.

所謂中風에 或筋緩者는 因其風熱이 勝濕하야 而為燥니 乃燥之甚也라. 然筋緩不收而痿痺라 故諸膹鬱病痿가 皆屬金肺[596]는 乃燥之化也라. 如秋深燥甚하면 則草木痿落而不收가 病之象也라. 是는 以手得血而能握하고 足得血而能步일새니, 夫燥之為病은 血液衰少也요 而又氣血不能通暢이라 故病然也라.

中風에 간혹 筋이 弛緩되는 까닭은, 그 風熱이 濕을 이겨서 燥하게 되기 때문이니, 이는 바로 燥가 甚한 것이다. 그렇다면 筋이 弛緩되어 거두어지지 않으면 痿證과 痺證이 되기 때문에 "諸般의 (呼吸할 때에 가슴이) 그득한 것과 (呼吸이) 促急한 것과 痿病[597]이 모두 肺金에 屬하는 것"은 바로 燥의 變化이다. 예컨대 가을이 깊어 燥가 甚하면 草木이 시들어 떨어지고 收拾되지 않는 것이 病의 象이다. 이는 손은 血을 얻어야 쥘 수 있고 발은 血을 얻어야 걸을 수 있기 때문이니, 무릇 燥病은 血液이 衰少한 것이고, 또 氣、血이 通暢하지 못하기 때문에 病이 그런 것이다.

---

595 "平木"은 底本에 "生化"라고 되어 있으나 醫理에 맞지 않으므로 《素问玄机原病式注释本》과 《河間醫集》과 《素问玄机原病式新解》에 의거하여 修正하였다.

596 "諸氣膹鬱病痿 皆屬肺金"은 五運主病에 보이는 글이다.

597 "痿病"은 "팔다리가 약해져서 움직일 힘이 없어지는 것"이다.

或云"筋攣有力하면 則為實熱이요 筋緩不収하면 則為虛寒"者와 或謂"寒主収引하고 而熱主舒緩하니 則筋攣為寒이요 筋緩為熱"者는 皆誤也라.

혹자가 "筋이 攣縮되어 힘이 있으면 實熱이고, 筋이 弛緩되어 收拾되지 않으면 虛寒이다."라고 말한 것과 혹자가 "寒은 收引을 主管하고 熱은 舒緩을 主管하니, 筋이 攣縮되는 것은 寒이고, 筋이 弛緩되는 것은 熱이다."라고 말한 것은 모두 잘못이다.

凡治諸風方이 通言"主療筋脉攣緩이라."하니 豈分寒熱虛實之異耶아? 但有微甚而已라. 故諸筋攣은 雖勢惡而易愈也요; 諸筋緩者는 難以平復을 明可知也라.

무릇 여러 가지 風證을 治療하는 處方들이 모두 "筋、脈의 攣縮과 弛緩을 治療한다."고 말하였으니, 어찌 寒、熱과 虛、實의 다름을 區分하였겠는가? 다만 微微함과 甚함이 있을 뿐이다. 그러므로 諸般의 筋의 攣縮은 비록 症勢는 險惡하지만 쉽게 낫는 것이고; 諸般의 筋의 弛緩은 回復하기 어렵다는 것을 분명하게 알 수 있다.

或云"中風은 為肝木實甚이니 則大忌臟腑脫泄이라. 若脾胃土氣虛損하면 則土受肝木鬼賊之邪하야 而當死也리니, 當以溫脾補胃로 令其土實이라야 肝木不能剋하리니 乃治未病之法也."는 所謂"似是而非"者也라.

혹자가 "中風은 肝木의 實함이 甚한 것이니, 그렇다면 (中風은 餘他) 臟腑의 脫泄을 크게 꺼리는 것이다. 만약 脾、胃의 土氣가 虛損하면 土가 鬼賊인 肝木의 邪氣를 받아서 마땅히 죽을 것이니, 마땅히 溫脾補胃하는 方法으로 그 土를 實하게 하여야만 肝木이 이기지 못할 것이니, 이는 바로 아직 病되지 않은 것을 治療하는 方法이다."라고 말한 것은 이른바 "옳은 듯하지만 잘못된 것"이라는 것이다.

或云"胃[598]為中州而當溫"者도 亦誤也라. 所以寒暑燥濕風火之六氣가

598 "胃"는 《素问玄机原病式注释本》과 《河間醫集》에 모두 "脾"로 되어 있고, 원래 "肝"으로 되어 있던 것을 다른 板本에 의거하여 修正하였다고 되어 있다. 《四庫全書》本의 "胃" 자도 아래위의 글자들보다 다소 크고 위치도 우측으로 치우쳐져 있어서 누군가가 修正을 가한 것으로 보인다.

應于十二經絡臟腑也는 以其本化면 則能補之하고 相反之者면 則能泄之[599]일새라. 然脾胃土는 本濕也요 濕氣自[600]甚하면 則為積飮痞隔커나 或為腫滿하니 以藥燥去其濕은 是謂[601]瀉其脾胃土之本也라.

혹자가 "胃는 中州라서 마땅히 따뜻하게 하여야 한다."고 말한 것도 잘못이다. 寒、暑、燥、濕、風、火의 六氣가 十二經絡과 臟腑에 應하는 것인 까닭은 그것이 本化[602]이면 補할 수 있고 相反되는 것이면 瀉할 수 있기 때문이다. 그렇다면 土인 脾、胃는 본래 濕한 것이고, 濕氣가 만약 甚하면 積飮으로 否塞되거나 혹 腫滿이 되니, 藥으로 그 濕을 말려서 除去하는 것은 그 土인 脾、胃의 根本을 瀉하는 것이다.

或[603]病燥熱大甚하야 而脾胃乾涸하야 成消渴者는 土濕之氣衰也니 宜以寒濕[604]之藥으로 補陰瀉陽하야 除熱潤[605]燥라야 而土氣得其平이니 是謂[606]補其脾土之本也라. 故仲景[607]言"傷寒에 裏熱太甚하야 而胃中乾涸하야 煩渴者는 必先調治其胃氣[608]라."하고 方用甘草、大黄、芒硝大寒之藥하야 謂之調胃承氣湯者는 達其至理也라. 所以陰陽異用이요 而寒濕

599 "所以寒暑燥濕風火之六氣…… 以其本化……"는 先果後因의 複合句로서 "所以……"는 "……하는 까닭은"이라고 새기고 "以……"는 "…… 때문이다."라고 새기면 된다.

600 "自"는 "若" 즉 "만약"의 뜻이다.

601 "是謂"는 "是爲"와 같으니 오늘날의 白話의 "這是"와 같은 뜻이다.

602 "本化"는 "本身의 變化"라는 뜻이니, 예컨대 寒은 腎、膀胱、足少陰、足太陽의 本化이다.

603 "或"은 "又"와 같은 뜻이다.

604 "濕"은 底本에 "温"으로 되어 있으나 文義에 맞지 않으므로 《河間醫集》의 校勘에 의거하여 修正하였다. 《素问玄机原病式注释本》에는 "潤"으로 되어 있으나, 글자의 모양이 "溫"과 混同할 정도로 비슷하지도 않고, 藥性을 說明하는 글자에 "濕"이 사용되는 것이 生疏하기는 하지만, 위쪽에 이미 "以甘草甘能緩急하고 濕能潤燥라."라는 글이 보이니 河間은 "濕"도 藥性의 하나로 說明하고 있음을 알 수 있으므로 《河間醫集》의 校勘을 따랐다.

605 "之藥補陰瀉陽除熱潤" 九字는 底本에 "缺" 즉 "빠진 글자"라고 표시되어 있지만, 《河間醫集》과 《素问玄机原病式注释本》에 의거하여 補入하였다.

606 "是謂"는 "是爲" 즉 "此是"와 같은 뜻이다.

607 "土之本也故仲景" 七字는 底本에 "缺" 즉 "빠진 글자"라고 표시되어 있지만, 《河間醫集》과 《素问玄机原病式注释本》에 의거하여 補入하였다.

608 "必先調治其胃氣"는 《素问玄机原病式注释本》과 《河間醫集》과 《素问玄机原病式新解》에 모두 "急下之救其胃氣"로 되어 있다.

同性[609]이라.

또 燥熱의 病을 앓는 것이 너무 甚하여 脾、胃가 말라서 消渴이 된 것은 土濕의 氣가 衰한 것이니, 마땅히 寒하고 濕한 藥으로 陰을 補하고 陽을 瀉하여 熱을 除去하고 燥를 濕潤하게 하여야만 土의 氣가 그 和平함을 얻을 것이니, 이는 그 土인 脾의 根本을 補하는 것이다. 그러므로 仲景이 "傷寒에 裏熱이 너무 甚하여 胃中이 말라서 渴症으로 괴로워하는 者는 반드시 먼저 그 胃氣를 調治하여야 한다."고 말하고 處方에 甘草、大黃、芒硝 등의 크게 寒한 藥을 사용하여 그것을 調胃承氣湯이라고 일컬은 것은 그 至極한 理致를 通達한 것이다. 그러므로 陰、陽은 作用이 다른 것이고, 寒、濕은 性質이 같은 것이다.

然土為陰이라 故異于風熱燥也요; 土為萬物之母요 水為萬物之元이라 故水土同在于下하고 而為萬物之根本也라. 地乾而無水濕之性이면 則萬物根本不潤하야 而枝葉衰矣라.

그렇다면 土는 陰이기 때문에 風、熱、燥와 (作用이) 다른 것이고; 土는 萬物의 어미이고 水는 萬物의 根源이기 때문에 水와 土는 함께 아래에 있고 萬物의 根本이 된다. 土地가 乾燥하여 水濕의 性質이 없으면 萬物의 根本이 潤澤하지 못하여 가지와 잎이 衰하여진다.

經言: "動物은 神機[610]為根하니 在于中이라."[611]하다. 故食入于胃하면 而脾為變摩하야 布化五味하야 以養五臟之氣하고 而養榮百骸하야 固其根本하니 則胃中水穀이 潤澤而已라. 亦不可는 水濕過與不及이니 猶地之旱澇也라.

609 "陰陽異用"과 "寒濕同性"은 對句이니, "異用"은 "異於用" 즉 "作用에서 다른 것이다."는 뜻이고 "同性"은 "同於性" 즉 "性質에서 같은 것이다."는 뜻이다. 飜譯은 "作用이 다른 것이다."와 "性質이 같은 것이다."로 潤文해둔다.

610 "神機"는 "神妙한 機能"이라는 정도의 뜻으로 사용된 것이고, 아래의 說明을 살펴보면 "神妙한 機能"이란 "脾胃의 機能"을 가리키는 것임을 알 수 있다. "目昧不明" 條의 "神機"의 脚註도 함께 參照하라.

611 "動物神機為根在于中"은 劉河間이 《素問》〈五常政大論〉의 "根于中者를 命曰神機라."라는 글과 〈六微旨大論〉의 "出入廢則神機化滅"의 王冰의 注의 "夫毛、羽、倮、鱗、介、及飛、走、蚑、行은 皆生氣根於身中하고 以神為動靜之主라."라는 글에서 뜻을 取하여 造成한 文句이다.

經典에 말하기를: "動物은 神機를 根本으로 삼으니 (神機는) 中央에 있다." 하였다. 그러므로 飮食이 胃에 들어오면 脾가 갈아서 變化시켜서 五味를 베풀어서 五臟의 氣를 기르고 百骸를 길러서 그 根本을 堅固하게 하니, 그렇다면 胃中의 水穀이 潤澤하게 하는 것일 뿐이다. 또한 不可한 것은 水濕이 지나친 것과 미치지 못하는 것이니, 土地가 가물고 浸水되는 것과 같은 것이다.

故五臟六腑와 四支百骸는 受氣皆在于脾胃하고 土는 濕潤而已라. 經言: "積溫[612]成熱[613]이라."하니 豈可以溫藥補于土濕也아? 溫屬春木하니 正以勝其土濕爾[614]라.

그러므로 五臟、六腑와 四支、百骸는 氣를 모두 脾、胃에서 받고, 土는 濕潤할 뿐이다. 經典에 말하기를: "溫을 쌓으면 熱을 이룬다." 하였으니, 어찌 溫한 藥으로 土濕을 補할 수 있겠는가? 溫은 春木에 屬하니 바로 이것으로는 그 土의 濕을 이길 뿐이다.

或以臟腑不分六氣하고 而為假令之法[615]하야 一槩言"陽氣甚而熱은 為實이요 陽氣衰而寒은 為虛"者는 乃寒熱陰陽之虛實이요 而非五行興衰剋伐之道也라.

혹자가 臟腑를 六氣로 區分하지 않고 假想의 法則을 만들어서 한결같이 "陽氣가 甚하여 熱한 것은 實(證)이고, 陽氣가 衰하여 寒한 것은 虛(證)이다."라고 말한 것은 이는 바로 寒熱陰陽의 虛實이고 五行興衰剋伐의 道가 아니다.

然臟腑經絡은 不必本氣興衰而能為其病이요 六氣互相干而病也라. 假令胃[616]寒為虛冷者는 是胃中陰水實하고 而陽火虛也니 當以溫補胃中

612 "溫"은 底本에 "濕"으로 되어 있으나 文義에 맞지 않으므로 修正하였다.

613 "積溫成熱"은 위쪽의 "聾"의 脚註를 參照하라.

614 "爾"는 "而已"의 뜻이다.

615 "法"은 底本에 "濕"으로 되어 있고 《素问玄机原病式注释本》과 《素问玄机原病式新解》도 마찬가지이지만, 《河間醫集》의 校勘을 따라 修正하였다. 《河間醫集》의 校勘記에 따르면 嘉靖本과 《正脈》本과 萬曆本에는 "法"으로 되어 있다고 한다.

616 "胃"는 底本에 "冒"로 되어 있으나 《素问玄机原病式注释本》과 《河間醫集》과 《素问玄机原病式新解》

陽火之虛하고 而退其陰水之實이요 非由胃土本虛하야 而補其濕也라.

그러나 臟腑와 經絡은 반드시 本氣가 興하고 衰하여야만 그 病이 될 수 있는 것이 아니고, 六氣가 서로 侵犯하여도 病이 된다. 가령 胃가 寒하여 虛冷(證)이 된 것은 胃中의 陰水가 實하고 陽火가 虛한 것이니, 마땅히 溫한 藥으로 胃中의 陽火가 虛한 것을 補하고 그 陰水의 實함을 물리쳐야 하는 것이고, 胃土가 본래 虛함에 말미암아 그 濕을 補해야 하는 것은 아니다.

夫補瀉脾胃之本者는 燥其濕則為瀉요 潤其燥則為補라. 今夫土本濕也라 若陽實陰虛하야 風熱勝其水濕而成燥者는 則為水濕衰也니 可以退風散熱하고 養液潤燥하면 而[617]救其已衰之陰濕이어니와 若反以溫補하고도 欲令臟腑而無壅塞이면 不亦妄謬之甚邪아?

무릇 脾, 胃의 根本을 補하고 瀉하는 것은 그 濕을 乾燥하게 하면 瀉이고 그 乾燥함을 濕潤하게 하면 補이다. 지금 저 土는 본래 濕한 것이라서, 만약 陽은 實하고 陰이 虛하여 風熱이 그 水濕을 이겨서 燥가 된 것은 水濕이 衰한 것이니, 風을 물리치고 熱을 發散시키고 津液을 길러서 乾燥한 것을 濕潤하게 하면 그 이미 衰하여진 陰濕을 救할 수 있겠지만, 만약 도리어 溫한 藥으로 補하고도 臟腑로 하여금 壅塞함이 없기를 바란다면 또한 터무니없는 잘못이 甚한 것이 아니겠는가?

或言"中風由腎水虛冷"者는 誤也라. 蓋陰水既衰하면 則陽火自甚而熱이어늘 豈能反為寒者耶아? 以證驗之면 則為熱明矣라.

혹자가 "中風은 腎水의 虛冷에 말미암는 것이다."라고 말한 것은 잘못이다. 陰水가 이미 衰하였으면 陽火가 자연히 甚해져서 熱할 것이거늘, 어찌 도리어 寒이 될 수 있는 것이겠는가? 이로써 檢證해보면 熱(證)임이 分明하다.

에 의거하여 修正하였다.

617 "而"는 "則"의 뜻이다.

或云: “中風既為熱甚이어늘 治法或用烏附之類熱藥은 何也오?”

혹자가 물었다: “中風은 이미 熱이 甚한 것이거늘 治療法이 간혹 草烏와 附子 등의 熱한 藥을 사용하는 것은 어째서인가?”

答曰: 欲令藥氣開通經絡하야 使氣血宣行而無壅滯也라. 然亦以消風熱、開結滯之類寒藥佐之라야 可以制其藥之熱也라. 若服峻熱藥而熱證轉加者는 不可服也니, 鬱結不通이어늘 而強以攻之면 則陰氣暴絶而死矣라.

다음과 같이 대답하였다: 藥의 氣가 經絡을 열어서 通하게 하여 氣、血이 通行하게 하고 막힘이 없게 하려는 것이다. 그러나 또한 風熱을 消散하고 結滯를 열어주는 部類의 寒한 藥으로 도와야만 그 藥의 熱을 制御할 수 있다. 만약 峻熱한 藥을 服用하여 熱證이 도리어 더해진 者는 服用해서는 안 되니, 鬱結이 疏通되지 않는데도 억지로 이로써 攻擊한다면 陰氣가 갑자기 끊어져서 죽는다.

故諸方之中에 至寶、靈寶丹이 最為妙藥이라. 今詳《本草》言至寶丹之藥味컨대 合而為一하면 乃寒藥爾요; 靈寶丹은 雖用温熱之味나 而復用寒物制之하니 參而為一하면 亦平藥也요 况皆能散風壅하고 開結滯하야 而使氣血宣通하고 怫熱除而愈矣라.

그러므로 여러 處方들 중에서 至寶丹과 靈寶丹이 최고로 神妙한 藥이다. 지금 《本草》가 至寶丹의 藥味를 말하고 있는 것을 자세히 살펴보건대, (至寶丹의 藥味를) 合하여 하나(의 處方으)로 만들면 이는 바로 寒한 藥일 뿐이고; 靈寶丹은 비록 溫、熱한 藥味를 사용하였지만 다시 寒한 藥物을 사용하여 그것들을 制御하였으니, 섞어서 하나(의 處方으)로 만들면 또한 和平한 藥物이고, 게다가 모두가 風이 막은 것을 疏散하고 結滯된 것을 열어서 氣、血이 通하게 하고 怫熱이 除去되어 낫게 할 수 있는 것들이다.

此[618]方[619]에 雖有治風之熱藥이나 當臨時消息하야 適其所[620]宜하야 扶其不足하고 損其有餘하며 愼不可但以峻熱攻閉하야 而[621]反絶其已衰之陰氣也라.

이 處方에 비록 風을 다스리는 熱한 藥이 있지만, 마땅히 (診療할) 때에 臨하여 增減하여 마땅한 바에 맞추어서 그 不足한 것을 돕고 그 有餘한 것을 덜어내어야 하며, 삼가서 다만 峻熱한 藥으로 閉塞된 것을 攻擊하기만 하여 도리어 그 이미 衰하여진 陰氣를 끊어서는 안 된다.

---

618 "此"는 底本에 "世"로 되어 있고, 《素问玄机原病式新解》에도 "世"로 되어 있으나, 전후의 문맥을 고려하여 《素问玄机原病式注释本》과 《河間醫集》을 따라 修正하였다.

619 "此方"은 "靈寶丹"을 가리킨다.

620 "適其所" 三字는 底本에 "缺" 즉 "빠진 글자"라고 표시되어 있지만, 《河間醫集》과 《素问玄机原病式注释本》에 의거하여 補入하였다.

621 "熱攻閉而" 四字는 底本에 "缺" 즉 "빠진 글자"라고 표시되어 있지만, 《河間醫集》에 의거하여 補入하였다. 《素问玄机原病式注释本》에는 "熱攻閉而"의 "閉"가 "痹"로 되어 있다.

【燥類】

諸澁、枯、涸、乾、勁、皴揭는 **皆屬於燥**라.(**陽明燥金**이니 **乃肺與大腸之氣也**라.)

諸般의 澁滯한 것과, 旺盛하지 못한 것과, 水液이 없는 것과, 촉촉하지 못한 것과, 부드럽지 못한 것과, 皮膚가 갈라져서 벌어지는 것은 모두 燥에 屬한다.(陽明燥金이니 이는 바로 肺와 大腸의 氣이다.)

澁: 物濕則滑澤하고 乾則澁滯는 燥濕相反故也라. 如偏身中外澁滯는 皆屬燥金之化라. 故秋脉濇하니, 濇은 澁也라.

澁: 물건이 濕(潤)하면 滑澤하고 乾(燥)하면 澁滯하는 것은 燥와 濕이 서로 反對이기 때문이다. 예컨대 온몸의 안팎이 澁滯한 것은 모두 燥金의 變化에 屬하는 것이다. 그러므로 가을의 脈은 濇하니, 濇한 것은 澁滯한 것이다.

或[622]麻者도 亦由澁也니, 由水液衰少하야 而燥澁하야 氣行壅滯하야 而不得滑澤通利하야 氣強攻衝하야 而為麻也라.

또 痲痹症도 澁(滯)한 것에 말미암는 것이니, 水液이 衰하여 적어짐에 말미암아 燥澁해져서, 氣의 運行이 壅滯되어 滑澤하게 잘 通하지 못하여, 氣가 억지로 攻擊하여 부딪쳐서 痲痹症이 되는 것이다.

如平人도 抑其手足하면 則氣行之微하고 道路平著이라가 乍以放之[623]하면 則其氣頓行之甚하야 而澁滯壅礙하야 不得通利而麻하니, 亦猶鼓物之象也라. 其不欲動者를 動하면 則為陽使氣行之轉甚이라 故轉麻也라.

예컨대 平凡한 사람도 그 手足을 누르면 氣의 運行이 微弱해지고 道路가 납작해지다가 갑자기 풀어주면 그 氣가 갑자기 運行함이 甚하여 澁滯되고 막혀서 잘 通하지 못하여 痲痹되는 것과 같으니, 또한 물건

622 "或"은 "又"의 뜻이다.

623 "則氣行之微 道路平著 乍以放之" 十三字는 底本에 없는 글자이지만 嘉靖本에 依據한 《河間醫集》의 校勘을 따라 補入하였다.

을 鼓動시키는 象과 같은 것이다. 그 動하려고 하지 않는 것을 動하게 하면 陽이 氣로 하여금 運行되게 함이 더욱 甚하기 때문에 더욱 痲痹된다.

俗方이 治麻病에 多用烏附者는 令氣行之暴甚하야 以故轉麻나 因之衝開道路하야 以得通利일새니, 藥氣盡하면 則平氣行通하야 而麻愈也라.

世俗의 處方이 痲痹病을 治療할 때에 草烏와 附子를 사용하는 경우가 많은 것은, 氣로 하여금 運行이 사납고 甚하게 하여 이 때문에 더욱 痲痹되게 하지만, 이것에 依支하여 道路를 부딪쳐 열어서 잘 通하게 할 수 있기 때문이니, 藥의 氣가 다하면 平凡한 氣가 通行하여 痲痹가 낫는다.

然六氣不必一氣獨為病하야 氣有相兼하니, 若亡液為燥어나 或麻無熱證이면 即當此法이어니와, 或風熱勝濕為燥하야 因而病麻하면 則宜以退風散熱、活血養液、潤燥通氣之涼藥調之니 則麻自愈也라. 治諸燥澁은 悉如此法이라.

그러나 六氣는 반드시 一氣만 홀로 病이 되지는 않아서 氣에 서로 兼하는 것이 있으니, 만약 津液을 亡失하여 燥가 된 것이거나 혹은 痲痹에 熱證이 없으면 곧 이 方法에 合當하겠지만, 만약 風熱이 濕을 이겨서 燥가 되어서 이 때문에 痲痹病을 앓으면 마땅히 退風散熱하고 活血養液하고 潤燥通氣하는 서늘한 藥으로 調治해야 하니, 그러면 痲痹가 저절로 낫는다. 諸般의 燥澁을 治療하는 것은 모두 이 方法과 같다.

"枯"는 不榮王[624]也요; "涸"은 無水液也요; "乾"은 不滋潤也요; "勁"은 不柔和也라. 春秋相反은 燥濕不同故也라.

"枯"는 旺盛하지 못한 것이고; "涸"은 水液이 없는 것이고; "乾"은 촉촉하지 못한 것이고; "勁"은 부드럽지 못한 것이다. 봄과 가을이 서로

624 "榮王"의 "榮"은 "盛"과 같고 "王"은 "旺"과 같으니, "榮王"은 "旺盛"과 같은 뜻이다.

반대인 것은 燥하고 濕함이 같지 않기 때문이다.

大法은 身表熱은 為熱在表요; 渴飮水는 為熱在裏요; 身熱、飮水는 表裏俱有熱이요; 身涼、不渴은 表裏俱無熱이라.

基本法則은 몸의 表面이 뜨거운 것은 熱이 表에 있는 것이고; 渴症을 느끼고 물을 마시는 것은 熱이 裏에 있는 것이고; 몸(의 表面)이 뜨겁고 물을 마시는 것은 表와 裏에 모두 熱이 있는 것이고; 몸이 서늘하고 渴症을 느끼지 않는 것은 表와 裏에 모두 熱이 없는 것이다.

經所不取火化渴者는 謂渴非特為熱일새라. 如病寒吐利하야 亡液過極하면 則亦燥而渴也요 雖病風[625]熱이라도 而液尚未衰면 則亦不渴하니 豈可止言渴爲熱而否[626]為寒也아?

經典이 火가 渴症으로 變化한다는 說을 取하지 않은 까닭은 渴症은 다만 熱(證)일 뿐만이 아니기 때문이다. 예컨대 寒病을 앓아서 吐하고 泄瀉하여 津液을 亡失함이 지나치게 極甚하면 또한 燥하여져서 渴症을 느끼는 것이고, 비록 風熱病을 앓더라도 津液이 아직 衰하지 않았으면 또한 渴症을 느끼지 않으니, 어찌 渴症을 느끼면 熱證이고 그러지 않으면 寒證이라고만 말할 수 있겠는가?

夫燥渴之為病也는 多兼于熱이라. 故《易》曰: "熯萬物者는 莫熯乎火라." 하니, 今言渴為燥는 則亦備[627]矣라.

무릇 燥하여 渴症을 느끼는 病은 熱을 兼하는 경우가 많다. 그래서 《易》에 이르기를: "萬物을 말리는 것은 火보다 잘 말리는 것이 없다." 하였으니, 지금 渴症을 느끼는 것을 燥(證)이라고 말하는 것은 또한 훌륭한 것이다.

---

625 "病風" 二字는 底本에 "缺" 즉 "빠진 글자"라고 표시되어 있지만, 《河間醫集》과 《素问玄机原病式注释本》에 의거하여 補入하였다.

626 "止言渴爲熱而否" 七字는 底本에 "缺" 즉 "빠진 글자"라고 표시되어 있지만, 《河間醫集》과 《素问玄机原病式注释本》에 의거하여 補入하였다.

627 "備"는 "훌륭하다."는 뜻이다. 《荀子》에 "目視備色 耳聽備聲 口食備味"라는 글이 보이니, 이때의 "備"와 같은 뜻이다.

如大法에 身[628]涼不渴을 為[629]表裏俱無熱이라하고 故[630]不言為寒也는 謂表裏無[631]熱일새니, 則亦有身不熱而不渴者도 不亦宜乎아?

예컨대 基本法則에서 몸이 서늘하고 渴症을 느끼지 않은 것을 表와 裏에 모두 熱이 없는 것이라고 말하고 意圖的으로 寒(證)이라고 말하지 않은 것과 같은 것은 (몸이 서늘하고 渴症을 느끼지 않은 것은 寒證이 아니라) 表와 裏에 熱이 없는 것이기 때문이니, 그렇다면 또한 몸이 뜨겁지 않고 渴症을 느끼지 않는 것이 있는 것도 또한 마땅한 것이 아니겠는가?

"皴揭"는 皮膚啓裂也라. 乾為天이요 而為燥金이며 坤為地요 而為濕土니 天地相反이요 燥濕異用이라. 故燥金은 主於緊斂이라 所以秋脉은 緊細而微하고 濕土는 主於縱緩이라 所以六月엔 其脉이 緩大而長也라.

"皴揭"는 皮膚가 갈라져서 벌어지는 것이다. 乾은 天이고 燥金이며, 坤은 地이고 濕土이니, 天과 地는 相反되는 것이고, 燥와 濕은 쓰임을 달리하는 것이다. 본래 燥金은 팽팽하게 收斂하는 것을 主管하기 때문에 가을의 脈은 緊細하고 微하며, 濕土는 느슨하게 弛緩되는 것을 主管하기 때문에 (음력) 6월에는 그 脈이 緩大하고 長한 것이다.

如地濕則縱緩滑澤하고 乾則緊斂燥濇하니 皴揭之理를 明可見焉이라. 俗云"皴揭為風"者는 由風能勝濕而為燥也일새라. 經言: "厥陰所至는 為風府요 為璺啓[632]라."[633]하니 由風勝濕而為燥也일새라.

---

628 "大法身" 三字는 底本에 "缺" 즉 "빠진 글자"라고 표시되어 있지만, 《河間醫集》과 《素问玄机原病式注释本》에 의거하여 補入하였다.

629 "為"는 "以爲"의 뜻이다.

630 "故"는 "故意"의 뜻이다.

631 "無"는 《河間醫集》과 《素问玄机原病式注释本》과 《素问玄机原病式新解》에 모두 "微"로 되어 있으나 따르지 않았다.

632 王冰의 注에 "'璺'은 微裂也요 '啟'는 開坼也라." 즉 "'璺(문)'은 조금 찢어지는 것이고, '啟(계)'는 터져서 벌어지는 것이다." 하였으니, "璺啓(문계)"는 위에서 "啓裂"이라고 말한 것과 같이 "갈라져서 벌어지는 것"을 가리키는 말이다.

633 "厥陰所至……為璺啓"는 《素問》〈六元正紀大論〉에 보이는 글이다.

예컨대 땅이 濕하면 느슨하게 弛緩되고 매끄럽고 潤澤하며 마르면 팽팽하게 收斂되고 乾燥하고 껄끄러운 것과 같으니, 皴揭의 理致를 分明하게 알 수 있다. 世俗의 사람들이 "皮膚가 갈라져서 벌어지는 것은 風證이다."라고 말하는 것은 風이 濕을 이길 수 있어서 燥하게 되기 때문이다. 經典에서 말하기를: "厥陰이 이르는 곳은 風府이고 璺啓이다." 하였으니, 風이 濕을 이겨서 燥하게 되기 때문이다.

所謂寒月甚而暑月衰者는 由寒能收斂하야 腠理閉密하야 無汗而燥라 故病甚也요; 熱則皮膚縱緩하야 腠理疎通하야 而汗潤이라 故病衰也라. 或以水濕皮膚하면 而反喜皴揭者는 水濕自招風寒故也라.

(皮膚가 갈라져 벌어지는 것이) 추운 季節에 甚하고 더운 계절에 덜한 까닭은 寒은 收斂할 수 있어서 (추운 季節에는) 腠理가 緻密하게 닫혀서 땀이 나지 않아서 乾燥해지기 때문에 病이 甚해지는 것이고; 더우면 皮膚가 느슨하게 弛緩되어서 腠理가 잘 通하여서 땀이 적셔주기 때문에 病이 덜해지는 것이다. 만약 물을 가지고 皮膚를 濕潤하게 하면 도리어 쉽게 갈라져 벌어지는 것은 水濕이 자연히 風寒을 불러들이기 때문이다.

【寒類】

諸病上下所出水液澄徹清冷、癥、瘕、㿗疝、堅痞腹滿急痛、下利清白、食已不饑、吐利腥穢、屈伸不便、厥逆禁固는 **皆屬於寒**이라.(**足太陽寒水**이니 **乃腎與膀胱之氣也**라.)

諸般의 病에서 위와 아래로 나오는 水液이 맑고 깨끗하고 寒冷한 것과, 癥과, 瘕와, 㿗疝(퇴산)과, 단단하게 막혀서 배가 더부룩하고 당기면서 아픈 것과, 泄瀉가 맑고 흰 것과, 먹는 것을 그만 두어도 배가 고프지 않은 것과, 嘔吐하고 泄瀉한 것이 비린내가 나는 것과, 屈伸이 不便한 것과, 四肢가 厥冷하여 움직이지 못하는 것은 모두 寒에 屬하는 것이다.(足太陽寒水이니 이는 바로 腎과 膀胱의 氣이다.)

"澄徹清冷"은 湛[634]而不渾濁也라. 水體清淨하고 而其氣寒冷이라. 故水穀不化하야 而吐利清冷은 水液為病이요 寒也니. 如天氣寒하면 則濁水自澄清也라.

"澄徹清冷"은 맑고 渾濁하지 않은 것이다. 水의 體는 맑고 깨끗하며 그 氣는 寒冷하다. 그러므로 水와 穀이 消化되지 않아서 吐하고 泄瀉하는 것이 맑고 서늘한 것은 水液이 病이 된 것이고 寒한 것이니, 예컨대 날씨가 추우면 濁水가 저절로 맑아지는 것과 같은 것이다.

癥: 腹中堅硬하고 按之應手를 謂之癥也니, 《聖惠方》謂: "癥은 猶徵也라."하다. 然水體柔順이어늘 而今反堅硬如地는 亢則害하고 承乃制也라.

癥: 뱃속이 단단하고 누르면 손에 應하는 것을 일러 癥이라 하니, 《聖惠方》에 이르기를: "癥은 徵[635]과 같(은 뜻이)다." 하였다. 그러나 水의 體는 柔順한 것이거늘 지금 도리어 땅처럼 단단해지는 것은 亢極

634 "湛(담)"은 "澄(징)"과 같으니 "맑고 깨끗하다."는 뜻이다.

635 "徵(징)" 즉 "徵"은 "證"과 같으니 손으로 누르면 단단하게 느껴지는 것의 證據가 있다는 뜻이다.

하면 해치고 繼承한 것이 이에 制御하는 것이다.

故病濕過極하면 則為痓는 反兼風化制之也요; 風病過極하면 則反燥하야 筋脉勁急은 反兼金化制之也요; 病燥過極하면 則煩渴은 反兼火化制之也요; 病熱過極하면 而反出五液커나 或為戰慄惡寒은 反兼水化制之也일새라.

그러므로 濕病을 앓는 것이 지나치게 極甚하면 痓가 되는 것은 도리어 風化의 制御를 兼하기 때문이고; 風病이 지나치게 極甚하면 도리어 燥해져서 筋脈이 굳세고 팽팽해지는 것은 도리어 金化의 制御를 兼하기 때문이고; 燥病을 앓는 것이 지나치게 極甚하면 渴症으로 괴로워하는 것은 도리어 火化의 制御를 兼하기 때문이고; 熱病을 앓는 것이 지나치게 極甚하면 도리어 五液을 排出하거나 戰慄하거나 惡寒하기도 하는 것은 도리어 水化의 制御를 兼하기 때문이다.

其為治者는 但當瀉其過甚之氣하야 以為病本하고 不可反誤治其兼化也라.

그것을 治療하는 것은 다만 마땅히 그 지나치게 甚한 氣를 瀉하여 病의 根本으로 삼아야 하고, 도리어 그 兼化를 잘못 치료해서는 안 된다.

然而兼化者는 乃天機造化가 抑高之道니 雖在渺冥[636]恍惚[637]之間이나 而有自然之理하고 亦非顯形而有氣也라.

그러나 兼化는 바로 天機의 造化가 높은 것을 抑制하는 方道이니 비록 아득하고 恍惚한 사이에 있지만 저절로 그리되는 理致를 가지고 있고 또한 形體를 드러내고 氣를 가지고 있는 것이 아니다.

病雖為邪나 而造化之道가 在其中矣요 夫五行之理는 甚而無以制之면 則造化息矣라.

病은 비록 邪氣 때문이지만 造化의 道가 그 속에 들어 있고, 저 五行

636 "渺冥" 즉 "渺溟"은 "아득하다." "까마득하다."의 뜻이다.

637 "恍惚"은 "模糊하다." "精神이 아득하다."의 뜻이다.

의 理致는 (五行 중 어느 하나가) 甚할 때에 制御할 수 없으면 造化가 終熄된다.

如風木旺而多風하고 風大則反涼하니 是反兼金化制其木也요; 大涼之下[638]에 天氣反温은 乃火化承于金也요; 夏火熱極而體反出液은 是反兼水化制其火也요; 因而濕蒸雲雨는 乃土化承于水也요; 雨濕過極而兼烈風은 乃木化制其土也요; 飄驟[639]之下에 秋氣反涼은 乃金化承于木也요; 涼極而萬物反燥는 乃火化制其金也요; 因而以為冬寒은 乃水化承于火也요; 寒極則水凝于地는 乃土化制其水也요; 凝凍極而起東風은 乃木化承土而周歲也라. 凡不明病之標本者는 由未知此變化之道也일새라.

예컨대 風木이 旺盛할 때에는 바람이 많고 바람이 세면 도리어 서늘해지니 이는 도리어 金化가 그 木을 制御하는 것을 兼하는 것이고; 크게 서늘한 뒤에 날씨가 도리어 따뜻해지는 것은 바로 火化가 金을 繼承하는 것이고; 여름에 火熱이 至極할 때에 몸이 도리어 汗液을 排出하는 것은 바로 도리어 水化가 그 火를 制御하는 것을 兼하는 것이고; 이어서 濕이 쪄 올라서 구름이 되고 비가 되는 것은 바로 土化가 水를 繼承하는 것이고; 雨濕이 지나치게 極甚할 때에 매서운 바람을 兼하는 것은 바로 木化가 그 土를 制御하는 것이고; 거센 비바람 뒤에 가을 날씨가 도리어 서늘해지는 것은 바로 金化가 木을 繼承하는 것이고; 서늘함이 至極할 때에 萬物이 도리어 마르는 것은 바로 火化가 그 金을 制御하는 것이고; 이어서 이 때문에 겨울이 추워지는 것은 바로 水化가 火를 繼承하는 것이고; 寒이 至極하면 물이 땅에서 凝結되는 것은 바로 土化가 그 水를 制御하는 것이고; 얼어붙는 것이 至極할 때에 東風을 일으키는 것은 바로 木化가 土를 繼承하여 한 해를 一

638 "下"는 "後"와 같은 뜻이다.

639 "飄驟"는 《素問》〈五常政大論〉의 王冰의 注에 따르면 "暴風雨至" 즉 "사나운 비바람" "거센 비바람"이라는 뜻이다.

周하는 것과 같은 것이다. 무릇 病의 標와 本을 밝게 알지 못하는 것은 이 變化의 道를 미처 알지 못하기 때문이다.

"瘕"는 腹中雖硬이나 而忽聚忽散하야 無有常準이라. 故《聖惠方》云: "瘕는 猶假也라."하니 以其病瘕未成癥也일새라. 經注에 曰: "血不流而寒薄[640]이라 故血內凝[641]而成瘕也라."[642]하고, 一[643]云"腹內結病也라."하다.

"瘕"는 뱃속이 비록 단단하지만 忽然히 모였다가 忽然히 흩어져서 일정한 基準이 없는 것이다. 그래서 《聖惠方》에 이르기를: "瘕는 假[644]와 같(은 뜻이)다." 하였으니, 그 瘕病을 앓는 것은 아직 癥을 形成하지는 않기 때문이다. 經典의 注에 이르기를: "血이 흐르지 않고 寒이 束縛하기 때문에 血이 內部에서 凝結되어 瘕를 形成하는 것이다." 하였고, 혹자는 이르기를 "뱃속의 鬱結病이다." 하였다.

經曰: "小腸移熱於大腸하면 為虙瘕為沈이라."[645]하야늘, 注曰: "小腸熱已移入大腸하야 兩熱相搏하면 則血溢而為伏瘕也요; 血澁不利하면 則月事沈滯而不行이라. 故云'為[646]虙瘕為沈이라.'하니, '虙'은 與伏同이라. '瘕'는 一為疝하니 傳寫誤也라."[647]하다.

經典에 이르기를: "小腸이 熱을 大腸에 옮기면 虙瘕(복가)가 되고 沈이 된다." 하였는데, 注에 이르기를: "小腸의 熱이 大腸에 이미 옮겨 들어가서 두 熱이 서로 부딪치면 血이 넘쳐서 伏瘕가 되는 것이고; 血

640 "薄"은 "逼迫하다." "束縛하다."의 뜻이다.

641 "凝"은 底本에 "流"로 되어 있으나 文義에 맞지 않으므로 《素問》〈大奇論〉에 보이는 王冰의 注에 의거하여 修正하였다.

642 "血不流而寒薄 故血內凝而成瘕也."는 《素問》〈大奇論〉에 보이는 王冰의 注이다. "成瘕"는 "為瘕"로 되어 있으나 文義에 차이가 없으므로 그대로 둔다.

643 "一"은 "或"과 같으니 "或者"의 뜻이다.

644 "假"는 "거짓"의 뜻도 있지만, 앞에서 "忽聚忽散"한다고 하였으므로 문맥상 여기서는 "임시、잠시"의 뜻으로 사용된 것으로 보인다.

645 "小腸移熱於大腸 為虙瘕為沈."은 《素問》〈氣厥論〉에 보이는 글이다.

646 "為"는 底本에 없는 글자이지만 《素問》〈氣厥論〉의 王冰의 注에 의거하여 補入하였다.

647 "小腸熱已移入大腸 …… 傳寫誤也."는 《素問》〈氣厥論〉에 보이는 王冰의 注이다.

(行)이 澁滯하여 순조롭지 못하면 月事가 沈滯하여 行해지지 않는다. 그러므로 '虙瘕가 되고 沈이 된다.'고 하였으니, '虙'은 伏과 같다. '瘕'는 一本에 疝이라고 되어 있으니 옮겨 쓰기를 잘못한 것이다." 하였다.

然則經言瘕病엔 亦有熱者也라. 或陽氣鬱結하야 怫熱壅滯하야 而堅硬不消者는 非寒癥瘕也니 宜以脉證別之라.

그렇다면 經典이 말한 瘕病에는 또한 熱證인 것도 있는 것이다. 혹 陽氣가 鬱結하여 怫熱이 壅滯되어서 단단하여 사그라지지 않는 것은 寒(으로 인한)癥瘕가 아니니, 마땅히 脈과 證으로 辨別해야 한다.

"癩疝"은 少腹控卵하야 腫急絞痛也니, 寒主拘縮故也라. 寒極하면 而土化制之라 故腫滿也라. 經言: "丈夫癩疝이라."[648]하니 謂陰氣連少腹急痛也라. 故言"婦人少腹腫이라."[649]하니 皆肝足厥陰之脉也라.

"癩疝"은 아랫배가 睾丸을 당겨서 팽팽하게 붓고 쥐어짜듯이 아픈 것이니, 寒은 拘縮을 主管하기 때문이다. 寒이 至極하면 土化가 그것을 制御하기 때문에 팽팽하게 붓는 것이다. 經典에 말하기를: "丈夫는 癩疝病을 앓는다." 하였으니 陰氣가 아랫배와 이어져서 당기며 아픈 것을 말한다. 그러므로 "婦人은 아랫배가 붓는 病을 앓는다." 하였으니, 모두가 足厥陰肝經의 脈이다.

經注曰: "寒氣聚而為疝也라."[650]하고, 又按컨대 *難*[651]經言: "五藏皆有疝이나 但脉急也라."[652]하야늘, 注言: "脉急者는 寒之象也라."[653]하다.

---

648 "丈夫癩疝"은 《素問》〈至眞要大論〉에 보이는 글이다.

649 "婦人少腹腫"은 《素問》〈脈解〉와 《靈樞》〈經脈〉에 보이는 글이다.

650 《素問》〈大奇論〉의 王冰의 注에 "疝者는 寒氣結聚之所為也라."는 글이 보이니, "寒氣聚而為疝也"는 이를 變形하여 引用한 것이다.

651 《難經》에는 二十九難의 "男子為七疝"이라는 글 외에는 五臟의 疝에 관한 言及이 없으므로 "*難*"은 衍文으로 처리한다.

652 "五藏皆有疝 但脉急也"는 《素問》〈大奇論〉의 글을 縮約한 것이다.

653 王冰의 注에 "脉急者 寒之象也"라는 글은 보이지 않지만, "脉急為痛"이라는 글은 보이고, 이때의 "急

經典의 注에 이르기를: "寒氣가 모여서 疝이 된다." 하였고, 또 살피건대 *難*經典에 말하기를: "五藏에 모두 疝이 있지만, 다만 脈이 急하다." 하였는데, 注에 말하기를: "脈이 急한 것은 寒의 象이다." 하였다.

然이나 寒則脉當短小[654]而遲하니 今言"急"者는 非急數而洪也요 由緊脉主痛할새 急為痛甚이니, 病寒雖急이나 亦短小也라.

그러나 寒하면 脈이 마땅히 短小하고 遲하니, 지금 "(脈이) 急하다." 고 말하는 것은 (脈이) 急數하고 洪한 것이 아니고, 緊脈이 痛症을 主管하기 때문에 (脈이) 急한 것은 痛症이 甚한 것이니, 寒病을 앓을 때에 (脈이) 비록 急하지만 또한 短小한 것이다.

所以有痛而脉緊急者는 脉為心之所養也일새라. 凡六氣為痛하면 則心神不寧하야 而緊急하야 不得舒緩이라 故脉亦從之而見也라. 欲知何氣為其痛者인댄 適[655]其緊急相兼之脉에 而可知也니, 如緊急洪數하면 則為熱痛之類也라.

痛症이 있을 때에 脈이 緊急한 까닭은 脈은 心이 기르는 것이기 때문이다. 무릇 六氣가 痛症을 일으키면 心의 神이 편안하지 못하여 緊急해져서 느긋하게 펴지를 못하기 때문에 脈도 그것을 따라 나타나는 것이다. (六氣 중에) 어떤 氣가 그 痛症을 일으킨 것인지를 알려고 한다면 다만 그 緊急한 것이 兼하는 脈에서 알 수 있으니, 예컨대 緊急하고 洪數하면 熱痛인 것과 같은 部類이다.

又經言: "脾傳之腎하면 病名曰疝瘕요 少腹煩寃[656]而痛하고 出白하니

脈"은 "緊脈"이 심한 상태를 가리키므로 아래에서 河間이 "緊脉主痛 急為痛甚"이라고 한 말과는 大義가 통하는 것이다.

654 "小"는 底本에 "少"로 되어 있으나 《河間醫集》의 校勘에 의거하여 修正하였다.

655 "適"은 "但"의 뜻이다.

656 "煩寃"은 《素問》〈玉機眞藏論〉에는 "寃熱(원열)"로 되어 있으니 "寃熱"은 "煩熱"과 같은 뜻이다.

一名曰[657]蟲라."[658]하야늘, 注言: "少腹痛[659]하고 溲出白液也라. 一作[660]客熱[661]內結하야 銷爍脂肉이 如蟲之食이라 故一名曰[662]蠱也라."하다. 然經之復言熱為疝瘕니 則亦不可止言為寒이요 當以脉證別之라.

또 經典에 말하기를: "脾가 그 病을 腎에 傳하면, 病名을 疝瘕라 하고, 아랫배가 불편하고 아프며 白(液)을 排出하니, 一名 蠱라고도 한다." 하였는데, 注에 말하기를: "아랫배가 아프고 小便에서 白色 液體가 나오는 것이다. 一作侵入한 熱이 內部에서 鬱結하여 脂와 肉을 태워서 녹이는 것이 마치 벌레가 먹는 것과 같기 때문에 一名을 蠱라 하는 것이다." 하였다. 그렇다면 經典이 다시 熱이 疝瘕가 되는 것을 말한 것이니, 그렇다면 또한 (疝瘕는) 寒證이라고만 말해서는 안 되는 것이고, 마땅히 脈과 證으로 辨別해야 하는 것이다.

"堅痞腹滿急痛"은 寒主拘縮이라 故急痛也요; 寒極則血脉凝沍하야 而反兼土化制之라 故堅痞而腹滿也라. 或熱鬱于內하야 而腹滿堅結痛者는 不可言為寒也라.

"단단하게 막혀서 배가 더부룩하고 당기면서 아픈 것"은 寒이 拘縮을 主管하기 때문에 당기면서 아픈 것이고; 寒이 至極하면 血脈이 凝結하여서 도리어 土化의 制御를 兼하기 때문에 단단하게 막혀서 배가 더부룩해지는 것이다. 혹 熱이 內部에 鬱結되어 배가 더부룩하고 단단하게 뭉쳐서 아픈 것은 寒證이라고 말해서는 안 된다.

---

657 "一名曰" 三字는 底本에 없는 글자이지만 《素問》〈玉機眞藏論〉에 의거하여 補入하였다.

658 "脾傳之腎 …… 蠱"는 《素問》〈玉機眞藏論〉에 보이는 글이다.

659 "少腹痛"은 《素問》〈玉機眞藏論〉에 "少腹冤熱而痛"으로 되어 있고, 이 글의 앞쪽에는 "腎少陰脉 自股內後廉 貫脊屬腎 絡膀胱 故"라는 글이 더 있다.

660 "一作" 二字는 王冰의 注에 없는 글자이므로 衍文으로 처리한다.

661 "客熱"은 王冰의 注에 "冤熱"로 되어 있으나 底本의 글이 文義에 더 適合하므로 그대로 두고 새긴다.

662 "一名曰"은 底本에 "名白"으로 되어 있으나 《素問》〈玉機眞藏論〉에 의거하여 修正하였다.

"下利清白"은 水寒則清淨明白也일새라.

"泄瀉가 맑고 흰 것"은 水가 寒하면 清淨하고 明白해지기 때문이다.

食已不饑[663]: 胃熱하면 則消穀善饑라. 故病寒則食雖已而不饑也는 胃膈潤澤하야 而無燥熱故也라.

食已不饑: 胃가 熱하면 穀食을 消化시켜서 쉽게 배가 고파진다. 그러므로 寒病을 앓으면 먹는 것을 비록 그만 두어도 배가 고프지 않는 것은 胃膈이 潤澤하여서 燥熱이 없기 때문이다.

或邪熱不殺穀하야 而腹熱脹滿하고 雖數日不食而不饑者는 不可言為寒也니, 由陽熱太甚而鬱結하야 傳化失常일새라.

혹 邪熱이 穀食을 消化시키지 못하여 배가 뜨겁고 脹滿하며 비록 數日 동안 먹지 않아도 배가 고프지 않은 것은 寒(證)이라고 말해서는 안 되니, 陽熱이 너무 甚하여 鬱結되어 傳達하고 變化시키는 것이 常度를 잃은 것에 말미암은 것이기 때문이다.

故雖不食而亦不饑는 亦猶病熱雖甚而無困倦이니, 病愈而始困無力은 由實熱之氣去也일새라.

그러므로 비록 먹지 않더라도 배가 고프지 않은 것은 또한 熱病을 앓는 것이 비록 甚하더라도 勞困함이 없는 것과 같으니, 病이 나은 뒤에 비로소 勞困해져서 氣力이 없어지는 것은 實熱의 氣가 除去되었기 때문이다.

"吐利腥穢"는 腸胃寒而傳化失常일새라. 我子能制鬼賊하면 則己當自實이라. 故寒勝하야 火衰하면 金旺하야 而吐利腥穢也니, 腥者는 金之臭也라. 由是로 熱則吐利酸臭하고 寒則吐利腥穢也니, 亦猶飯漿熱則易酸하고 寒則水腥也라.

"嘔吐하고 泄瀉한 것이 비린내가 나는 것"은 腸과 胃가 寒하여서 傳

663 "食已不饑"는 "먹는 것을 그만 두어도 배가 고프지 않은 것"을 가리킨다.

達하고 變化시키는 機能이 常度를 잃었기 때문이다. 나의 子가 鬼賊을 制壓할 수 있으면 내가 마땅히 저절로 實하여진다. 그러므로 寒이 優勢하여 火가 衰弱해지면 金이 旺盛해져서 嘔吐하고 泄瀉하는 것이 비릿한 것이니, 비린내는 金의 냄새이다. 이 때문에 熱하면 嘔吐하고 泄瀉하는 것이 시큼한 냄새가 나고, 寒하면 嘔吐하고 泄瀉하는 것이 비린내가 나는 것이니, 또한 밥과 미음이 뜨거우면 쉽게 시어버리고 차가우면 물기가 생기고 비린내가 나는 것과 같은 것이다.

屈伸不便、厥逆禁固: 陰水는 主于清淨이라. 故病寒하면 則四肢逆冷하고 而禁止堅固하야 舒卷[664]不便利也라. 故冬脉沈短以敦[665]이 病之象也라.

屈伸不便、厥逆禁固: 陰水는 清淨함을 主管한다. 그러므로 寒病을 앓으면 四肢가 逆冷하고 (運動을) 禁하여 그치게 함이 堅固하여 펴고 오므리는 것이 便利하지 못하다. 그러므로 겨울의 脈인 沈短하고 敦厚한 것이 病의 (脈)象이다.

或病寒尚微하야 而未至于厥逆者를 不可反以為熱이요; 或熱甚而成陽厥者를 不可反以為病寒也라.

혹 寒病을 앓는 것이 아직 微微하여 아직 厥逆에까지 이르지 않은 것을 도리어 熱病이라고 여겨서는 안 되고; 혹 熱이 甚하여 陽厥이 된 것을 도리어 寒病을 앓는 것이라고 여겨서는 안 된다.

然陰厥者는 元病脉候가 皆為陰證이라 身涼不渴하고 脉遲細而微하며 未嘗見于陽證也요; 其陽厥者는 元病脉證이 皆為陽證이라 熱極而反厥

664 "舒卷"은 "펴고 오므림"이니 "屈伸"과 같은 뜻이다.

665 "以"는 "而"와 같고, "敦"은 "厚"의 뜻이다. 《難經本義》의 七難의 注에도 "太陰之至엔 陰氣尚微라 故其脈来緊大長하고; 少陰之至엔 陰漸盛也라 故其脈緊細而微하고; 厥陰之至엔 陰盛而極也라 故其脈沈短而敦이라."라는 글이 보이니, "沈短以敦"은 "沈短而敦"과 같은 것이고 陰이 盛한 脈象을 말하는 것임을 알 수 있다. 明나라 사람 章潢이 編纂한 《圖書編》에 "其時엔 萬物閉密하고 陽氣伏藏이라 故脈沉短호대 而反敦厚也라."라고 말하였으니 "敦"을 "厚"와 같은 뜻으로 理解하였음을 알 수 있다. "敦厚"는 同義連綿詞이다.

호대 時復反温하며 雖厥而亦煩渴譫妄하고 身熱而脉數也라.

그렇다면 陰厥은 原來의 病의 脈과 證候가 모두 陰證이라서 몸이 서늘하고 渴症을 느끼지 않으며 脈은 遲하고 細하고 微하며 일찍이 陽證을 나타낸 적이 없는 것이고; 그 陽厥은 原來의 病의 脈과 證候가 모두 陽證이라서 熱이 至極할 때에 도리어 厥冷해지지만 때때로 다시 도리어 따뜻해지며 비록 厥冷하더라도 또한 渴症으로 괴로워하고 譫語와 妄言을 하며 몸이 뜨겁고 脈이 數한 것이다.

若陽厥極深하야 而至于身冷하고 反見陰脉하야 微欲絶者는 止[666]為熱極而欲死也어늘, 俗皆妄謂"變成陰病이라."하고 且曰"陰陽寒熱反變하야 而不可測也라."하며, 仍[667]取陽主於生하고 陰主於死之說하야 急以火艾熱藥으로 温其表裏하야 助其陽氣하니 十無一生이라.

陽厥이 지극히 깊어져서 몸이 서늘해지는 데에 이르고 도리어 陰脈을 나타내어 (脈이) 微하여 끊어지려고 하는 것과 같은 것은 다만 熱이 至極하여 죽으려고 하는 것일 뿐이거늘, 世俗의 醫師들이 모두 제멋대로 "變하여 陰病이 된 것이다."라고 말하고, 또 "陰、陽과 寒、熱이 反對로 變하여 헤아릴 수 없다."고 말하며, 마침내 陽은 生을 主管하고 陰은 死를 主管한다는 說을 取하여 급히 쑥뜸과 熱한 藥으로 그 表와 裏를 따뜻하게 하여 그 陽氣를 도우니, 열 명 중에 한 명도 사는 사람이 없다.

俗因之以為必死之證이라하야 致使舉世로 大懼陰證케하고 而疑似陰者는 急以温之하야 唯恐救之不及이나 而反招暴禍하니, 豈知熱病之將死者는 鮮有逃于此證也리오? 殊不知一陰一陽之謂道[668]요 偏陰偏陽之謂疾이라.

世俗의 醫師들이 이 때문에 반드시 죽는 病證이라고 여겨서 온 세상

666 "止"는 "只"의 뜻이다. 《河間醫集》과 《素问玄机原病式注释本》은 모두 "止"를 "此"의 잘못이라고 보고 고쳤으나 따르지 않았다.

667 "仍"은 "乃"의 뜻이다.

668 "一陰一陽之謂道"는 《周易》〈繫辭上〉에 보이는 글이다.

사람들로 하여금 陰證을 크게 두려워하게 하고, 陰證과 類似한 것은 급히 溫하게 하여 다만 救하는 것이 미치지 못할까 두려워하지만 도리어 갑작스러운 禍를 招來하니, 熱病으로 장차 죽으려고 하는 者는 이런 病證에서 벗어나는 경우가 드물다는 것을 어찌 알겠는가? 한 번 陰하고 한 번 陽하는 것을 일러 道라 하고 陰에 치우치고 陽에 치우치는 것을 일러 疾이라고 한다는 것을 전혀 모르는 것이다.

陰陽은 以平為和하고 而偏為疾하며, 萬物은 皆以負陰抱陽而生이라 故孤陰不長하고 獨陽不成이라.

陰과 陽은 이 때문에 고른 것이 和平한 것이고 치우친 것이 疾病이며, 萬物은 모두 陰을 등에 지고 陽을 품에 안고 살아가기 때문에 외로운 陰은 자라나지 못하고 홀로인 陽은 成長하지 못한다.

陽氣極盛하고 而陰氣極衰하면 則陽氣怫鬱하고, 陰陽偏傾하야 而不能宣行하면 則陽氣畜聚于內하야 而不能營運於四肢하야 則手足厥冷하니 謂之陽厥이라.

陽氣가 지극히 盛하고 陰氣가 지극히 衰하면 陽氣가 鬱滯되고, 陰과 陽이 한쪽으로 기울어서 펼쳐서 運行할 수가 없으면 陽氣가 內部에 쌓여서 四肢를 運營할 수 없어서 手足이 厥冷해지니 이를 일러 陽厥이라 한다.

故仲景曰: "熱深[669]하면 則厥亦深하고 熱微하면 則厥亦微라."[670]하고, 又曰: "厥當下之니 下後厥愈라."[671]하니, 為以除其裏之熱也일새라.

그러므로 仲景이 이르기를: "熱이 甚하면 厥도 甚하고 熱이 微弱하면 厥도 微弱하다." 하였고, 또 이르기를: "厥은 마땅히 瀉下시켜야 하니 泄瀉한 뒤에 厥이 낫는다." 하였으니, 이렇게 함으로써 그 裏熱을 除去하기 때문이다.

---

669 "深"은 "甚"과 같은 뜻이다.

670 《傷寒論》〈辨厥陰病脉證并治法第十二〉에 "厥深者 熱亦深 厥微者 熱亦微"라는 글이 보인다.

671 《傷寒論》〈辨厥陰病脉證并治法第十二〉에 "厥應下之 而反發汗者 必口傷爛赤"이라는 글이 보인다.

故病熱甚則厥하고 又以失下[672]則熱甚而反為陰證이니 非反變為寒病爾라.

그러므로 熱病을 앓는 것이 甚하면 厥이 되고, 또 이 때문에[673] 瀉下시키는 時期를 놓치면 熱이 甚하지만 도리어 陰證[674]이 되는 것이니, 돌이켜 變하여 寒病이 되는 것이 아니다.

夫病之傳變者는 謂中外、上下、經絡、臟腑、部分에 而傳受為病之邪氣[675]也요 非寒熱陰陽之反變也라.

무릇 病이 傳하여 變하는 것은 內外와 上下와 經絡과 臟腑와 部分에서 病을 일으킨 邪氣를 傳하여 받았기 때문이고, 寒熱과 陰陽이 반대로 變한 것이 아니다.

法曰: "陰陽平則和하고 偏則病이라."하니, 假令陽實陰虛하야 為病熱也에 若果變而為寒이면 則比[676]之熱氣退去하야 寒欲生時에 陰陽平而當愈也어늘 豈能反變之為寒病歟아?

法에 이르기를: "陰과 陽이 고르면 和平하고 치우치면 病에 걸린다." 하였으니, 가령 陽은 實하고 陰은 虛하여 熱病을 앓을 때에 만약 과연 (熱이) 變하여 寒이 된다면, 이 熱氣가 敗退하여 물러나는 것을 따라서 寒이 생겨날 때에 陰과 陽이 고르게 되어 마땅히 나을 것이거늘, 어찌 도리어 變하여 寒病이 될 수 있겠는가?

---

672 "失下"는 "잘못 瀉下시키다."의 뜻이 아니라 "瀉下시키는 데 失機하다."의 뜻이니, 아래에 보이는 "此는 因熱極失下하고 反又溫補而致之라."라는 글에서의 "失下"와 같은 뜻이다. 여기서는 潤文하여 "瀉下시키는 時期를 놓치다."로 새겨둔다.

673 "이 때문에"는 "厥證 때문에"라는 뜻이다.

674 "陰證"은 위에서 "若陽厥極深하야 而至于身冷하고 反見陰脉하야 微欲絕者" 즉 "陽厥이 至極히 깊어져서 몸이 서늘해지는 데에 이르고 도리어 陰脉을 나타내어 (脈이) 微하여 끊어지려고 하는 것과 같은 것"을 가리킨다.

675 "為病之邪氣"는 "病을 일으킨 邪氣"라는 뜻이다.

676 "比"는 "從"의 뜻이다.

雖然[677]〈瘧論〉言"陰勝[678]則寒[679]하고 陽勝則熱"者는 謂裏氣與邪熱이 并之于表[680]하면 則為陽勝하야 而發熱也하고 表氣與邪熱이 并之于裏하면 則為陰勝하야 而寒慄也[681]일새니, 由表氣虛而裏氣熱하야 亢則害하고 承乃制라 故反戰慄也니, 大抵本熱이요 非病寒也라.

비록 그렇지만 〈瘧論〉에서 "陰이 盛하면 寒慄하고 陽이 盛하면 發熱한다."고 말한 것은 裏氣와 邪熱이 表에 들어가면 陽이 盛해져서 發熱하고 表氣와 邪熱이 裏에 들어가면 陰이 盛하여 寒慄하기 때문이니, 表氣는 虛하고 裏氣는 熱함에 말미암아 亢極하면 해치고 繼承한 것이 이에 制御하기 때문에 도리어 戰慄하는 것이니, 대체로 본래 熱(病)이고 寒病을 앓는 것이 아니다.

或傷寒病에 寒熱往來者는 由邪熱在表엔 而淺邪惡其正이라 故惡寒也요; 邪熱在裏엔 而深邪甚無畏하고 物[682]惡其極이라 故不惡寒而反惡熱也요; 表裏進退不已라 故為寒熱往來也라.

간혹 傷寒病에 惡寒과 惡熱이 오가는 것은 邪熱이 表에 있을 때에는 淺部의 邪氣가 그 正氣를 두려워하기 때문에 惡寒하는 것이고; 邪熱이 裏에 있을 때에는 深部의 邪氣는 甚하여 두려워함이 없고 人物[683]은 그것의 至極함을 싫어하기 때문에 惡寒하지 않고 도리어 惡熱하는 것이고; 表와 裏에 나아가고 물러남이 그치지 않기 때문에 惡寒과 惡熱이 오가는 것이다.

---

677 "雖然"은《素问玄机原病式注释本》과《河間醫集》에 모두 "然雖"로 되어 있으나 따르지 않았다.

678 文脈을 考慮할 때 이때의 "勝"은 王冰이《素問》〈逆調論〉의 注에서 "勝者는 盛也라." 즉 "勝은 盛의 뜻이다."라고 한 "勝"의 뜻이다.

679 "寒"은 바로 뒤에 보이는 河間의 解說에 따르면 "寒慄"의 뜻이다.

680 河間은【熱類】의 "戰慄" 條에서 "'陽并於陰'은 言陽氣入于陰分也요" 즉 "'陽并於陰'은 陽氣가 陰分에 들어가는 것을 말하는 것이다."는 王冰의 說을 取하여 經典을 解釋하였으므로, "并之"는 同義連綿詞로서 "들어가다."의 뜻으로 使用하였음을 알 수 있다.

681 "〈瘧論〉言……者 謂……也"는 先果後因의 複合句이니, 전체적으로 "〈瘧論〉에서 ……라고 말한 것은 …… 때문이다."는 뜻이다.

682 "物"은 "人物"이니 여기서는 "人體"의 뜻이다.

683 "人物"은 문맥상 "人體"를 가리키는 것으로 보인다.

此[684]는 氣不并于表裏라 故異於瘧而寒熱微也나, 皆[685]熱傳于表裏之陰陽[686]이요 而非病氣寒熱之陰陽[687]反變也라.

이것[688]은 (邪)氣가 表와 裏에 들어가지 않았기 때문에 瘧과 달라서 惡寒과 惡熱이 微微한 것이지만, 모두[689]가 熱이 表、裏인 陰、陽에 傳해지는 것이고 病氣의 寒、熱인 陰、陽이 돌이켜 變하는 것이 아니다.

或病熱而寒攻過極하야 陽氣損虛하고 陰氣暴甚하야 而反為寒者도 雖亦有之나 因藥過度而致之요 非自然寒熱之反變也라.

간혹 熱病을 앓을 때에 寒한 藥으로 攻擊하는 것이 지나치게 極甚하여 陽氣가 損傷되어 虛해지고 陰氣가 갑자기 甚해져서 도리어 寒證이 되는 것도 비록 있지만, 藥物의 過度함에 因하여 招來된 것이고 자연히 寒과 熱이 돌이켜 變한 것이 아니다.

夫六氣變亂엔 而為病者가 乃相兼而同為病하니, 風熱은 燥同하야 多兼化也요; 寒濕은 性同하야 多兼化也라. 性異而兼化者도 有之나 亦已鮮矣라.

무릇 六氣가 變하여 어지러울 때에는 病을 일으키는 것들이 마침내 서로 兼하여서 함께 病을 일으키니, 風과 熱은 燥하여짐이 같아서 兼하여 變化하는 경우가 많고; 寒과 濕은 性이 같아서 兼하여 變化하는 경우가 많다. 性이 다른데도 兼하여 變化하는 것도 있지만 또한 매우 드물다.

或制甚而兼化者는 乃虛象也니, 如[690]火熱甚而水化制之하야 反為戰慄

---

684 "此"는 "傷寒病寒熱往來者"를 가리킨다.

685 "皆"는 "傷寒病寒熱往來者"와 "瘧"을 함께 가리키는 말이다.

686 "表裏之陰陽"은 【熱類】의 "戰慄" 條에 보이는 "表裏陰陽"과 같은 말이니 "表、裏인 陰、陽"이라는 뜻이다.

687 "寒熱之陰陽"은 【熱類】의 "戰慄" 條에 보이는 "寒熱陰陽"과 같은 말이니 "寒、熱인 陰、陽"이라는 뜻이다.

688 "이것"은 "傷寒病에 惡寒과 惡熱이 오가는 것"을 가리킨다.

689 "모두"는 "傷寒病에 惡寒과 惡熱이 오가는 것"과 "瘧疾"을 함께 가리키는 말이다.

690 "象也如" 三字는 底本에 "損之至"로 되어 있으나 醫理에 通하지 않으므로 《素问玄机原病式注释本》과

者는 大抵熱甚이요 而非有寒氣之類也라. 故渴為熱在裏어늘 而寒戰에 反渴引飲也라.

혹 制壓함이 甚할 때에 兼하여 變化하는 것은 바로 虛象이니, 예컨대 火와 熱이 甚할 때에 水化가 制御하여 도리어 戰慄하는 것과 같은 것은 대체로 熱이 甚하기 때문이고 寒氣를 지니고 있는 것이 아닌 것과 같은 部類이다. 그러므로 渴症은 熱이 裏에 있는 것인데도 寒戰할 때에 도리어 渴症으로 飲料水가 당기는 것이다.

又如以火煉金하면 熱極에 而反化為水니, 雖化為水나 止為熱極而為金汁이요 實非寒水[691]也라.

또 예컨대 火를 가지고 金屬을 製錬하면 熱이 至極할 때에 도리어 變化하여 水가 되는 것과 같은 것이니, 비록 變化하여 水가 되기는 하지만 다만 熱이 至極하여 金屬의 液相이 되는 것이고 실제로는 寒水가 아니다.

或燥熱太甚하야 而腸胃鬱結할새 飲冷過多하야 而痞隔不通하면 留飲이 不能傳化、浸潤하고 而寒極하야 蓄于胃中[692]할새, 燥熱太甚하야 鬱于胸腹하야 而䐜脹滿하고 煩渴不已호대, 反令胃膈冷痛하고 嘔噦[693]漿水하야 而水漿難下하나니, 欲止其渴하야 而強飲于水하면 則滿、痛、嘔噦이 轉甚하고 而渴亦不止하며; 不強飲之면 則煩渴을 不可以忍하야 令人으로 煩寃悶絶[694]케하고 而但欲死라.

간혹 燥熱이 너무 甚하여 腸과 胃가 鬱結되었을 때에 서늘한 것을 마

《河間醫集》에 의거하여 修正하였다.

691 "水"는 底本에 "丹"으로 되어 있으나 《素问玄机原病式注释本》의 校勘에 의거하여 修正하였다.

692 "留飲이 不能傳化、浸潤하고 而寒極하야 蓄于胃中"은 《素问玄机原病式注释本》은 句讀(구두)를 "留飲不能傳化 浸潤而寒極蓄于胃中"으로 나누고, 《河間醫集》은 "留飲不能傳化 浸潤而寒極 蓄于胃中"으로 나누었으나, 이는 뒤쪽에서 "留飲傳化浸潤 則寒濕散去"라고 나눈 句讀와 서로 矛盾되는 것이므로 잘못된 것이다.

693 "嘔噦(구얼)"은 "嘔吐"와 같은 뜻이다.

694 "悶絶"은 까무러쳐 氣絶하는 것이다.

시는 것이 지나치게 많아서 막혀서 通하지 않으면, 留飮[695]이 傳達되고 變化하여 스며들어 적시지 못하고 寒이 至極해져서 胃 속에 쌓이기 때문에, 燥熱이 너무 甚하여 가슴과 배에 鬱滯되어 그득하게 부어오르고 渴症으로 괴로워하는 것이 그치지 않지만, 도리어 胃와 橫膈이 서늘하게 아프고 飮料水를 吐하여 내려보내기 어렵게 하니, 그 渴症을 그치게 하려고 억지로 물을 마시게 하면 그득한 것과 아픈 것과 嘔吐가 더욱 甚해지고 渴症도 그치지 않으며; 억지로 마시게 하지 않으면 渴症으로 괴로워하는 것을 참을 수가 없어서 사람으로 하여금 답답해하다가 氣絶하게 하고 다만 죽기만을 바라게 한다.

若誤治之면 即死不治하니 亦為難已라. 每用大承氣湯호대 熱服하면 下咽에 而腸胃鬱結痞膈이 即得宣通하야 而留飮이 傳化浸潤하니, 則寒濕散去하고 腸胃之外가 得其潤澤하야 熱退而煩渴、滿、痛、嘔噦이 遂止하며 須臾에 得利而已矣라.

만약 이것을 잘못 治療하면 곧바로 죽어버려서 治療하지 못하니 또한 難治證이다. (이럴 때에는) 매번 大承氣湯을 사용하되 뜨겁게 하여 服用하면, 목구멍을 내려갈 때에 腸과 胃의 鬱結되어 막힌 것이 곧바로 通할 수 있어서 留飮이 傳達되어 變化하고 스며드니, 그러면 寒濕이 흩어져 除去되고 腸과 胃의 바깥이 그 潤澤함을 얻어서 熱이 물러나고 渴症으로 괴로운 것과 그득한 것과 아픈 것과 嘔吐가 마침내 그치며, 잠깐 사이에 泄瀉를 하고 낫는다.

然而病諸氣者는 必有所因하고 病本熱而變為寒者는 實亦鮮矣라. 大凡陽實하면 則脉當實數하고 而身熱煩渴하며, 熱甚하면 則為陽厥하고, 至極하면 則身冷脉微하야 而似陰證하고 以至脉絶而死라. 故"陽病見陰脉者死"[696]는 謂其脉近乎絶也일새라. 病雖熱甚이나 而不已하면 則必須厥冷하고 而脉微하야 以至身冷脉絶而死矣라.

---

695 "留飮"은 문맥상 "머무른 飮料水"라는 뜻이다.

696 "陽病見陰脉者死"는 《傷寒論》의 〈辨脉法〉에 보이는 글이다.

그러나 여러 가지 (六)氣의 病을 앓는 者는 반드시 起因하는 바가 있고, 病(因)이 본래 熱인데 變하여 寒이 되는 것은 진실로 또한 드물다. 대체로 陽이 實하면 脈이 당연히 實、數하고 몸이 뜨겁고 渴症으로 괴로워하며, 熱이 甚하면 陽厥이 되고, 至極해지면 몸이 서늘해지고 脈이 微하여 陰證과 비슷하고 그리하여 脈이 끊어지는 데 이르면 죽는다. 그러므로 "陽病이 陰脈을 나타내는 者는 죽는다."는 것은 그 脈이 끊어질 때에 가깝기 때문이다. 病은 비록 熱이 甚한 것이지만, 낫지 않으면 반드시 厥冷해지고 脈이 微하여져서, 그리하여 몸이 서늘해지고 脈이 끊어지는 데 이르러 죽는 것이다.

或病本熱勢太甚이어나 或按法治之不已者어나 或失其寒藥調治어나 或因失下커나 或誤服熱藥커나 或誤熨、烙、燻、灸하야 以使熱極하야 而為陽厥者는 以承氣湯之類寒藥下之하야 熱退而寒得宣通하면 則厥愈矣리니, 慎不可用銀粉、巴豆性熱大毒丸藥下之하야 而反耗陰氣하고 而衰竭津液하야 使燥熱轉甚하야 而為懊憹、喘滿、結胸、腹痛、下利不止、血溢、血泄커나 或為淋閟、發黃、驚狂、譫妄이라.

혹 病이 본래 熱의 氣勢가 너무 甚한 것이거나, 혹 法대로 治療하여도 낫지 않는 것이거나, 혹 寒한 藥으로 調治하는 데 失機한 것이거나, 혹 瀉下시키는 데 失機한 것에 因하거나, 혹 熱한 藥을 잘못 服用하거나, 혹 잘못하여 熨、烙、燻、灸法을 사용하여, 이 때문에 熱을 至極하게 하여 陽厥이 된 것은 承氣湯의 部類인 寒한 藥으로 瀉下시켜서 熱이 물러나고 寒이 通할 수 있으면 厥이 나을 것이니, 삼가 銀粉、巴豆와 같은 性質이 熱하고 크게 毒한 丸藥을 使用하여 瀉下시켜서 도리어 陰氣를 耗損시키고 津液을 枯渴시켜서 衰하게 하여 燥熱로 하여금 더욱 甚하게 하여 懊憹와 喘滿과 結胸과 腹痛과 下利不止와 血溢과 血泄이 되거나 혹 淋閟와 發黃과 驚狂과 譫妄이 되게 해서는 안 된다.

諸熱變證을 不可勝擧는 由此為破癥瘕堅積之藥이요 非下熱養陰之藥

也일새라. 古人謂: "治傷寒熱病에 若用銀粉、巴豆之類丸藥下之는 則如刀劍刃人也라."하니라.

(銀粉、巴豆를 잘못 사용하여 發生하는) 諸般의 熱病의 變證들을 이루 다 擧論할 수 없는 것은 이들이 癥瘕의 단단한 積聚를 깨뜨리는 藥이고, 熱을 瀉下시키고 陰을 기르는 藥이 아니기 때문이다. (그래서) 古人이 이르기를: "傷寒의 熱病을 治療할 때에 銀粉、巴豆와 같은 部類의 丸藥으로 瀉下시키는 것과 같은 것은 마치 刀劍으로 사람을 찌르는 것과 같은 것이다." 하였다.

或曰[697]: 及嘗有陽厥에, 而尚[698]不下하야 以至身冷脉微而似陰證이어나; 反誤以熱藥投之하야 病勢轉甚하야 身冷하고 脉微而欲絶호대 唯心胸微煖하고 昏冒不知人事而不能言을, 主病者가 或欲以煖藥으로 急救其陽은 恐陽氣絶而死也일새라.

혹자가 다음과 같이 말하였다: 일찍이 陽厥이 있을 때에, 일찌감치 瀉下시키지 못하여 이 때문에 몸이 서늘하고 脈이 微하여 陰證과 비슷한 데까지 이른 것이거나, 도리어 잘못하여 熱한 藥을 投與하여 病勢가 더욱 甚해져서 몸이 서늘하고 脈이 微하여 끊어지려고 하지만 다만 가슴팍은 조금 따뜻하고 精神이 어두워서 人事를 알지 못하고 말하지 못하는 것을, 病을 다스리는 者가 간혹 따뜻한 藥으로 급히 그 陽을 救하려고 하는 것은 陽氣가 끊어져서 죽을 것을 두려워하기 때문이다.

答曰: 此는 因熱極失下하고 反又温補而致之어늘 若又以熱藥으로 助其陽氣하면 則陰氣暴絶하고 陽氣도 亦竭而死하리니 陽氣何由生也아?

다음과 같이 대답하였다: 이는 熱이 至極할 때에 瀉下시키는 데 失機하고 도리어 또 溫補하여 招來한 것에 因한 것이거늘, 만약 또 熱한 藥으로 그 陽氣를 돕는다면, 陰氣가 갑자기 끊어지고 陽氣도 枯渴되

697 "或曰" 二字는 底本에 없으나 전후의 文義를 고려하여 補入하였다.

698 "尚"은 "嘗"과 通用하는 글자이다.

어 죽을 것이니, 陽氣가 어디에 말미암아 생겨나겠는가?

或又曰: 何不急下之오?

혹자가 또 물었다: 어찌하여 급히 瀉下시키지 않는가?

答曰: 此는 陽勝伐陰하야 而陰欲先絶이니 則陽亦將竭矣라. 於此時에 而下之하면 則陰陽俱絶하야 而立死矣요; 不救라도 亦死라.

다음과 같이 대답하였다: 이는 陽이 盛하여 陰을 쳐서 陰이 먼저 끊어지려고 하는 것이니, 그러면 陽도 장차 枯渴된다. 이 時期에 瀉下시키면 陰과 陽이 함께 끊어져서 곧바로 죽고; 救하지 않더라도 죽는다.

但及于期하면 則緩而救之하니, 則當以寒藥으로 養陰退陽호대 但不令轉瀉케하야 若得陰氣漸生하면 則可救也니, 宜用涼膈하야 一服하면 則陰氣可以漸生하리라. 何以知之오? 盖以候其心胸溫煖漸多하고 而脉漸生爾일새라.

다만 (이) 時期에 이르면 (급히 瀉下시키지 않고) 緩慢하게 하여 救해야 하니, 그렇다면 마땅히 寒한 藥으로 陰을 기르고 陽을 물리치되, 다만 더욱 泄瀉하게는 하지 말아서, 만약 陰氣가 점차로 생겨날 수 있다면 救할 수 있는 것이니, 마땅히 凉膈散을 使用하여 한 번 服用하면 陰氣가 점점 생겨날 수 있을 것이다. 어떻게 그것[699]을 아는가? 그 가슴팍의 溫煖함이 점점 많아지고 脈이 점차로 살아나는 것을 살필 수 있기 때문이다.

終日三服하면 其脉生[700]하리니, 至沈數而實하며 身表復煖호대 而唯厥逆하고 與水善飮하며 有時應人之問호대 譫妄하고 而舌強難言할새 方以調胃承氣湯下之하면 獲汗而愈라.

종일토록 세 번 服用하면 그 脈이 살아날 것이니, (脈이) 沈數하고 實하며 몸의 表面이 다시 溫暖해지되 다만 (手足은) 厥逆하고 물을 주면

699 "그것"은 "陰氣가 점점 생겨나는 것"을 가리킨다.

700 "生"은 底本에 "主"로 되어 있으나 《素问玄机原病式注释本》의 校勘과 《河間醫集》에 의거하여 修正하였다.

잘 마시며 때때로 다른 사람의 質問에 應答할 때도 있지만 譫語와 妄言을 하고 혀가 뻣뻣하여 말하기가 어려울 때에 이르렀을 때에 비로소 調胃承氣湯으로 瀉下시키면 땀이 나고 낫는다.

所謂寒藥이 反能生脉하고 而令身煖者는 由陽實陰虛하야 欲至于死하야 身冷脉微할새 今[701]以寒藥으로 養陰退陽하면 而復不至於死故也라.[702]

寒한 藥이 도리어 脈을 살리고 몸을 따뜻하게 할 수 있는 까닭은, 陽은 實하고 陰은 虛하여 죽음에 이르려고 하여 몸이 서늘하고 脈이 微할 때에 만약 寒한 藥으로 陰을 기르고 陽을 물리치면 다시 죽음에 이르지 않기 때문이다.

大凡治病엔 必先明其標本이니, 標는 上首也[703]요 本은 根元也라. 故經言: "先病為本이요 後病為標니 標本相傳에 先以治其急者라."[704]하고, 又言: "六氣為本이요 三陰三陽為標라."하다. 故病氣를 為[705]本이요 受病經絡臟腑를 謂之標也라.

무릇 病을 治療할 때에는 반드시 먼저 그 標와 本을 밝게 알아야 하니, 標는 上首[706]이고 本은 根元[707]이다. 그러므로 經典에서 말하기를: "먼저 병든 것이 本이고 나중에 병든 것이 標이니, 標와 本이 서로 傳하였을 때에는 그 急한 것을 治療하는 것을 먼저 한다." 하였고, 또 말하기를: "六氣는 本이고 三陰三陽은 標이다." 하였다. 그러므로 病(을 일으킨 六)氣를 本이라 한 것이고 病을 받아들이는 經絡과 臟腑를 일러 標라고 한 것이다.

夫標本微甚을 治之逆從은 不可不通也라. 故經言: "知逆與從이면 正行

---

701 "今"은 "若"과 같은 뜻이다.

702 "所謂……者 由……故也"는 "所以……者 以……故也"와 같은 뜻의 先果後因의 複合句이다.

703 "標 上首也"는 《素問》〈天元紀大論〉의 王冰의 注에 보이는 글이다.

704 《內經》에 "先病為本……先以治其急者"와 일치하는 文章은 없으니, 大略 河間이 《素問》〈標本病傳論〉의 大義가 이와 같다고 여긴 것으로 보인다.

705 "為"는 문맥상 "以爲"의 뜻으로 사용된 것이다.

706 "上首"는 "끄트머리" "末葉"이라는 뜻이다.

707 "根元"은 "根源"과 같은 말이다.

無問하며; 明知標本이면 萬擧萬當하고 不知標本이면 是謂妄行이라. 陰陽之逆從標本之謂道也라."[708]하니, 斯其理歟인저!

무릇 標, 本과 微, 甚을 逆治法과 從治法[709]으로 治療하는 것은 通達하지 않으면 안 된다. 그래서 經典에서 말하기를: "逆治法과 從治法을 알면 바로 施行하고 물을 것이 없으며; 標와 本을 밝게 알면 萬 번 擧行하여 萬 번 合當하고, 標와 本을 알지 못하면 이는 제멋대로 施行하는 것이다. 陰과 陽의 逆, 從과 標, 本을 일러 道라 한다." 하였으니, 이것이 그 理致일 것이다!

素問玄機原病式

708 "知逆與從 …… 陰陽之逆從標本之謂道也"는 《素問》〈標本病傳論〉에 보이는 글이다. 마지막 "陰陽之逆從標本之謂道也"는 "夫陰陽逆從標本之爲道也……"로 되어 있는 부분을 河間이 斷章取義한 것이다.

709 "逆治法"은 "正治法"이니 疾病의 證狀과 相反되는 藥性을 지닌 藥物을 가지고 病을 治療하는 方法이고; "從治法"은 "反治法"이니 疾病의 證狀과 相同한 藥性을 가진 藥物을 가지고 病을 治療하는 方法이다. "從治法" 즉 "反治法"은 河間이 '虛象'이라고 말한 證狀을 治療하는 方法이다.

附錄(四庫全書總目提要의 醫家類의 劉完素와 關聯된 著作物)

《宣明方論》 十五卷 通行本

金劉完素撰이니, **是書**는 **皆對病處方之法**이라.

金나라 사람 劉完素가 지은 것이니, 이 책은 모두 病에 對應하여 處方하는 方法이다.

首諸證門은 **自煎厥、薄厥、飱[710]泄、䐜脹[711]**으로 **以及諸痺、心疝**히 **凡六十一證**이니 **皆採用《內經》諸篇**이요, **每證**에 **各有主治之方**하니 **一宗仲景**이라.

첫머리의 〈諸證門〉은 煎厥과 薄厥과 飱泄과 䐜脹으로부터 여러 가지 痺와 心疝에 이르기까지 모두 61證이니 모두가 《內經》의 여러 篇에서 採用한 것이고, 매 證에 각각 主治하는 處方을 두었으니 한결같이 仲景을 宗主로 삼은 것이다.

次는 **諸風**이요, **次**는 **熱**이요, **次**는 **傷寒**이요, **次**는 **積聚**요, **次**는 **水濕**이요, **次**는 **痰飮**이요, **次**는 **勞**요, **次**는 **燥[712]**요, **次**는 ***泄*痢[713]**요, **次**는 **婦人**이요, **次**는 **補養**이요, **次**는 **諸痛**이요, **次**는 **痔瘻**요, **次**는 **眼目**이요, **次**는 **小兒**요, **次**는 **雜病**이니, **共十七門**이라.

그 다음은 여러 가지 風이고, 그 다음은 熱이고, 그 다음은 傷寒이고, 그 다음은 積聚이고, 그 다음은 水濕이고, 그 다음은 痰飮이고, 그 다음은 勞이고, 그 다음은 燥이고, 그 다음은 痢이고, 그 다음은 婦人이고, 그 다음은 補養이고, 그 다음은 諸痛이고, 그 다음은 痔瘻이고, 그 다음은 眼目이고, 그 다음은 小兒이고, 그 다음은 雜病이니, 모두 17門이다.

每門에 **各有總論**하고 **亦發明運氣之理**하며, **兼及諸家方論**과 **於軒岐奧旨**에

---

710 '飱'은 底本에 '餐'으로 되어 있으나 잘못이므로 《宣明方論》에 의거하여 修正하였다.

711 "䐜"은 底本에 "脤"으로 되어 있으나 잘못이므로 《宣明方論》과 그 提要에 의거하여 修正하였다.

712 "次燥" 二字는 底本에 없는 글자이나 뒤쪽의 글에서 "共十七門"이라고 한 것과 《宣明方論》의 內容에 의거하여 補入하였다.

713 "泄痢"는 《宣明方論》에 "痢"로 되어 있으므로 "泄"은 衍文으로 처리한다.

寔多闡發이나 **而多用凉劑**하야 **偏主其說者**는 **不無流弊**하니 **在善用者消息**[714] **之耳**라.

매 門에 각기 總論을 두고 또한 運氣의 理致를 드러내어 밝혔으며, 아울러 諸家의 方論과 軒轅과 岐伯의 深奧한 뜻에 진실로 드러내어 밝힌 것이 많지만, 서늘한 藥劑를 사용하는 경우가 많아서 그의 說에 치우쳐 治療하는 者는 流弊[715]가 없지 않으니, (效果의 有無는) 잘 사용하는 者가 그것을 增減하는 데에 달려 있을 뿐이다.

攷《原病式》컨대 〈**自序**〉에 **云**: "**作《醫方精要宣明論》一部**하니 **三卷**이요 **十萬餘言**[716]이라."하나, **今刊入《河間六書》者**는 **乃有十五卷**이며; **其三**[717]**卷之菊葉湯**[718]、**薄荷白檀湯**과 **四卷之妙功藏用丸**[719]과 **十二卷之華澄茄丸**、**補中丸**、**神仙楮實子丸**[720]에 **皆注"新增"字**[721]하며; **而七卷之信香十方靑金膏**는 **不注"新增"字者**나 **據其方下小序**컨대 **稱"灌頂**[722]**法王**[723]**子**[724]**所傳**이라."하고 **併有偈咒**[725]하니, **金時**에 **安有灌頂法王**이리오? **顯爲元明以後之方**이니 **則竄入而不注者**도

714 "消息"은 "增減"과 같은 뜻이다.

715 "流弊"는 "옛날부터 전해져 내려오는 弊端"이라는 뜻이다.

716 "言"은 "字"의 뜻이다.

717 "三"은 底本에 "二"로 되어 있으나 잘못이므로《宣明方論》에 의거하여 修正하였다.

718 "湯"은 底本에 "法"으로 되어 있으나 잘못이므로《宣明方論》에 의거하여 修正하였다.

719 '丸'은 底本에 '九'로 되어 있으나 잘못이므로 提要와《宣明方論》에 의거하여 修正하였다.

720 "楮實子丸"은《宣明方論》에 따르면 "神仙楮實丸"의 잘못이다. 아마도《保命集》에 보이는 "楮實子丸"과 混同한 것으로 보인다.

721《四庫全書》本《宣明方論》의 十二卷의 華澄茄丸과 補中丸과 神仙楮實丸에는 "新增" 자가 붙어 있지 않다.

722 "灌頂"은 密敎의 儀式의 하나로서 戒를 받거나 일정한 地位에 오른 修道者의 정수리에 물이나 醍醐(우유에 葛粉을 타서 미음같이 쑨 죽)를 붓는 行爲를 가리킨다.

723 "法王"은 원래 釋迦牟尼에 대한 尊稱이었으나 나중에 高僧의 稱號로도 사용되어서, 元나라와 明나라 때에는 帝師(元나라 때의 僧官이니 皇帝가 卽位하면 土蕃(토번) 즉 티벳의 중으로부터 佛戒를 받는 것이 관례였기 때문에 歷代로 한 명의 중을 높여서 帝師로 삼았었다.)의 封號로도 사용되었다. 예를 들면《元史》의 〈釋老傳〉에서 "世祖 때에 帝師이던 八思巴의 稱號를 높여서 大寶法王이라고 불렀다."고 한 것과 같은 것이다.

724 "子"는 尊稱이다.

725 "偈咒(게주)"는 詩句형태로 만들어진 呪文을 가리킨다. 信香十方靑金膏의 아래에는 藥을 服用하는 患者가 마음속으로 읊조려야 하는 呪文이 記載되어 있다.

不知其幾矣라. **卷增於舊**는 **殆以是歟**인저!

《素問玄機原病式》을 살펴보건대 〈自序〉에 이르기를: "《醫方精要宣明論》 한 部를 만들었으니, 三卷이고 10만여 字이다." 하였지만, 지금 《河間六書》에 들어가 刊行된 것은 十五卷이 있는 것이며; 그 책의 三卷의 菊葉湯과 薄荷白檀湯과 四卷의 妙功藏用丸과 十二卷의 華澄茄丸과 補中丸과 神仙楮實丸에 모두 "新增"[726]이라는 글자를 注解로 달았으며; 七卷의 信香十方青金膏는 "新增"이라는 글자를 注解로 달지 않은 것이지만, 그 處方 아래의 小序에 의거하건대 "灌頂法王子가 傳한 것이다." 하였고 아울러 偈咒(게주)를 두었으니, 金나라 때에 어찌 灌頂法王이 있었겠는가? 분명히 元나라와 明나라 이후의 處方이니, 그렇다면 제멋대로 끼워 넣고 注解하지 않은 것도 그것이 얼마나 되는지 알지 못한다. 卷數가 舊本보다 增加한 것은 아마도 이것 때문일 것이다!

726 "新增"은 "새로 더하여 넣었다."는 뜻이다.

《傷寒直格方》三卷《傷寒標本心法類萃》二卷 通行本

舊本은 **皆題金劉完素撰**이라.

舊本은 (《傷寒直格方》과 《傷寒標本心法類萃》에) 모두 金나라 사람 劉完素가 지었다고 標題하였다.

《傷寒直格方》은 **大旨出入**[727]**於《原病式》**하고 **而於傷寒證治**에 **議論較詳**이라.

《傷寒直格方》은 大旨가 《素問玄機原病式》과 같은 곳도 있고 다른 곳도 있으며, 傷寒의 病證과 治療法에 議論한 것이 비교적 詳細하다.

前〈序〉一篇은 **不知何人所撰**이나, **馬宗素《傷寒醫鑒》引平城 翟公"宵行遇燈"之語**가 **與此〈序〉正相合**하니 **殆卽翟公所撰歟**인저.

앞쪽의 〈傷寒直格序〉 한 篇은 어떤 사람이 지었는지 알지 못하지만, 馬宗素의 《傷寒醫鑒》이 平城의 翟公이 "밤길을 가다가 등불을 만나(는 것과 같)다."라고 한 말을 引用한 것이 이 〈傷寒直格序〉와 바로 符合하니, 아마도 곧 翟公이 지은 것일 것이다.

《醫鑒》又云: "**完素著《六經傳變直格》一部**하니 **計一萬七千零九字**라. **又於《宣明論》中**에 **集緊切藥方六十道**하야 **分六門**하야 **亦名《直格》**이라." 하나, **此書**는 **有方有論**호대 **不分門類**하니 **不能確定原爲何種**이라.

《傷寒醫鑒》에 또 이르기를: "完素는 《六經傳變直格》 한 部를 著述하였으니 모두 17,009字이다. 또 《宣明論》 중에서 要緊하고 切實한 藥方 六十道를 모아서 여섯 門으로 分類하여 또한 《直格》이라고 命名하였다."라고 하였으나, 이 책은 處方도 있고 醫論도 있지만 門을 分類하지는 않았으니, 원래 (《六經傳變直格》과 《直格》 중에서) 어떤 種類였는지 確定할 수 없다.

卷首에 **又題爲"臨川 葛雍編**이라."하니, **蓋經後人竄亂**이요 **未必完素之舊矣**리라.

卷의 첫머리에 또 "臨川의 葛雍이 엮었다."라고 標題하였으니, 아마도 後

727 "出入"은 謂或出或入하야 有相似處나 亦有相異處라.

人들의 竄亂[728]을 겪은 것이고 반드시 完素의 舊本은 아닐 것이다.

《傷寒標本心法類萃》는 **上卷**은 **分別表裏**하고 **辨其緩急**이요 **下卷**은 **則載所用之方**이라.

《傷寒標本心法類萃》는 上卷은 表와 裏를 分別하고 그 緩과 急을 辨別한 것이고 下卷은 사용되는 處方을 記載한 것이다.

其中〈傳染〉一條에 **稱**: "**雙解散**과 **益元散**은 **皆爲神方**이라."하야늘, **二方**은 **卽完素所製**니 **不應自譽至此**리라.

그 中에 (上卷의) 〈傳染〉이라는 한 條에 이르기를: "雙解散과 益元散은 모두 神妙한 處方이다." 하였는데, 두 處方은 바로 完素가 만든 것이니, 마땅히 스스로를 기리는 것이 이렇게 말하는 데까지 이르지는 않았을 것이다.

考完素《原病式》컨대 **〈序〉稱**: "**集傷寒襍病脈證方論之文**하야 **目曰《醫方精要宣明論》**이라."하고, **今檢**컨대 **《宣明論》中**에 **已有〈傷寒〉二卷**하니, **則完素**가 **治傷寒法**을 **已在《宣明論》中**하야 **不別爲書**리니, **二書**는 **恐出於依託**이라. **然流傳已久**하야 **姑存之**하야 **以備參考焉**하노라.

完素의 《原病式》을 살펴보건대 〈序〉에 이르기를: "傷寒과 雜病의 脈과 證과 處方과 醫論의 글을 모아서 이름을 《醫方精要宣明論》이라 하였다." 하였고, 지금 살펴보건대 《宣明論》 속에 이미 〈傷寒〉이 두 卷 있으니, 그렇다면 完素가 傷寒을 治療하는 方法을 이미 《宣明論》 속에 두어서 따로 책을 만들지는 않았을 것이니, 두 책은 아마도 (完素의 名聲에) 依託한 것에서 나온 듯하다. 그러나 傳하여 내려온 것이 이미 오래되어서 우선 保存하여 參考에 대비하게 하노라.

728 "竄亂(찬란)"은 "고쳐서 어지럽힌다."는 뜻이다. "改易文字하는 것"을 "竄(찬)"이라고도 한다.

傷寒直格序

《習醫要用直格》[729]은 **迺河間高尚先生**[730]**劉守真所述也**라. **守真深明《素問》造化陰陽之理**하야 **比**[731]**嘗語予曰: "傷寒**을 **謂之'大病'者**는 **死生**이 **在六七日之間**일새라. **經曰: '人之傷於寒也**엔 **則為病熱**이라.'[732]하니 **古今亦通謂之傷寒熱病**이라. **前三日**[733]엔 **太陽、陽明、少陽**이 **受之**하야 **熱壯**[734]**於表**하니 **汗之則愈**하고; **後三日**엔 **太陰、少陰、厥陰**이 **受之**하야 **熱傳於裏**하니 **下之則痊**이라. **六經傳受**는 **自淺至深**히 **皆是熱證**이요 **非有陰寒之病**이라. **古聖訓陰陽為表裏**러니 **惟仲景**이 **深得其旨**라. **厥後**에 **朱肱奉議**[735]가 **作《活人書》**할새 **尚失仲景本意**하야 **將陰陽字**하야 **釋作寒熱**하니, **此**는 **差之毫釐**에 **失之千里**라. **而中間**에 **誤罹**[736]**橫夭者**가 **蓋不少焉**하니 **不可不知也**라."

《習醫要用直格》은 바로 河間의 高尚先生 劉守眞이 著述한 것이다. 守眞은 《素問》의 造化陰陽의 理致에 매우 밝아서 從前에 일찍이 나에게 말하기를: "傷寒을 일러 '大病'이라고 하는 것은 죽고 사는 것이 6~7일 사이에 달려 있기 때문이다. 經典에 이르기를: '사람이 寒(邪)에 損傷되었을 때에는 熱病을 앓는다.' 하였으니, 예나 지금이나 모두 그것을 傷寒熱病이라고 일컫는 것이다. (傷寒熱病은) 전반기 3일에는 太陽과 陽明과 少陽이 그것을 받아서 熱이 表에서 盛하니 發汗시키면 낫고; 후반기 3일에는 太陰과 少陰과 厥陰이 그것을 받아서 熱이 裏에 傳하여지니 瀉下시키면 낫는

---

729 《習醫要用直格》은 《傷寒直格》의 또 다른 이름이었던 것으로 보인다. 河間에게 직접 배웠던 程道濟의 《素問玄機原病式》의 序文에도 "又述《習醫要用直格》이라." 즉 "또 《習醫要用直格》을 著述하였다."라고 한 글이 보이므로 "習醫要用直格" 六字가 모두 책의 이름이었음을 알 수 있다.

730 "高尚先生"은 金나라 章宗이 劉完素에게 특별히 下賜한 號이다.

731 "比"는 "從前"의 뜻이다.

732 "人之傷於寒也 則為病熱"은 《素問》〈熱論〉에 보이는 글이다.

733 "前三日"의 앞에는 "傷寒熱病" 四字가 省略된 것이다. 古文은 重複되는 것을 극도로 꺼려하였기 때문에 이따금 이렇게 생략된 文章을 많이 볼 수 있다.

734 "壯"은 "盛"의 뜻이다.

735 "奉議"는 朱肱이 歷任한 宋나라 때의 官名이다.

736 "罹(리)"는 여기서 "病에 걸린 사람"을 가리킨다.

다. 六經이 傳하여 받는 것은 淺部로부터 深部에 이르기까지 모두 熱證이고 陰寒의 病이 있는 것이 아니다. 옛 聖人께서는 陰、陽을 表、裏라고 새겼었는데, 오직 仲景만이 그 뜻을 깊이 깨우쳤다. 그 뒤에 奉議인 朱肱이 《活人書》를 지을 때에 오히려 仲景의 本意를 잃어서 陰과 陽이라는 글자를 가지고 寒과 熱이라고 解釋하였으니, 이는 작은 差異에서 크게 잘못된 것이다. 그리하여 중간에 患者들을 그르쳐서 일찍 죽게 한 者들이 적지 않으니 알지 못하면 안 된다." 하였다.

予語守真曰: "**先生之論如此**어늘 **何不闢**[737]**此語**하야 **以暴耀**[738]**當世**하야 **以革醫流之弊**오? **反忍而無言**은 **何邪**오?"

내가 守眞에게 물었다: "先生의 醫論이 이와 같거늘 어찌 이 말을 公開하여서 當世를 급히 비추어 醫流의 弊端을 革新하지 않는가? 도리어 참고 말하지 않는 것은 어째서인가?"

守真曰: "**世之所集**[739]**各異**하고 **人情喜温而惡寒**하니 **恐論者不詳**하야 **反生疑謗**일새라." **又曰**: "**欲編書十卷**이나 **尚未能就**라 **故弗克耳**라."하다.

守眞이 대답하기를: "世上사람들이 成就한 것은 각기 다르고, 사람의 마음은 溫한 것을 좋아하고 寒한 것을 싫어하니, (내가 醫理를) 論한 것이 詳細하지 못하여 도리어 疑心과 誹謗을 낳을까 두려워하기 때문이다." 하고, 또 이르기를: "十卷의 책을 엮으려고 하지만 아직 成就할 수 없기 때문에 (公開하지) 못하는 것일 뿐이다." 하였다.

今太原書坊 劉生이 **鋟梓以廣其傳**하니 **深有益於世**하야 **如宵行冥冥**하야 **迷不知徑**에 **忽遇明燈巨火**하야 **正路昭然**이라.

지금 太原書坊의 劉生이 版木에 새겨서 그 傳함을 널리 하니 世上에 매우 有益하여 마치 어두운 밤길을 걸어가서 迷惑되어 길을 알지 못할 때에 忽然히 밝고 큰 등불을 만나서 바른 길이 환히 드러나는 것과 같다.

---

737 "闢"은 "開"의 뜻이다.

738 "耀"는 "照"의 뜻이다.

739 "世"는 "世人"을 가리키고 "集"은 "成就"의 뜻이다.

若有執迷[740]**而不知信行者**는 **固不足言**이어니와 **而聰明博雅君子能於此者**가 **原始反終**[741]하며 **研精覃思**하면 **則其所得**은 **又何待予之喋喋**[742]**也**아?

잘못된 것을 固執하여 믿고 行할 줄을 알지 못하는 者와 같은 경우는 진실로 말하기에 不足하겠지만, 聰明하고 博雅한 君子로서 이것에 능한 者가 처음에 根源해보고 마지막에 돌이켜보며 精密하게 研究하고 깊이 생각한다면 그가 얻게 될 것은 또 어찌 내가 일일이 떠들기를 기다리(고서야 알 수 있는 것이)겠는가?

740 "迷"는 "誤"와 같으므로 "執迷"는 "잘못을 固執하다."의 뜻이다.

741 "原始反終"은《周易》〈繫辭上〉에 보이는 글이다.

742 "喋喋(첩첩)"은 "수다를 떨다." "말을 많이 하다."의 뜻이다.

《金史》 卷一百三十一 〈方伎〉의 劉完素列傳

劉完素는 **字守眞**이니 **河間人**이라. **嘗遇異人陳先生**이러니, **以酒飮守眞**하야 **大醉**하더니, **及寤**에 **洞達醫術**하야 **若有授之者**라.

劉完素(略1110~1200)[743]는 字가 守眞이니 河間 사람이다. 일찍이 異人인 陳先生을 만났는데, 守眞에게 술을 마시게 하여 크게 취하게 하더니, 깨어났을 때에 醫術을 洞達하여 마치 傳授받은 것이 있는 것 같았다.

乃撰《**運氣要旨論**》、《**精要宣明論**》하고 **慮庸醫或出妄說**하야 **又著**《**素問玄機原病式**》하야 **特擧二百八十八字**[744]하야 **注二萬餘言**이라.

이에 《運氣要旨論》、《精要宣明論》을 짓고, 庸醫들이 혹 망령된 說을 내는 것을 염려하여 또 《素問玄機原病式》을 지어서 (《素問》의 글 중에서) 다만 288字만을 들어서 2만여 字의 注를 내었다.

然好用涼劑하야 **以降心火**、**益腎水爲主**라. **自號通玄處士**[745]**云**이라.

그러나 涼劑를 사용하기를 좋아하여 心火를 내려주고 腎水를 더하는 것을 위주로 하였다. 스스로 號를 通玄處士라고 하였다.

---

743 《中國歷史大辭典》에는 1120년에 출생하여 1200년에 별세한 것으로 나온다.

744 "二百八十八字"는 劉河間의 〈原序〉에 "二百七十七字"라고 되어 있고 실제 글자의 숫자도 277字이므로 "二百七十七字"의 잘못이다.

745 "通玄處士"의 "玄"은 底本에 "元"으로 되어 있으나 《四庫全書》의 編纂者들이 淸나라 聖祖 즉 康熙帝의 이름인 玄燁을 避諱한 것이므로 원래대로 되돌려 修正하였다.